JÖRG BÖCKEM

»Danach war alles anders«

Buch

Jörg Böckem führte viele Jahre ein Doppelleben zwischen Journalismus und Heroinsucht. Sein Buch »Lass mich die Nacht überleben« wurde zum Bestseller. In seinem zweiten Buch schildert er unterschiedliche Wege in die Sucht – Erfahrungen, Ängste und Hoffnungen – und manchmal auch wieder heraus. Geschichten und Schicksale anderer Menschen, die von Ausgrenzung und Selbstzerstörung erzählen, von Alkoholismus, Essstörung und Drogensucht. Den Betroffenen ist es oft nur schwer möglich, sich mit der Krankheit offen auseinanderzusetzen. So lässt Böckem im letzten Kapitel einen Wissenschaftler und Therapeuten zu Wort kommen, der für eine wertfreie Betrachtung von Droge und Rausch plädiert.

Autor

Jörg Böckem, geboren 1966, ist freier Journalist und lebt in Hamburg. Er schreibt für »DER SPIEGEL« und »Die Zeit«. Die Geschichte seiner doppelten Karriere als erfolgreicher Journalist und Junkie erzählt er in seinem Buch »Lass mich die Nacht überleben«. Seit September 2001 führt der Autor ein Leben ohne Sucht.

Jörg Böckem

»Danach war alles anders«

Suchtgeschichten

GOLDMANN

Umwelthinweis:
Alle bedruckten Materialien dieses Taschenbuches
sind chlorfrei und umweltschonend.

1. Auflage
Taschenbuchausgabe Juni 2007
Wilhelm Goldmann Verlag, München,
in der Verlagsgruppe Random House GmbH

Umschlaggestaltung: Design Team München
Umschlagfoto: plainpicture/Johnér (p3129429)
KF · Herstellung: Str.
Satz: dtp im Verlag
Druck und Bindung: GGP Media GmbH, Pößneck
Printed in Germany
ISBN 987-3-442-15444-8

www.goldmann-verlag.de

Für Thomas, Peter,
Andre und Henri

Inhalt

»Aufrichtigkeit ist wahrscheinlich
die verwegenste Form der Tapferkeit.«

William Somerset Maugham

Vorwort

Der erste Brief kam, bevor mein Buch überhaupt erschienen war. Andrea N. schrieb mir im Dezember 2003, als ich gerade an den letzten Kapiteln von »Lass mich die Nacht überleben – Mein Leben als Journalist und Junkie« schrieb. Mein erstes Buch, in dem ich meine eigene Drogengeschichte erzählt habe, von den Anfängen in Erkelenz, einer Kleinstadt nahe der holländischen Grenze, bis hin zu den letzten Jahren, in denen ich schwer heroinabhängig war und gleichzeitig in Hamburg als Journalist gearbeitet habe, unter anderem für »Spiegel« und »Zeit«. Da Andrea N. Inhaberin eines kleinen Buchladens ist, hatte sie durch die Ankündigung des Verlages schon Monate vor der Veröffentlichung von meinem Buch erfahren. »Gratulation, dass Sie zu dieser Aufarbeitung fähig waren und noch mehr, dass Sie jetzt ein Leben ohne Sucht führen«, hieß es in ihrem Brief. »Ich habe viele Jahre geglaubt, dass es auch mein Mann schaffen würde. Leider vergebens. Er hat diese Nächte nicht überlebt.«

Nachdem dann im Frühjahr 2004 »Lass mich die Nacht überleben« erschienen war, haben mir dutzende von Lesern ihre Erfahrungen mit Drogen und Sucht erzählt, in Briefen, E-Mails, privaten Gesprächen und auf Lesungen im ganzen Land. Menschen aller Altersgruppen, aus allen Schichten und Regionen haben mir von ihrer eigenen Abhängigkeit oder der ihrer Angehörigen berichtet, von Alkoholismus, Essstörung, Drogensucht oder Selbstverletzung.

Drogen und Sucht schienen mir mit einem Mal wieder allgegenwärtig. Mein türkischer Gemüsehändler in Hamburg erzählte mir von seinen Erfahrungen mit Heroin, ein Taxifahrer in Wien, der mich vom Flughafen zu meinem Hotel fuhr, von seinem Opiumkonsum. Und der Trainer in dem Fitnessstudio, in dem ich seit mehr als einem Jahrzehnt trainiere, eröffnete mir, dass er, Anfang fünfzig und Familienvater, seit ungefähr dreißig Jahren jeden Abend kifft. Ich traf Kollegen aus den Medien und der Werbung, sogar einen ehemaligen Bundesminister, die mir alle von ihren Erfahrungen mit Alkoholismus, Drogenabhängigkeit und süchtigen Familienmitgliedern oder Freunden berichteten. Der Theaterregisseur, der mein Buch für die Bühne adaptierte, der junge Schauspieler, der das Hörbuch las – auch sie haben ihre persönliche Geschichte von Rausch und Sucht. Es sind Erfahrungen, die ihr Leben noch heute beeinflussen. Sucht beginnt weder mit dem ersten Konsum der Droge, noch endet sie nach dem letzten Druck, dem letzen Schluck.

Zwei Jahrzehnte hat meine eigene Heroinabhängigkeit mein Leben geprägt, trotzdem war ich überrascht, wie sehr die Sucht den Alltag vieler Menschen in diesem Land bestimmt, wie häufig das damit verbundene Leid und die Verzweiflung schamhaft verborgen werden müssen und wie schwer es für die Betroffenen ist, sich offen mit der Krankheit auseinanderzusetzen. Sogar diejenigen, die in Lesungen das Gespräch gesucht haben, häufig Eltern, Lehrer oder Freunde von Drogenkonsumenten, haben oft ihr Unverständnis und ihre Hilflosigkeit geäußert und waren in ihrem Denken und Reden über Rausch und Sucht häufig von Vorurteilen und Klischees geprägt.

»Sucht hat immer eine Geschichte« lautet ein Leitsatz der Suchtprophylaxe. In diesem Buch habe ich versucht, einige dieser Suchtgeschichten zu erzählen, unterschiedliche Wege in die

Sucht – und manchmal auch wieder heraus. Es wurde eine Reise durch ein suchendes und oftmals süchtiges Land.

Dr. Henrik Jungaberle, Wissenschaftler und Therapeut am Institut für Medizinische Psychologie des Universitätsklinikums Heidelberg, hat als Koordinator der RISA-Studie über vier Jahre die Konsummuster von Benutzern psychoaktiver Substanzen erforscht. Er ist zu sehr differenzierten Ergebnissen gelangt und hat alternative Konzepte für den Umgang mit Konsumenten, für Prävention und Therapie entwickelt. Er hat die Aufgabe übernommen, die geschilderten Einzelschicksale im Gespräch mit mir in einen größeren Zusammenhang zu stellen und die Mechanismen von Rauschmittelkonsum und Abhängigkeit sowie generelle Merkmale von süchtigem Verhalten an diesen Beispielen zu verdeutlichen.

Jörg Böckem
Dezember 2005

Alexander Scheer, 29, Schauspieler aus Berlin

Kinder einer Revolution

Eine Gaststätte im Hamburger Stadtteil St. Georg. In den angrenzenden Straßen offene Drogenszene, Straßenstrich, Cafés und Clubs der Schwulenszene, der Hauptbahnhof und das Hamburger Schauspielhaus. Der Mann, der die Kneipe betritt, fällt auf. Er ist Ende zwanzig, hoch aufgeschossen und nadeldünn. Er trägt eine Sonnenbrille mit großen dunkelbraunen Gläsern und eine Häkelmütze mit Ohrwärmern in braun und orange. Seine dunkelbraune Lederjacke ist zerschlissen, seine Armeehose stammt aus NVA-Beständen. Er sieht sich um. Sein schlaksiger Körper scheint ständig in Bewegung. Ein Auftritt wie in einem Western, wenn der Revolverheld sagt: »Hier bin ich! Es kann losgehen!«

Alle Köpfe im Raum wenden sich ihm zu. Er beherrscht den großen Auftritt. In der vergangenen Nacht hat er den Othello gespielt, in einer gefeierten Inszenierung des Regisseurs Stefan Pucher am Hamburger Schauspielhaus, ist wie ein Derwisch über die Bühne gefegt, um am Ende verausgabt den Jubel zu genießen. Bei all seiner Energie, seinem Verlangen nach Aufmerksamkeit, wirkt er doch unangestrengt und unverstellt. Er ist einer, der sich kopfüber in die Welt wirft, kompromisslos und ohne Zögern.

»He Mann, schön, dass wir uns endlich treffen«, sagt er und nimmt die Sonnenbrille ab. »Ich bin Scheer.« Alexander Scheer ist Schauspieler, er soll die Hörbuchfassung meines Buches lesen. »Dein Buch hat mich sehr an die neunziger Jahre in Berlin erinnert«, sagt er. »Damals haben wir alles an Drogen genommen, was wir bekommen konnten. Eine großartige Zeit. Zumindest zu Anfang.«

Alexander Scheer wird am 1. Juni 1976 im Ostberliner Bezirk Lichtenberg geboren, er ist das erste Kind und wird das einzige bleiben. Sein Vater arbeitet als Abteilungsleiter im »Rechenzentrum für Datenverarbeitung«; seine Mutter ist Hausfrau, sie strickt Jacken und Pullover, die sie an Nachbarn und auf Märkten verkauft. Einige Jahre nach Alexanders Geburt zieht die Familie nach Friedrichshain, in eine geräumige Dreizimmeraltbauwohnung mit großer Küche, Balkon und Erker. Im Hof vor Alexanders Fenster steht eine Kastanie.

Alexander ist ein guter Sportler, schnell und ausdauernd, sein Sportlehrer würde ihn gerne zum Boxer ausbilden. Aber die Eltern sind dagegen. Auch als Läufer und Springer gehört er zu den Besten an seiner Schule. Nur bei Weitwurf versagt er – die Handgranatenattrappen, mit denen er im Sportunterricht werfen muss, schlagen schon nach zehn Metern auf. Im Ernstfall hätte er wahrscheinlich seine Einheit in die Luft gesprengt.

Alexander liebt Filme, vor allem Science-Fiction-Filme, Western mit John Wayne, Mantel-und-Degen-Filme und »Ein Colt für alle Fälle« im Westfernsehen. Sein Taschengeld trägt er ins Kino. DEFA-Filme, »Winnetou«, »Die Olsen Bande«; eine Vorführung kostet fünfzig Pfennig. An besonders guten Tagen auch mal ein Film aus Hollywood. Aber die sind teuer. Für »E.T.« geht das Taschengeld eines gesamten Monats drauf, 3,20 Mark muss er im Kino »Kosmos« zahlen. Alexander ist wie vernarrt in diesen Film, wieder und wieder sitzt er mit klopfendem Herzen und aufgerissenen Augen im Kino, ungefähr ein dutzend Mal. An den Wochenenden baut er den Kopf des Außerirdischen in Originalgröße nach, sein Vater hilft ihm, sie formen ein Drahtgestell, rühren Pappmaschee und Latexfarbe an. Aus Knetgummi modelliert Alexander das Gesicht, für die Augen benutzt er die Gläser einer alten Skibrille.

Filme verzaubern ihn. Er klebt sich Bärte an, malt sich Einschusslöcher auf die Stirn, bastelt zusammen mit seinem Vater aus Niveadosen und Holz eine Steinschlosspistole, wie sie in den alten Filmen benutzt wird. Von einem Besuch bei Verwandten in Westdeutschland schmuggelt ihm seine Mutter ein Buch über Special Effects über die Grenze, er vergräbt sich tagelang darin. Er beginnt zu experimentieren, mischt braunen Büroleim mit weißem Puder und rot-weißer Zahnpasta, so lange, bis die zähe Masse die Farbe der menschlichen Haut annimmt. Daraus modelliert er sich eine neue Nase, die täuschend echt aussieht. Zumindest aus einigen Metern Entfernung. Alexander ist ziemlich stolz auf diese Nase.

Er besitzt ein einziges »Donald Duck«-Heft, die sind schwierig aufzutreiben in der DDR. Also beginnt er, selbst Comics zu zeichnen. Später experimentiert er mit Vorlagen für Zeichentrickfilme, zeichnet seine Bilder auf durchsichtige Folien. Auch sein erstes Poster malt er sich selbst, ein Poster von Elvis. Er überträgt das Cover einer Elvis-Platte auf eine Folie, die er von hinten bemalt. Irgendwann werden die Farben klumpig und bröckeln ab, Elvis verliert seine Form. Wie im richtigen Leben.

Alexander beginnt, Gitarre zu spielen, übt die Songs von Elvis, ohne Noten, im Osten kursieren lediglich Fotos von Notenblättern auf Trödelmärkten, unter dem Tisch gehandelt für eine Menge Geld. Also verlässt er sich auf sein Gehör.

Mit ein wenig Fantasie und viel Enthusiasmus kann man beinahe alles erreichen. Und ziemlich viel Spaß haben. Eine Lektion, die sein Leben prägen wird.

Am 1. Mai 1987 marschiert die NVA durch die Frankfurter Allee. Alexander hat schulfrei. Er ist elf Jahre alt und steht mit seinen Freunden, allesamt Jungpionieren, in Uniform am Straßenrand und schwenkt Wimpel mit Hammer und Sichel und eine Fahne mit dem Wappen der DDR. Ein japanischer Tourist filmt mit seiner Sony-Kamera die Parade und die Jungs mit ihren Fahnen und Wimpeln. Anschließend zeigt er ihnen die Aufnahme auf dem eingebauten Monitor. Zum ersten Mal sieht Alexander sich selbst in einem Film. »Was ist das denn?«, denkt er. »Wie kann der den Film so schnell entwickeln?«

»Das ist Video«, sagt der Japaner und lächelt. Video. Für Alexander klingt das wie ein Zauberwort.

Der Japaner kauft den Jungs ihre Fahnen ab. Er will sie in Ostmark bezahlen, aber sie handeln zehn D-Mark aus, Westgeld, ein kleines Vermögen. Sofort stürmen sie den nächsten Intershop, geben das ganze Geld für Überraschungseier und Milky Way aus. Intershops sind das Größte, ein Schlaraffenland. Dort riecht es sogar anders. So muss der Westen sein. Die Mauer sieht Alexander nur sehr selten. Manchmal spürt er sie. Zum Beispiel wenn er davon träumt, ein Filmstar zu sein. So einer wie die in den Filmen aus Hollywood, denn die Stars der DEFA sind nur wenig glamourös. Aber er hat keine Ahnung, wie das gehen soll. Hollywood liegt im Reich des Bösen. Oder Popstar, aber das ist auch nicht einfacher, vor allem wenn man nicht die Puhdys, sondern Elvis Presley vergöttert. Egal. Alexander weiß, er möchte berühmt werden, Musik machen, Filme drehen, malen. Aber zuerst wird er wohl zur Armee gehen. Und dann wird er sich etwas suchen, irgendeinen Beruf, der mit Musik oder Kunst zu tun hat. Irgendeinen Job bekommt ja jeder in der DDR. Da wird auch für ihn etwas dabei sein. Um die Zukunft macht er sich nur selten Gedanken. Seine Welt ist geordnet.

Im Sommer 1989 verschwindet Alexanders Klavierlehrerin. Einmal die Woche ist er in den vergangenen zwei Jahren zu ihr nach Pankow gefahren. Sie hat ihm Stücke von Bach oder Tschaikowsky vorgespielt, Alexander hat neben ihr gesessen, konzentriert zugehört und genau auf ihre Hände geachtet. Dann hat er die Stücke nachgespielt, aus dem Gedächtnis Fingerstellung und Tonfolgen kopiert, ohne sich mit Noten zu plagen. Als er an einem Mittwoch im August an ihrer Tür klingelt, reagiert niemand. Vergangene Woche hat die Lehrerin ihm ihren Klavierhocker geschenkt. Da hat er sich schon gewundert. Sie hat ihren Termin noch nie vergessen. Später erfährt er, dass seine Klavierlehrerin sich über Ungarn in den Westen abgesetzt hat.

Am Morgen des 10. November 1989 weckt ihn sein Vater mitten in der Nacht. »Alex, aufstehen, die Mauer ist auf«, sagt er aufgeregt. In der Stimme seines Vaters schwingt auch Sorge mit. »Jetzt wird es gefährlich, bald haben wir Kapitalismus, dann geht es nur noch um Geld.« Alexander ist dreizehn. Es ist das Ende der Welt, wie er sie kennt. Mit einem Mal ist alle Ordnung vergangen.

»Das war der Big Bang«, sagt Alexander Scheer heute. Ein Altbau in Berlin Prenzlauer Berg, im Erdgeschoss der Laden eines asiatischen Lebensmittelhändlers, an der Straßenecke die U-Bahn-Station Eberswalderstraße. Er wohnt in der dritten Etage, zwei Zimmer, 68 Quadratmeter. Die Wohnung sieht aus wie eine Trödelmarkthalle oder die Requisitenkammer eines Theaters – vollgestellt mit technischen Geräten und Musikinstrumenten, Gitarren, Trommeln, Monitoren und Stapeln von Schallplatten. In der Ecke ein Klavier, daneben ein Bonanza-Rad und eine Staffelei. Die Bilder an den Wänden hat er selbst gemalt, auf der Toilette starrt einen Al Pacino vom Klodeckel an.

In einem Erker vor dem Fenster zwei Sitzkissen und ein kleiner Tisch – eine kleine Insel inmitten des Durcheinanders. Unter einer Zimmerpalme auf dem Fensterbrett steht E.T.

»Als die Mauer fiel, war ich dreizehn Jahre alt«, sagt Scheer. »Plötzlich war nichts mehr wie vorher. Das ganze Land veränderte sich. Und ich mich auch. Im Frühjahr 1990 kam der Stimmbruch, meine Hormone spielten verrückt, und die neunziger Jahre hatten begonnen.« Er drückt seine Zigarette im Aschenbecher aus. Er hat sie bis auf den Filter runtergeraucht. Scheer kostet alles bis zum letzten Zug aus. »Das ist das Besondere an meiner Generation«, sagt er. »Eben waren wir noch Thälmannpioniere mit roten Halstüchern und wollten Kosmonaut werden oder Rockstar, irgendetwas, von dem wir ahnten, dass wir es wohl nie sein würden. Und dann war das ganze Land in Bewegung, ein Volk ging auf die Straße und zwang den Staat in die Knie. Plötzlich gab es Synthesizer, die Rolling Stones, Computer, Haschisch, Techno, Coca Cola, Privatfernsehen und Video. Wir sind Kinder einer Revolution.« Seine Augen leuchten. »Wir hatten keine Ahnung von Sex oder von Rock'n Roll, und von Drogen hatten wir auch noch nie gehört.«

Seinen ersten Joint raucht er mit fünfzehn. Ein Jahr zuvor ist Alexander Scheer an die Händel-Schule gewechselt. Sie galt lange Zeit als Eliteschule, ihr Schwerpunkt liegt auf musischen Fächern. Hier wurden in den vergangenen Jahrzehnten Musiker und Musiklehrer ausgebildet. In der DDR war es üblich, dass jeder Schüler, der eine besondere Begabung zeigte, an eine entsprechende Schule wechselte. Jetzt, nach der Wende, gibt es diese Spezialschulen offiziell nicht mehr. Also ist die Händel-Schule kurzerhand zum Gymnasium umdeklariert worden. Scheer, der neben Gitarre und Klavier mittlerweile auch Schlagzeug spielt, fühlt sich dort wie im Paradies – in jedem Klassenraum steht ein Klavier, die Jungs tragen mondäne Anzüge und rauchen Pfeife, die Mädchen tragen orientalische Kleider, in den Pausen spielen sie Flöte. Wenn sie über den Schulhof laufen, bimmeln kleine Glöckchen, die an einem Silberkettchen um ihre Fußgelenke baumeln. Noch bevor sein erstes Schuljahr an der Händel-Schule beginnt, kauft Scheer sich seinen ersten Anzug, eine Pfeife und eine Taschenuhr an einer silbernen Kette. Alexander nennen ihn nur noch seine Eltern und die Lehrer an der Schule.

An seinem dritten Schultag hört er aus einem Klassenraum ein Klavier und eine Stimme, die »Rocky Racoon« von den »Beatles« singt. In dem leeren Klassenzimmer sitzt ein Junge am Klavier, er trägt ein grünes Jackett und dazu eine weinrote Hose mit Schlag, sein dunkelblondes Haar ist kurz geschnitten. Als er Scheer im Türrahmen stehen sieht, lächelt er. »Kannst du mir das beibringen?«, fragt er. Der Junge heißt Steve Patuta, er ist ein Jahr älter als Scheer. Von diesem Tag an sind die beiden Freunde.

»Zu dir, Alexander, Folgendes«, sagt Scheers Klassenlehrerin zwei Wochen später in scharfem Ton. »Pass auf, mit wem du dich hier anfreundest. Du bist so ein netter Junge. Ich habe gesehen, wie du auf dem Schulhof mit Steve Patuta Pfeife geraucht hast. Das ist kein guter Umgang.« Doch dieser Umgang ist das Beste an der Schule.

Nirgends spürt Scheer die Verwirrung und Angst der Wendejahre, den Verlust von Heimat so deutlich wie in der Schule. Wie geht das, ein neuer Staat werden? Was für eine Schule sind wir überhaupt, Realschule, Gymnasium, Gesamtschule oder was? Wie sollen dieselben Lehrer, die noch vor einem Jahr sozialistische Wahrheiten gepredigt haben, die Welt plötzlich neu erklären? Und vor allem: Wie soll man die noch ernst nehmen? Die alten Schulbücher haben ihre Gültigkeit verloren, neue gibt es noch nicht. Nur einen großen Fotokopierer von Rank Xerox, mit dem die Seiten westdeutscher Schulbücher kopiert werden. Scheers Klassenlehrerin kann noch nicht einmal den Markennamen fehlerfrei aussprechen.

Die Lehrer können keine Fragen beantworten und wissen selbst nicht, wo ihr Platz in diesem neuen Staat sein soll oder ob sie nächsten Monat noch unterrichten dürfen. Die Ersten sind schon wegen ihrer Kontakte zur Staatssicherheit aus dem Schuldienst entfernt worden. Schule ist Zeitverschwendung, uninteressant und unglaubwürdig. Zeit zu verschwenden ist eine Sünde. Die Welt außerhalb der Schulmauern ist viel aufregender. Wozu im Unterricht sitzen, wenn man jeden Tag Filme von Fellini, Godard, Polanski und Scorsese sehen kann? Wenn es jeden Abend Live-Konzerte gibt und Partys in besetzten Häusern und leerstehenden Fabrikhallen? Wenn es stündlich Neues zu entdecken gibt, Musik, Sex, Drogen?

Haschisch ist die erste Droge, die Alexander Scheer kennen lernt. Eine Feier an seiner Schule, einige ältere Jungs aus einer Nachbarschule haben das Dope mitgebracht und drehen den Joint. Früher am Abend hat Scheer mit seiner Band auf der Bühne gestanden. Er spielt Schlagzeug, die Band heißt »Plastic Explosion«, er hat sie gemeinsam mit vier anderen Jungs gegründet, die ebenfalls die Händel-Schule besuchen. Der Name scheint ihnen passend – »Plastic« wie all das Neue aus dem Westen und »Explosion« wie das, was im Osten passiert ist in den vergangenen zwei Jahren. Wenn sie auf Schulfesten in ihren Anzügen und mit dunklen Sonnenbrillen Coverversionen von den »Rolling Stones« und den »Beatles« spielen, himmeln die Mädchen sie an.

Scheer beobachtet, wie einer der Jungs aus der Nachbarschule einen Joint dreht. Er will auch kiffen, unbedingt. All die Jungs in den Bands, die er bewundert, nehmen Drogen – die »Beatles«, die »Stones«, Hendrix, »The Velvet Underground« und die coolen Typen in den Büchern von Jack Kerouac und William Burroughs. Kiffen, das ist es. Nach drei, vier Zügen ist mit einem Mal alles schreikomisch, die Party, die Menschen. Scheer hat Tränen in den Augen. Als das Lachen verebbt, nimmt er die Musik wahr. Er hört sie nicht nur, er spürt sie im ganzen Körper. Es ist, als hätte sich eine Tür geöffnet. Eine Tür, zu der er den Schlüssel jetzt selbst in Händen hält. Scheer spürt, er hat an diesem Tag einen bedeutenden Schritt getan. Auf einem Weg, auf dem die anderen bald folgen werden.

Scheer und sein Freund Steve Patuta stürmen meist vorne weg. Zusammen fordern sie die Welt heraus, jeden Tag aufs Neue. Rennen gegen Wände und übertreten Grenzen. Gemeinsam schwänzen sie die Schule, verwüsten die Turnhalle der Schule. Stehlen nach dem Unterricht in den Läden der Umgebung Zeitschriften, Tiefkühlgerichte und M&M's, um mit den Schokolinsen anschließend Passanten zu bewerfen. Alles ist Herausforderung und Wettstreit – schneller, härter, lauter, um jeden Preis. Wer stehen bleibt, verliert.

In den Monaten, die folgen, bleiben Scheer und Steve immer häufiger dem Unterricht fern. Scheer beginnt, Zigaretten zu rauchen. Als eine Art Training. Damit ihm das Kiffen leichter fällt. Vor der Schule treffen sie sich mit den anderen Kiffern, einer fährt einen alten Mercedes. Bei schönem Wetter hocken sie auf der Motorhaube und rauchen Joints. Das Läuten der Schulglocke hat keine Bedeutung mehr. Während ihre Klassenkameraden in stickigen Zimmern sitzen und Kompositionen von Bach analysieren, liegen sie weggetreten in der Sonne oder reden sich die Köpfe heiß, der Kassettenrecorder im Mercedes spielt »Stairway to Heaven«. Sie sind auf dem richtigen Weg, da ist Scheer ganz sicher. Malen, schreiben, reden, Musik machen – alles läuft noch besser, wenn er bekifft ist. Die Ideen purzeln nur so durch seinen Kopf, drängen hinaus in die Welt. Der Tag hat zu wenig Stunden für seinen Schaffensdrang. Wenn er im Klassenraum sitzt, holt er dort meist den Schlaf nach, den er in den Nächten zuvor verpasst hat. Zu lernen gibt es dort eh nichts für ihn.

Nachts in den Kellern der besetzten Häusern feiern die Punks, ein paar leere Bierkästen mit einem Brett darüber als Tresen, ein improvisiertes DJ-Pult, abenteuerlich zusammengelötet, der Strom an der Straßenlaterne abgezapft. Künstler aus der ganzen Welt leben und arbeiten in leerstehenden Kaufhäusern, stillgelegten U-Bahn-Schächten und Bauruinen, täglich wird ein neuer Club eröffnet, in einem baufälligen Haus, einer leerstehenden Fabrik, einem ehemaligen Bunker – Tresor, WMF, Toaster, Delicious Donughts, E-Werk. Die Frankfurter Techno-Szene hat Berlin als Spielplatz entdeckt – die Polizei hat den Überblick verloren, tausende junger Menschen sind auf der Suche, sie tanzen zu Techno, später Jungle und Break Beat. Musik, die radikal anders ist als alles zuvor. Berlin ist ein gigantischer Club, und alle sind gekommen, um zu feiern.

Scheer stürzt sich in diese Nächte, hungrig nach Neuem. Und entdeckt Ecstasy. Die Droge scheint auf magische Weise alles zu vernetzen – die Musik, die durch seinen Körper fließt, die Mädchen, die lächelnd über die Tanzfläche schweben, die Jungs, die mit aufgerissenen Augen durch die neue Welt tollen. Berlin ist der aufregendste Ort im Universum.

»Für uns gab es damals keine Grenzen und keine Autoritäten mehr«, sagt Scheer, er sitzt in seinem Wohnzimmer und öffnet eine Flasche Beck's. »Berlin war Paradise City, eine Art rechtsfreier Raum. Schanklizenz, Behindertenklo, Notausgang – alles scheißegal. Kein Polizist wusste genau, was erlaubt ist und was nicht. Denen aus dem Osten haben wir erzählt, das ist jetzt völlig legal, wir sind jetzt BRD, denen aus dem Westen, das ist O.K., das machen wir im Osten schon immer so.« Unten auf der Straße schrillt eine Polizeisirene, Blaulicht fällt durch das Fenster. »Dann kamen die ersten Love Parades«, sagt er. »Wir haben uns als eine große, durch Musik und Drogen verbundene Gemeinschaft erlebt. In Berlin lief damals alles perfekt zusammen.«

Ein sonnendurchfluteter Frühlingstag 1995. Scheer ist achtzehn Jahre alt. Am Tag zuvor hat er erfahren, dass er die elfte Klasse wiederholen muss. Am Morgen hat er beschlossen, für den Rest des Schuljahres dem Unterricht fernzubleiben. Wenn er eh nicht versetzt wird, welchen Sinn hat es dann noch, Zeit im Unterricht zu verschwenden? Er ist nicht der einzige Schulversager. In seiner Klasse bleiben in diesem Jahr sämtliche Jungs sitzen. Alle haben mit dem Kiffen begonnen in diesem Jahr; haben vorgegeben, zur Schule zu gehen und stattdessen die Tage zugedröhnt verdämmert und die Nächte auf Partys durchgetanzt. Aber so etwas Banales wie Sitzenbleiben passt nicht in Scheers Konzept. Also hört er ganz auf. In dieser Stadt ist alles möglich, wen kümmert da das Abitur? Er will Schauspieler werden. Jetzt mehr denn je. »Wenn du das unbedingt willst, dann mach mal«, sagen seine Eltern. Sie haben schnell begriffen, dass alte Wahrheiten und Konzepte nicht mehr viel bedeuten. Es gilt, seine Chance zu suchen, neue Wege zu beschreiten. Scheers Vater hat seinen Job behalten und sich weiterbilden lassen, seine Mutter einen kleinen Laden für Strickwaren eröffnet. Scheer hat seinen Eltern auch erzählt, dass er hin und wieder einen Joint raucht. »O.K.«, sagt seine Mutter, »Hauptsache, du passt auf dich auf.« Sie traut ihrem Sohn zu, dass der seinen Weg findet in der neuen Welt.

An diesem Tag ist Scheer mit dem Fahrrad unterwegs, Christian, ein Freund, den er ebenfalls an der Händel-Schule kennen gelernt hat, begleitet ihn. Sie trinken Bier, die Sommersonne spiegelt sich in den Flaschen, der Kassettenrecorder spielt »Sky Pilot« von Eric Burdon.

»Jetzt fehlt nur noch was zu kiffen«, sagt Scheer.

»Lass uns zu Keller fahren«, sagt Christian.

Keller, ihr Dealer, wohnt in einem besetzten Haus in Friedrichshain. Er ist Ende zwanzig, fast zwei Meter groß, hat kurzes, schwarzes Haar, er hört Reggae und Dub und trägt eine riesige Brille mit blauem Rahmen. Scheer und Keks haben ihn noch nie außerhalb seiner Küche gesehen. Sie klingeln an der Haustür, Keller schiebt seinen Kopf aus dem Küchenfenster im ersten Stock. Von unten ist nur seine Brille zu erkennen. Er wirft ihnen eine Socke hinunter, in die er den Wohnungsschlüssel gewickelt hat.

Als die beiden oben ankommen, sitzt Keller in Hausschuhen am Küchentisch, wie immer. Wahrscheinlich hat er gar keine anderen Schuhe. Keller ist ständig zugedröhnt, wenn er redet, nuschelt er. Aber die Schlüsselworte, die verstehen sie.

»He Keller, was hast du heute im Angebot?«, fragt Scheer.

»Hmmnn Afgne«, sagt Keller.

»Afghane, Klasse«, sagt Scheer.

»Hmmnn Gras.«

»Super!«

»Hmmnn Plze.«

»Nee, Pilze heute nicht.«

»Hmmnn krsse Pppn.«

»He? Was?«

»PAPPEN!«

»Was? Pappen? Kapier ich nicht.«

»LSD MANN!«

»Ach LSD! Geil, lass mal sehen.«

Keller verkauft ihnen Yellow Sunshines, ein Quadratzentimeter große Pappplättchen mit LSD beträufelt und einer gelben Sonne bedruckt.

In Christians Wohnung schlucken die beiden die LSD-Trips. Nach etwa einer halben Stunde glaubt Scheer, dass der Küchenboden sich windet und schliert, die Sonnenstrahlen zaubern Farbreflexe auf das PVC. Der Kassettenrecorder spielt »Ummagumma« von Pink Floyd, die Haare auf ihren Unterarmen stellen sich auf. »Mann, ist das geil«, sagt Scheer. Christian starrt ihn mit weit aufgerissenen Augen an, nickt wie in Zeitlupe.

Sie verbringen das gesamte Wochenende in der Wohnung, als die Wirkung verebbt, rauchen sie einen Joint, das Haschisch befeuert das LSD aufs Neue. Ungefähr alle acht Stunden werfen sie Trips ein. Zwischendurch fährt Scheer nach Hause, holt seine Videokamera und seinen Videomischer. Die Geräte hat er von dem Geld gekauft, das er zu seiner Jugendweihe geschenkt bekommen hat. Sie verkabeln die Kamera mit dem Videomischer und verschalten den Mischer in einer Schleife mit sich selbst, so dass er sein eigenes Signal modifiziert. Scheer filmt seine Hand, die sich langsam von links nach rechts bewegt. Auf dem Videobild schwimmen Farben und Konturen ineinander, so ähnlich wie in seinem von LSD getunten Hirn.

Sie füllen einen Topf mit Wasser. Filmen die Wasseroberfläche. Die ganze Nacht sitzen sie davor, filmen das Wasser durch die unterschiedlichsten Farbfilter. Versetzen die Oberfläche in Schwingung, gießen Spülmittel dazu, Farbtropfen, Öl. Und dokumentieren mit ihrer Kamera versunken jede Veränderung in Struktur und Farbe des Wassers. Sie zünden das Öl an, die Wasseroberfläche ein Miniaturflammenmeer. Dieser Topf ist ihr eigenes Universum, hier sind sie Götter. Die Nacht ist erfüllt von Farben, Licht und Bewegung. An Schlaf ist nicht zu denken.

Seit er nicht mehr zur Schule geht, bleibt Scheer meist bis Mittag im Bett. Am Nachmittag bekommt er Klavierstunden. Manchmal jobbt er, recht Laub auf dem Friedhof, trägt Briefe aus oder steht nachts hinter einem Bartresen. So hat er seinen Führerschein finanziert und sein erstes Auto, einen alten Trabant. Nachmittags trifft er sich mit seinen Freunden. Einige von ihnen tragen jetzt weite Hosen, Kapuzenpullis und Baseballkappen, hören HipHop und gleiten auf Skateboards über die Betonflächen des Hochhausghettos. Ihre Staffeleien sind Brückenpfeiler, Hauswände und Straßenbahnwagen, an die sie nach der Schule ihre *Tags* sprühen. Auch die Drogen sind andere, vor kurzem hat Scheer Speed und Koks kennen gelernt. Die Drogen putschen ihn auf, drehen ihn hoch, er schläft immer weniger. Trifft seine Freunde, hört Platten, nimmt Haschisch, LSD, Ecstasy, Speed und Koks. Macht Musik, dreht Videos, plant das nächste Graffiti oder nimmt eines der Mädchen mit nach Hause. Sie schmieden verwegene Pläne. Eine Fabriketage, in der sie zusammen wohnen, Musik machen, Filme drehen, Bilder malen, das wäre es. Eine Art Factory, so wie die von Andy Warhol in New York in den Sechzigern. Sie ziehen zugedröhnt durch Ostberlin, inspizieren leere Fabrikhallen, feiern Partys auf Hausdächern.

Im Sommer, wenn die Touristen in Berlin einfallen, fliehen Scheer und seine Freunde aus der Stadt. Außerhalb von Berlin finden Partys statt, auf Feldern oder stillgelegten Truppenübungsplätzen – Techno, Drogen und überall lächelnde Menschen, die in den Sonnenaufgang tanzen. Scheer und seine Freunde sind LSD-Kosmonauten, erforschen die unendlichen

Weiten des Drogenrausches. Das ist Leben, denkt Scheer. So intensiv und aufregend wie nie zuvor. Und auch später nie mehr.

Nach einer Ecstasy-Nacht sitzt er in einem Baum, beobachtet Schmetterlinge. Den Jungen neben ihm, Andre Jagusch, hat er in der Nacht zuvor kennen gelernt. Andre jobbt als Filmvorführer in einem Berliner Kino. Die beiden haben gerade einen LSD-Trip eingeworfen, reden über Kino, ihre Lieblingsfilme, Schnitttechniken, Kamerafahrten. Erzählen von ihren ersten eigenen Filmen. Und beschließen, eine Filmproduktionsfirma zu gründen. Wenige Tage später entsteht »Nine O'Clock Pictures«. Christian und Steve sind mit dabei, Scheers Freunde von der Händel-Schule und Mirco Dzikanski, ein aufgedrehter Junge mit einer Vorliebe für Kleidung aus den siebziger Jahren, Plateauschuhe, große Brillen, Hosen mit Schlag und schreibunte Pullis mit Rollkragen.

Gemeinsam drehen sie an einem Abend ihren ersten Kurzfilm, »American Showdown 1«, in derselben Nacht geschnitten. Eine Minute Action, Verfolgungsjagd und Schusswechsel, mit bescheidenen Mitteln und viel Begeisterung in Szene gesetzt. Die Kamera wird zu ihrem ständigen Begleiter, neben inszenierten Action-Sequenzen und psychedelischen Bildkompositionen filmen sie vor allem ihren Alltag, die Partys und Konzerte, die sie besuchen, das Leben in den Clubs und auf den Straßen Berlins, die Auftritte mit der Band, die Tage und Nächte auf Droge. Sie spüren, dass sie etwas Außergewöhnliches erleben. Sie sind an einem besonderen Ort, zu einer besonderen Zeit. Ein ganzes Land ändert sich, Lebensläufe werden umgeschrieben. Und sie sind Teil dieser Veränderung, ihre Generation steht im Mittelpunkt von alldem. Das müssen sie festhalten, bewahren. Außerdem hilft ihnen die Kamera zu verarbeiten. So vieles geschieht so schnell, möglich, dass ihnen etwas entgeht, wenn sie nicht alles festhalten.

Manchmal allerdings wird es Scheer zu viel. Die Nächte auf Speed und Kokain sind ein großer Spaß, alle reden durcheinander, begeistern sich, machen Pläne. Aber auch wenn die Party vorbei ist, geht der Trubel in seinem Kopf weiter. Die Droge gönnt ihm keine Ruhe, sie hat sich in seinem Körper festgebissen, reißt ihm die Augen auf, Arme und Beine zucken, ohne Chance auf Schlaf wälzt er sich über Stunden in seinem Bett. Am nächsten Tag fühlt er sich ausgehöhlt, kraftlos, stumpf. Ein hoher Preis für die Party, denkt er immer häufiger – Speed und Koks, damit muss man dosiert umgehen.

Zu viele dieser toten Tage kann und will er sich nicht leisten. Er spielt mittlerweile im TIK, einem Off-Theater, die Gagen sind miserabel. Aber es ist sein erstes bezahltes Engagement. Die Erfüllung seines Lebenstraums rückt näher. Am Theater hat er sich in ein Mädchen verliebt, ebenfalls eine Schauspielerin. Wenn sie nicht spielen, verbringen sie ganze Tage gemeinsam im Bett, hören Musik, schauen »Star Trek« und kiffen, oder sie sehen sich Stücke auf den zahlreichen kleinen Bühnen in Berlin an. Scheer verbringt viel Zeit im Theater und mit den Menschen dort. Drogen spielen hier keine große Rolle. Er wird zu einem Wanderer zwischen den Welten.

Kurz darauf erfährt Scheer, dass eine Werbeagentur für eine Videoproduktion Statisten für eine Clubszene sucht. Das Casting findet in einem Club statt. Scheer, Andre, Christian, Steve und Mirco werden sofort gebucht. »He, ihr seht echt cool aus in euren Anzügen«, sagt einer der Schauspieler dort. »Warum macht ihr nicht ein paar Fotos und bewerbt euch bei Agenturen?«

In der darauffolgenden Woche klauben Scheer und seine

Freunde alte Fotoapparate aus der DDR zusammen, die in den Kellern ihrer Eltern verstauben, klauen in den Secondhandläden Anzüge und Hemden, rauchen Joints, trinken Bier und schießen Bilder, die sie selbst entwickeln. Mit diesen Fotos bewerben sie sich bei Casting-Agenturen. »Type Face«, die Agentur eines Fotografen, der nachts als Türsteher im Techno-Club »E-Werk« jobbt und dort die hübschesten Mädchen und lässigsten Jungs für seine Kunden rekrutiert, nimmt sie in ihre Kartei auf. Scheer bekommt die ersten Statistenrollen, Auftritte in Werbespots für Waschmaschinen und eine Bausparkasse folgen.

Im August 1996 läuft »Trainspotting« in den deutschen Kinos. Der Film erzählt von einer Hand voll Junkies in Schottland, rasante Bilder, lässige Jungs, schöne Mädchen, coole Dialoge und ein knalliger Soundtrack, Iggy Pop, Lou Reed, Primal Scream, allesamt ebenfalls frühere Junkies. Heroin verbreitet sich in den kommenden Wochen und Monaten wie ein Grippevirus. Doch dieses Mal rennt Scheer nicht vorne weg. »Bisher war ja alles cool«, denkt er, »aber jetzt muss mal einer den Kopf klar behalten und aufpassen.«

Trotzdem, einmal Probieren kann ja nicht schaden. Alles ausprobieren, Erfahrungen machen, keine Gelegenheit auslassen. So lebt er seit Jahren. Außerdem will er sie kennen lernen, diese Droge, die das Leben einiger seiner Freunde bestimmt. Im Januar 1997 sitzt Scheer bei Hinze auf dem Sofa. Hinzes Wohnung ist der Treffpunkt der Junkie-Szene, auch einige von Scheers Freunden gehen dort ein und aus. Einer von ihnen wohnt sogar dort. Die Wohnung ist verwahrlost, in der Küche schimmelt das schmutzige Geschirr, im einzigen Zimmer stapelt sich der Müll. Blutflecken und Brandlöcher überall, in der Luft liegt ein atemraubender Geruch – Schweiß, Alkohol, Verwesung, Blut und abgestandener Zigarettenrauch.

Scheer kennt Hinze flüchtig, hin und wieder haben die beiden auf einer Party zusammen Kokain oder Speed geschnupft. Hinze ist ein hoch gewachsener Junge, der nur weiße Kleidung trägt. Er war mal ein begnadeter Graffiti-Sprayer. Das ist noch kein Jahr her, scheint aber in einem anderen Zeitalter gewesen zu sein. Jetzt sieht Hinze aus wie abgestorben. Seine Haut ist bleich, seine Augen sind stumpf und wässrig. Er malt nicht mehr, geht nicht mehr auf Partys. Verdämmert den Tag in der zugemüllten Wohnung, geht nur noch vor die Tür, wenn die Heroinvorräte zur Neige gehen. Wenn er seine Dosis nicht bekommt, bricht ihm der Schweiß aus, Krämpfe in seinem Magen, Durchfall martert seinen Darm. So stellt sich Scheer das Leben nicht vor.

Scheer häuft etwas von dem braunen Pulver auf ein Stück Aluminiumfolie, rollt einen Zwanzig-Mark-Schein zu einem Röhrchen, steckt den Geldschein in den Mund und nimmt dann die Alu-Folie in die linke Hand. Mit der rechten führt er ein brennendes Feuerzeug darunter, langsam und vorsichtig, bis die Hitze das braune Pulver zu einem dampfenden Brei verschmilzt. Atmet den Rauch ein, zieht ihn tief in seine Lunge. Gemeinsam rauchen sie ein halbes Gramm Heroin. »Geiles Gefühl«, denkt Scheer. Alle Konturen verblassen, verlieren ihre Schärfe. Den Müll und den Dreck in diesem Zimmer nimmt er noch wie aus weiter Ferne wahr, das hat nichts mit ihm zu tun, berührt ihn nicht. Entspannt streckt er sich auf den fleckigen Matratzen aus. Versinkt darin wie in warmem, weichem Wasser, das ihn umfließt und trägt.

Stunden später steht Scheer auf und verabschiedet sich. Am nächsten Tag hat er eine Vorstellung am Theater, da muss er wieder auf den Beinen sein. Irgendwo in Scheers Kopf gibt es eine Stimme, die sich nicht einlullen lässt vom Heroinrauch. Die laut und vernehmlich »Vorsicht!« sagt. Sicher, Drogen sind ein Teil seines Lebens, aber sie illuminieren die Tage und Nächte, sind Treibstoff, Inspiration. Eine Droge, die sein Leben beherrscht und verdunkelt, ist nicht das, was er sucht. Drogen nehmen, sich berauschen, sicher; aber abhängig sein, nein, das nicht. Wo bleibt da der Spaß?

Im Februar 1997 wird in Berlin die »Goldene Kamera« verliehen. Eine große Gala im Schauspielhaus am Gendarmenmarkt, das Haus ist umlagert von Kamerateams und jungen Mädchen. Die »Backstreet Boys« werden erwartet, sie gehören zu den Preisträgern. Scheer, Steve, Andre und Mirco sind nicht eingeladen. Trotzdem, irgendwie müssen sie da rein. Nur haben sie dieses Mal keine Idee, wie sie das anstellen sollen. Sich gratis in Konzerte und Kinos oder ohne Einladung auf exklusive Empfänge und Partys schleichen haben sie zur sportlichen Disziplin kultiviert. »Ruppen« nennen sie das, der Ausdruck stammt aus der Szene der Autogrammsammler. Eigentlich bedeutet er stehlen.

Scheer und seine Freunde tragen bunte Anzüge mit Schlag, dazu riesige Sonnenbrillen und Hemden mit großem Kragen. Sie haben immer Drogen in den Taschen und sind meist zu viert unterwegs. Wie die »Beatles«.

Ein Mädchen hält die vier Jungs in ihren Anzügen irrtümlich für die »Backstreet Boys«. Sie beginnt zu kreischen und deutet auf die vier. Plötzlich rennen zweihundert Mädchen in ihre Richtung, Scheinwerfer leuchten auf. Die Jungs treten die Flucht an, rennen in Richtung Notausgang. Der Ordner erkennt ihre Bedrängnis, reißt geistesgegenwärtig die Tür auf und wirft sie hinter ihnen wieder zu. Ein erster Moment als Popstar.

Es fällt den Jungs nicht immer so leicht, in die Hotels und Hallen zu gelangen. Aber es gelingt ihnen immer. Bei der Eröffnung des Hotel Adlon zum Beispiel ist sogar der Kanzler eingeladen, alle Eingänge sind abgeriegelt. Aber die Bauarbeiten sind noch nicht abgeschlossen, das Geschirr wird draußen in einem Innenhof gespült. Scheer und seine Freunde balancieren über eine Mauer in diesen Innenhof, in drei Metern Höhe, über die Köpfe des Küchenpersonals hinweg. Sie fühlen sich wie Ninjas, geschickt, unsichtbar. Als niemand hinsieht, schlüpfen sie in das Hotel. Die exklusivste Veranstaltung der ganzen Stadt, und sie sind dabei. Rauchen auf dem Klo ihre Joints und werfen ihre Ecstasy-Pillen ein. In einem Vorraum dreht ihnen ein livrierter Schwarzer den Wasserhahn auf und reicht ihnen ein Handtuch, neben dem Waschbecken stehen Flakons mit Parfüm von Calvin Klein und Hugo Boss. Am Ende des Abends befinden sich all diese Flakons in den Taschen der vier.

Die neunziger Jahre sind voll von solchen Veranstaltungen. Scheer und die anderen Jungs von »Nine O'Clock Pictures« sind meist dabei, essen das Buffet leer, trinken Wein und amüsieren sich. Und das alles gratis. Die Kamera haben sie immer dabei. Sie dokumentieren, wie sie durch Toilettenfenster einsteigen, sich durch Dienstboteneingänge schleichen, tanzen, trinken und kiffen. Auf einem Empfang reden die Jungs völlig zugedröhnt minutenlang auf Eberhard Diepgen ein, bei Premierenpartys stößt Scheer mit Jürgen Vogel und Otto Sander an, und während einer Gala beobachtet er, im Ecstasy-Rausch versunken, einen Spuckefaden, der sich vom Mund Arnold Schwarzeneggers zu dessen Zigarre zieht, die der Hollywood-Star in der rechten Hand hält. Oft schleppen sie Möbel, Geschirr, teure Weine und Elektrogeräte aus den Hallen. Die Welt ist ein Selbstbedienungsladen, man muss nur wissen, wo die Hintertür ist.

»Wir waren rotzig und arrogant«, sagt Scheer, »und wir waren nicht bereit, für irgendetwas zu bezahlen. Warum soll ich Tickets kaufen, wenn ich mich auch durch das Toilettenfenster reinschleichen kann? Das war nicht unser Land, nicht unsere Gesellschaft, wir waren davon überzeugt, dass wir niemandem etwas schulden. Uns gab es eigentlich gar nicht, wir waren eine Zwischengeneration, gehörten weder hier- noch dorthin.«

Auf die Euphorie des Mauerfalls ist bald Ernüchterung gefolgt. Die gewaltsame Räumung der besetzten Häuser in der Mainzer Straße, der Polizeieinsatz am Ersten Mai am Kollwitzplatz, als die Beamten mit Wasserwerfern und Tränengas ohne Rücksicht auf Kinder und friedlich feiernde Anwohner Jagd auf Autonome machen. Und in den Fabrikhallen, in denen sie wilde Parties gefeiert haben, haben MTV und Universal ihre Firmenzentralen eingerichtet.

»Wir haben schnell gespürt, dieser Staat ist auch nicht viel besser als der alte«, sagt Scheer. »Anfangs war ich ziemlich stolz auf die Menschen im Osten. Da ist ein ganzes Volk unter Lebensgefahr auf die Straße gegangen und hat seine Meinung vertreten, gesagt, dieser Staat ist Scheiße, wir wollen anders leben, reisen. Wir waren zwar die Hansel, die alles selber basteln mussten, aber da war eine unglaubliche Energie, ein Gefühl von Zusammenhalt. Dann kam das Begrüßungsgeld, und wir haben uns kaufen lassen. Trotzdem, die Jahre zwischen dreizehn und einundzwanzig waren einmalig. Wir haben gedacht, es geht immer so weiter. Tut es aber nicht.«

Im Frühjahr 1998 zieht das TIK um in neue Räume. Die Neueröffnung soll mit einer großen Party gefeiert werden. »Das ist die Gelegenheit«, erkennt Scheer. Er sitzt mit Steve, Andre, Christian und Mirco in ihrer gemeinsamen Wohnung. Sie sind in die Endetage eines Altbaus in der Danziger Straße eingezogen. Eine Eröffnung im großen Stil – ein Theaterstück, Livemusik mit der Band, Bilder an den Hallenwänden, die Kurzfilme, die sie gedreht haben, auf riesige Leinwände projiziert und eine wilde, exzessive Party – endlich kann Scheer die verschiedenen Welten, in denen er lebt, zusammenfügen. Factory im großen Stil, zumindest für eine Nacht. Auf diesen Moment scheint er zugesteuert zu sein in den vergangenen Jahren. Er reißt die Organisation an sich. Und begreift, dass er sich viel vorgenommen hat. »O.K., jetzt wird's ernst«, denkt er. »Das wird eine komplizierte Sache. Ich muss den Überblick behalten. Schluss mit den Drogen.«

Am nächsten Morgen kocht er einen starken Kaffee, kauft Croissants und Zigaretten, räumt seine Wohnung auf und beginnt zu telefonieren. Einige Wochen zuvor hat er auf einer Party mit Julia Valet, einer Moderatorin von MTV, getanzt. Leider hat er ihre Telefonnummer verloren. Also ruft er in der MTV-Zentrale in London an. Und wird tatsächlich durchgestellt. Sie verspricht, mit einem Kamerateam zu kommen. Scheer brennt vor Eifer und Begeisterung, er ist so überzeugend, dass Widerspruch unmöglich scheint. Stunde für Stunde telefoniert und organisiert er, wie im Fieber, berauscht sich an der Arbeit, am Erfolg, schläft kaum.

Einige Wochen später, am Tag vor der Eröffnungsfeier, erfährt Scheer, dass Hinze verschwunden ist. Hinze ist immer noch auf Heroin. Einige Tage zuvor hat er sich einen Druck in die Hand gesetzt, aber die Vene nicht getroffen. Das Gewebe hat sich entzündet, und die Hand ist immer weiter angeschwollen, bis sie aussah wie die Hand von Micky Maus, prall und überdimensioniert. Möglicherweise eine Blutvergiftung. Aber Hinze hat keine Zeit, sich darum zu kümmern. Drogen auftreiben ist aufreibend genug. Und das Heroin betäubt die Schmerzen.

Eine Ärztin, die sich um die Jungs und Mädchen in der Berliner Drogenszene kümmert, hat Hinze einen Therapieplatz besorgt und eine Einweisung in ein Krankenhaus, zur Entgiftung. Dort würden sie sich auch um seine Hand kümmern. Vorausgesetzt, dass er sich am nächsten Tag in diesem Krankenhaus einfindet. Aber keiner weiß, wo Hinze steckt. Aus seiner Wohnung ist er vor Wochen rausgeflogen. Die Jungs machen sich auf die Suche. Zuerst fahren sie zu Hinzes Mutter, klauben die nötigen Unterlagen zusammen, Personalausweis, Versicherungskarte. Dann durchkämmen sie die Stadt. Und finden Hinze spät in der Nacht in der Wohnung eines anderen Junkies. Belämmert liegt er auf der Couch, der Fernseher läuft. Er hat sich gerade einen Schuss gesetzt. Seine entzündete Hand sieht aus, als würde sie bald platzen, rot und prall wie die Schaumstoffhände, die in Amerika bei Sportveranstaltungen an das Publikum verkauft werden. Hinze sieht aus, als würde er nicht mehr lange durchhalten.

»Hinze, das war dein letzter Druck«, sagt Scheer. »Du kommst jetzt mit zu uns, und morgen gehst du ins Krankenhaus.« Der Spaß, erkennt Scheer, ist endgültig vorüber. Jetzt gilt es zu retten, was noch zu retten ist. Hinze folgt ihnen ohne Widerspruch.

Heroin hat die Ernüchterung gebracht. Heroin, denkt Scheer, ist die Droge derer, die nicht klarkommen. Die nicht kapieren, wann es genug ist mit Spaß und ein Gang runtergeschaltet werden muss. Die es nicht schaffen, einen Job oder eine Perspektive zu finden, einen Platz in dieser neuen Welt. Die keine Ambitionen, keine Leidenschaften mehr haben, nichts mit sich und ihrem Leben anzufangen wissen und nur noch stumpf dahindämmern.

Am nächsten Tag liefern sie Hinze im Krankenhaus ab. Am Abend findet die Eröffnungsfeier des TIK statt. Ein rauschendes Fest. Die Band spielt, Scheer am Schlagzeug. Auf die Wände projizieren sie die Videofilme, die sie in den vergangenen Jahren gedreht haben. Die gesamte Zeit über hat Scheer kein Haschisch geraucht, kein Ecstasy genommen und kein LSD. Ein Monat ohne Drogen, der erste seit Jahren.

»Nach der Party war die krasse Drogenzeit vorüber«, sagt Scheer heute. »Genauso haben wir uns das immer vorgestellt – wir nehmen ein paar Jahre frei, machen Party und sehen dann zu, dass wir einen Job finden, der uns Spaß macht und unsere Rechnungen zahlt. Wichtig war immer, den Spagat hinzubekommen zwischen Geld verdienen und deine Haltung, deine Begeisterung nicht verlieren.«

Einige Monate nach dieser Party wird er von Leander Haußmann als Hauptdarsteller für den Film »Sonnenallee« verpflichtet. Der Start seiner Karriere als Schauspieler. Engagements am Bochumer Schauspielhaus und der Berliner Volksbühne folgen sowie diverse Rollen in Film und Fernsehen, darunter ein Kinofilm an der Seite von Götz George und eine Rolle in der ARD-Serie »Berlin, Berlin«. Seit Ende der neunziger Jahre arbeitet er beinahe ununterbrochen, für Drogenexzesse fehlen ihm meist die Zeit und die Gelegenheit.

2001, als sein Engagement in Bochum ihm einige freie Wochen im Sommer beschert, unternimmt er eine letzte Reise in die Vergangenheit. Fährt zurück in seine Heimatstadt, verdämmert gemeinsam mit seinen alten Freunden Tage auf Outdoor Partys und Raves im Berliner Umland, tanzt Nacht für Nacht in den Clubs, kifft, schnupft Kokain und Speed, schluckt Ecstasy, LSD und Pilze. Aber das Hoch der Drogen verweht immer schneller, der Rausch fühlt sich häufig schal an. Der Kater holt ihn immer schneller wieder ein. Nach sechs Wochen steht er an einer Autobahnraststätte hinter Berlin, hohlwangig und übernächtigt. In seiner Hand ein selbst gemaltes Pappschild mit dem

Schriftzug »Bochum« darauf. Er hat den Ausflug in die Vergangenheit beendet und ist auf dem Weg zurück in seine Zukunft.

»Irgendwie war der Spaß vorbei«, sagt er. »Überall wimmelte es von Sponsoren und Fotografen, und in den Clubs ging es nur noch darum, welcher berühmte DJ auflegt. Und die Drogen und die Musik wurden auch immer schlechter.«

Manchmal allerdings trauert er diesen Jahren der Drogen und exzessiven Partys noch nach. »Seit sechs Jahren arbeite ich permanent«, sagt er. »Die Zeiten, in denen ich mittags aufgestanden bin, einen Joint gedreht, meine Gitarre genommen habe und raus in den Tag gegangen bin, ohne zu wissen, was kommt, sind leider vorbei.«

Heute ist es in erster Linie die Arbeit, die ihn berauscht, die Feierabendbiere nach einer Vorstellung in der Theaterkantine oder ein Joint, wenn er sich nach einer Aufführung so aufgekratzt fühlt, dass er keinen Schlaf findet. Nur wenn in den spielfreien Sommermonaten im Theater keine Dreharbeiten anstehen, gönnt er sich noch die eine oder andere rauschverlorene Nacht. Aber auch wenn die Drogen ihre Bedeutung verloren haben und jetzt der Terminkalender seine Tage strukturiert, grundlegend verändert hat sich sein Leben nicht. Er ist vorwärts gestürmt. Und dennoch bei sich geblieben.

Scheer spielt meist drei Vorstellungen in der Woche, in Hamburg und Berlin. Er feiert auf Premierenpartys die Nächte durch, ist meist vor Mittag nicht ansprechbar. Jagt von einem Termin zum anderen und wirft sich kopfüber in jedes neue Projekt, geht oft weit über die Schmerzgrenze. Ein Leben im Rausch, auch ohne Droge. Wenn er nicht auf der Bühne steht oder dreht, malt er, spielt mit Freunden in einer Band oder produziert befreundete Musiker. Häufig vergisst er zu essen, genug Schlaf bekommt er selten. Er träumt davon, irgendwann mehr als sechzig Kilo zu wiegen. Mit der U-Bahn fährt er häufig schwarz, und Eintritt zahlt er immer noch nicht gerne. Auf Premierenfeiern und Empfänge wird er mittlerweile offiziell eingeladen.

Es ist ihm gelungen, eine Nische in der Welt zu finden, in der er die Energie, die ihn umtreibt, den Lebens- und Erfahrungshunger nutzen kann. Einen Job, in dem es ihm verziehen wird, wenn er übertreibt und über die Stränge schlägt. Und er hat ein feines Gespür dafür entwickelt, wann es nötig ist, allen Irrsinn beiseite zu schieben und sich auf den Punkt konzentriert und verlässlich zu zeigen. Bei allem Überschwang und kreativem Chaos behält er die Kontrolle, über seine Arbeit, sein Leben.

Im April 2005 erschien die DVD zu »American Showdown«. Die Jungs von »Nine O'Clock Pictures« haben in den vergangenen Jahren noch sechs weitere Folgen gedreht. Am 9. April fand die Release-Party statt, sie dauerte bis in den Morgen. Um 9.30 Uhr stieg Alexander Scheer in den ICE nach Hamburg, am Abend sollte er am Schauspielhaus den Othello spielen, für den Nachmittag war eine Probe angesetzt. Er hatte nicht geschlafen in der Nacht und trug noch die Kleidung der Premierenfeier – Tarnanzug, Sonnenbrille; sein weißes T-Shirt war mit Blut bespritzt, auf der Party war Scheer mit seiner Band aufgetreten, hatte Bass gespielt, bis die Haut an seinen Fingerkuppen aufgerissen war. In seinem Hosenbund steckte eine täuschend echt aussehende Spielzeugpistole. Als die Zugbegleiterin seine Fahrkarte kontrollieren wollte, sah sie die Plastikwaffe. Zu Tode erschrocken alarmierte sie den Bundesgrenzschutz. Der ICE wurde bei Büchen in Schleswig-Holstein angehalten, Alexander Scheer verhaftet und mit Handschellen abgeführt. Als das Missverständnis aufgeklärt war, ließ der Intendant des Schauspielhauses seinen Hauptdarsteller mit einem Taxi die sechzig Kilometer zum Theater fahren. Stunden später hat Alexander Scheer als Othello auf der Bühne gestanden. Hat eine leidenschaftliche und konzentrierte Vorstellung geboten, die das Publikum zu frenetischem Beifall hinriss.

Hinze ist nach seinem Entzug rückfällig geworden. Heute lebt er in Hamburg. Scheer hat ihn seit mehr als einem Jahr nicht mehr gesehen. Steve Patuta arbeitet in einem Tonstudio und komponiert Musik für Filme und Werbespots. Zusammen mit Scheer spielt er in der Band »Rockboys«. Andre Jagusch arbeitet als freier Kameramann und Regisseur, er dreht Filme und Werbespots. Alexander Scheer hat in diesem Jahr bei der Wahl zum Schauspieler des Jahres von der Zeitschrift »Theater heute« den dritten Platz belegt, Othello ist zur Inszenierung des Jahres gewählt worden. Demnächst wird er in einem Kinofilm den Ex-Junkie Keith Richards spielen. Die drei Freunde planen, die dutzende von Videobändern, die in ihren Wohnungen lagern, eines Tages zu einem Film zu verarbeiten. Eine Dokumentation, die zeigt, wie das war, damals, als sich ihre Welt veränderte.

Laura, 17, Schülerin aus Dresden

Verstecken

Das Mädchen wartet im Treppenhaus. Ein monströser Gebäudekomplex inmitten einer Hochhaussiedlung in der Dresdener Vorstadt, mehr als fünfzig Wohnungen auf zehn Etagen, ein unübersichtliches Gewirr von Treppen, Fluren, Eingangs- und Zwischentüren. Der Aufzug hält nur auf jedem zweiten Stockwerk. »Hier entlang«, sagt sie. Dann reicht sie mir die Hand, zögerlich, die Geste mehr Frage als Aufforderung. »Hallo, schön, Sie zu sehen. Ich bin Laura.« Es ist Sommer 2004.

»Ich bin fünfzehn, gehe in die neunte Klasse einer Realschule in Dresden und bin eine ›Leseratte‹«, hatte mir dieses Mädchen einige Wochen zuvor geschrieben. Das Wort »Leseratte« hatte sie in Anführungszeichen gesetzt. »Mein ›Lieblingslesestoff‹ sind Bücher über Drogen«, schrieb sie. »Dass Sie Heroin genommen haben, kann ich irgendwie verstehen, wenn man Probleme hat oder mit seinem Leben nicht mehr klarkommt, findet man sich irgendwann in einer Sucht wieder. Ich selbst habe auch Probleme: Unzufriedenheit mit meinem Körper (ich wiege siebzig Kilo), meine schwerstbehinderte Schwester und mein Vater, der seit acht Jahren Alkoholiker ist. Meine Mutter ist meine wichtigste Bezugsperson – sie selbst war lange kaufsüchtig.« Ihr Brief endet mit den Worten: »Danke fürs Zuhören. Ich habe niemanden, mit dem ich darüber reden kann.«

Laura ist ziemlich groß für ihr Alter. Ein hübsches Gesicht, umrahmt von langem, dunkelblondem Haar, in das sie braune Strähnen gefärbt hat, wache, blaue Augen, die sie oft gesenkt hält.

Zugegeben, sie ist kräftig. Aber siebzig Kilo auf ungefähr 1,70 Meter Körpergröße verteilt – wirklich dick ist das nicht. Mit den fetten Kindern, die sich in TV-Sendungen durch Diät-Camps quälen, hat sie nichts gemein. Laura schließt die Wohnungstür auf. Vierzimmerwohnung, eine bescheidene Mittelstandsidylle – Einbauküche, ein großer, heller Raum mit Balkon, der als Wohn- und Esszimmer dient, eine Couchgarnitur aus Leder, eine Schrankwand aus Esche, ein Esstisch mit vier Stühlen. In der Vitrine Gläser und Porzellan, an der Wand ein Landschaftsbild, Wald und Wiesen in weiches Licht getaucht. In einem Regal Bücher über New York. Aber eine Urlaubsreise dorthin sei nie drin gewesen, leider, sagt Lauras Mutter, eine korpulente Fünfzigjährige mit kurzen, blonden Haaren und einem freundlichen Gesicht. Sie ist zuvorkommend, ihre Tochter verblasst ein wenig neben ihr. Lauras Mutter arbeitet für einen privaten Krankenpflegedienst. Sie ist eine Frau, in deren Obhut Patienten sich aufgehoben fühlen können.

Lauras Vater ist nicht da. Und dennoch allgegenwärtig. Vor sechs Wochen hat er eine stationäre Alkoholtherapie begonnen, auf Druck seines Arbeitgebers. »Es ist herrlich, mit Mutti alleine zu sein«, sagt Laura. Sie schaut nach unten, auf ihre Arme, die sie vor der Brust verschränkt hat. Eine Haarsträhne hat sie hinter das linke Ohr geklemmt, immer wieder löst sie sich und fällt ihr ins Gesicht. »Wie Urlaub«, sagt Laura. Sie sinkt auf einem Stuhl in sich zusammen, als wolle sie in den Polstern verschwinden. »Ich weiß, dass das ziemlich gemein klingt«, ergänzt sie schnell, »aber er hat so viel in unseren Seelen kaputtgemacht.«

Als Laura auf die Welt kommt, ist ihr Vater 29 Jahre alt. Er ist Lokführer, sein Traumberuf. Seine Ausbildung hat er noch in der DDR absolviert, nach der Wende hat er seinen Arbeitsplatz behalten. Fotos aus dieser Zeit zeigen einen Mann mit einem freundlichen, gewinnenden Lachen. Er sieht gut aus, schlank, dunkelhaarig, vital. Das ist die eine Seite. Die andere zeigt er nicht gerne.

Laura, die jüngste Tochter, ist drei Jahre alt, als ihr Vater beginnt, regelmäßig Alkohol zu trinken. Ein oder zwei Bier am Feierabend, so fängt es an. Er ist müde, fühlt sich vom Schicksal betrogen. Seine ältere Tochter hängt als Mühlstein seit einem Jahrzehnt an seinem Hals, zieht seinen Kopf immer tiefer hinab in einen Morast von Unglück und Unzufriedenheit. Eine Bürde, die er kaum noch tragen kann. Die er nicht mehr tragen will.

Nadine, die Erstgeborene, ist sieben Jahre älter als Laura. Sie ist schwerstbehindert – Spastikerin, blind, geistig behindert und Epileptikerin, sie leidet zudem unter Asthma und Allergien. Ein Pflegefall, rund um die Uhr, Tag für Tag, Jahr für Jahr, sie muss gefüttert, angezogen, getragen werden. Jeder Handgriff kostet Zeit und Mühe. Nadine kann ja nicht mithelfen, sie hängt ihm wie ein Sack in den Armen, wenn er sie die Treppe hinauf in die Wohnung trägt, zuckt, von Krampfanfällen geschüttelt, wenn er sie anziehen oder füttern will. Nachts muss sie alle drei Stunden gewendet werden, sonst liegt sie sich wund. Nadine ist für ihren Vater wie ein schwarzes Loch, das alle Aufmerksamkeit, alle Energie an sich zieht und verschlingt.

Zehn Jahre lang haben er und seine Frau all das selbst erledigt, haben ihren Schichtdienst so abgestimmt, dass immer einer von beiden bei der Tochter ist. Ein Jahrzehnt kreist der Alltag der Familie um das behinderte Kind. Ein Leben voller Entbehrungen, für gemeinsame Kino- oder Restaurantbesuche bleibt keine Zeit, Freunde treffen sie nur noch selten. Wenn sie mit Nadine das Haus verlassen wollen, müssen sie den Notarzt in Bereitschaft versetzen. Jeder Besuch bei Freunden ist ein logistisches Ereignis, so aufwändig, dass sie schon erschöpft eintreffen, zu erledigt, um das Zusammensein noch genießen zu können.

Doch für ihren Vater ist Nadine all die Jahre nicht nur eine Last. Sie wird auch immer mehr zu einem Makel, zu etwas, das er verstecken möchte. Dieser atmende, essende, zuckende Krüppel kann nicht, darf nicht seine Tochter sein. Er schämt sich. Für dieses Kind, und ganz hinten in seinem Kopf auch für sich selbst. Für den Überdruss, die Müdigkeit, er schämt sich für seine Scham. Und versteckt sich hinter trotzigem Selbstmitleid, betäubt sich mit Alkohol. Auch für Laura, das gesunde zweite Kind bleibt nicht viel Zeit, zu sehr sind Vater und Mutter mit der älteren Schwester beschäftigt. Und mit sich selbst.

Als Laura vier Jahre alt ist, wird Nadine in ein Heim für Schwerstbehinderte eingewiesen, sie besucht dort eine Schule und ist nur noch an den Wochenenden zu Hause. Ihre Mutter ist erleichtert, endlich findet sie ein wenig Zeit für sich und ihre jüngere Tochter. Aber gleichzeitig schämt sie sich, als sei es eine Art Verrat an dem behinderten Kind. So oft es geht, holt sie Nadine zu sich nach Hause. Laura lernt früh, sich um ihre große Schwester zu kümmern, versorgt sie schon bald mit der Gewissenhaftigkeit eines Erwachsenen. Ihr Vater entledigt sich mehr und mehr der Verantwortung, flüchtet sich häufiger in den Suff. Irgendwann trinkt er auch an den Wochenenden, neben Bier hin und wieder Wein und Schnaps.

Seine Frau flieht mit der jüngsten Tochter immer wieder aus der Wohnung. Dann gehen sie Eis essen, ins Kino oder in den Zoo. Und einkaufen. Lauras Mutter liebt es einzukaufen. Schon wenn sie einen Laden betritt, an den Regalen entlang schlendert, aus denen Mikrowellenherde funkeln, Blusen und Röcke in weichen Stoffen und leuchtenden Farben nur auf sie zu warten scheinen, schlägt ihr Herz schneller, sie fühlt sich großartig und lebendig. Sie kauft, was ihr gefällt, Kleidung für sich und die Mädchen, Bettwäsche, Elektrogeräte. Keine Juwelen oder Pelze, ihre Träume richten sich nur auf das, was gerade eben außerhalb ihrer Reichweite liegt, solide, bodenständige Wünsche eines Menschen, der sein ganzes Leben hart gearbeitet hat und mit einem kleinen Zipfel des Paradieses zufrieden ist.

Mit jeder gekauften Bluse, jedem Elektrogerät steigt ihre Stimmung. An manchen Tagen nimmt sie ein Taxi, lässt sich vor die Geschäfte chauffieren. Dann fühlt sie sich irgendwie bedeutend. Die Erinnerung an zu Hause verblasst mit jeder Mark auf dem Taxameter, die Erinnerung an den übellaunigen Ehemann zu Hause, an die behinderte Tochter im Heim, an das schlechte Gewissen. Sie erkauft sich ihr kleines Stück vom Glück. Nach dem Einkauf geht sie in ein Café, gibt ein großzügiges Trinkgeld. So muss es sich anfühlen, sorgenfrei zu sein, zu leben.

Allerdings, auch dieses Glück ist flüchtig. Schon auf dem Weg nach Hause verweht ihre Hochstimmung, und wenn sie abends an ihrem Esstisch sitzt und die Quittungen addiert, kommt das Unbehagen zurück. Dann fühlt sie sich wie eingemauert in ihrem Leben. Dann beginnt der Neid wieder an ihr zu nagen, Neid auf all die anderen, für die so etwas wie ein harmonisches Familienleben existiert. Dieser Neid frisst seit Jahren an ihr und braucht einen Schuldigen oder doch wenigstens ein Ventil, das sie am nächsten Tag findet, wenn sich die Tür zum Einkaufszentrum wieder hinter ihr schließt.

In der Wohnung stapeln sich Elektrogeräte, Kleider, Möbel. In zwei Jahren gibt sie 80 000 Mark aus. Das Geld stammt aus einer Erbschaft, ihre Mutter hatte es ihr hinterlassen. Eigentlich hatte sie es angelegt, in einen Bausparvertrag, als Vorsorge für schlechte Zeiten. Aber wie viel schlechter konnten die Zeiten noch werden? Also löst sie den Bausparvertrag auf, gibt alles aus. Wenn ihr Mann wissen will, wo das ganze Zeug herkommt, kanzelt sie ihn ab. »Das habe ich von meinem Geld gekauft, das geht dich nichts an!« Sie treiben immer weiter auseinander, jeder auf seiner ganz persönlichen Fluchtroute. Begegnen sich kaum noch, Sex und Intimität sind nur noch Erinnerung. Der andere nicht einmal mehr Partner im Leid, sondern Teil davon.

Irgendwann ist das geerbte Geld aufgebraucht und ihr Konto überzogen. Jetzt beginnt sie, Geld vom Haushaltskonto zu unterschlagen, muss bei den Mahlzeiten sparen. Ihr wird klar, dass sie kaufsüchtig ist, dass sie so nicht mehr weitermachen darf. Ihr Gewissen quält sie. Ihre Familie soll unter ihren kleinen Fluchten nicht leiden müssen. Aber sie kann nicht widerstehen. Auch ihrem Mann fällt schließlich auf, dass ständig Geld fehlt. Ihre wirtschaftliche Existenz ist gefährdet. Diesen Alarm können sie beide nicht überhören. Eine letzte gemeinsame Anstrengung, sie gehen zur Eheberatung, für kurze Zeit normalisiert sich das Familienleben. Er trinkt weniger, sie bekommt mit Hilfe einer Therapeutin ihre Kaufsucht in den Griff.

»Damals habe ich wirklich eine Menge Geld ausgegeben«, sagt Lauras Mutter heute, ihre Augen strahlen, und sie lächelt ein wenig wehmütig, wie jemand, der von seinem letzten, lang vergangenen Urlaub erzählt, »aber ich habe es nie bereut. Ich bin nicht traurig, dass das ganze Geld weg ist. Ich habe mich einfach super gefühlt, wenn ich einkaufen war. Das war es mir wert. Ich habe doch niemandem wehgetan damit! Das Wichtigste ist, dass es mir gelungen ist aufzuhören, bevor ich die Familie in Schulden gestürzt habe.« Einkaufen, sagt sie, gehe sie heute noch gerne. Aber sie habe gelernt, sich zu mäßigen.

Ihrem Mann gelingt es nicht, sich zu mäßigen, nicht dauerhaft. Als Laura elf Jahre alt ist, sieht sie ihren Vater fast nur noch betrunken. Mittlerweile säuft er schon tagsüber. Laura kann sich kaum noch an die Zeit erinnern, in der ihr Vater sich mit ihr beschäftigt hat, mir ihr auf dem Spielplatz war oder im Zoo, in der er ihr seine Platten vorgespielt hat. Sie hat seine Musik geliebt damals, vor allem Michael Jackson. Vielleicht war es aber auch gar nicht die Musik, die Laura so faszinierte, vielleicht war es die Begeisterung, mit der ihr Vater die Platten hörte und von den Konzerten erzählte, die er besucht hatte. Diesen Vater vermisst sie.

Sie ist zwölf, als sie beginnt, sich für ihren Vater zu schämen. Als sie nach der Schule einen Klassenkameraden mit nach Hause bringt, liegt ihr Vater in Unterwäsche auf der Couch, Schuhe, Jacke, Hose und Pullover auf dem Fußboden verteilt. Sein Gesicht ist gerötet, es gelingt ihm kaum, seine Augen offen zu halten. »Ich ruhe mich nur aus«, sagt er, mühsam seine Stimme kontrollierend, als er die beiden Teenager im Flur bemerkt. Der Junge glotzt den Mann auf der Couch verständnislos an. Laura zieht ihn am Arm, raus aus dem Flur in ihr Zimmer und schließt die Tür.

»Was war denn mit deinem Vater los?«, fragt der Junge am nächsten Tag in der Schule. »Der sah aber komisch aus.« Laura zuckt mit den Achseln. »Der war kaputt von der Arbeit und ist auf der Couch eingeschlafen.«

Seit diesem Nachmittag nimmt Laura niemanden mehr mit nach Hause. In der Schule ist sie immer verschlossener. Sicher, es gibt ein paar Mädchen, mit denen sie sich gut versteht. Aber auch die ahnen nichts davon, wie es in ihr aussieht. Von ihrer behinderten Schwester hat sie nur einem einzigen Mädchen erzählt, ihrer ältesten Freundin. Und ihr das Versprechen abgenommen, es den anderen nicht zu sagen. Aber wichtiger noch als das Versprechen ist für Laura die Tatsache, dass auch ihre Freundin etwas zu verbergen hat, einen Makel, den sie Laura anvertraut hat: Ihr Vater hat vor einigen Jahren versucht, sich umzubringen. Heute ist er Frührentner, »nicht ganz auf der Höhe«, wie seine Tochter sagt.

Die in der Schule sollen nichts wissen von Nadine. Laura schämt sich für ihre Schwester. Auch wenn sie Nadine zu Hause liebevoll umsorgt, von ihr erzählen oder sie gar im Rollstuhl durch die Straßen zu schieben, in aller Öffentlichkeit, kommt nicht in Frage. Laura fürchtet, dass die in der Schule oder in der Nachbarschaft blöde Sprüche machen und über den »Krüppel« lästern würden. Dass sie sich dann streiten, ihre Schwester verteidigen müsste. Und sich selbst, weil die anderen bestimmt auch über sie, die Schwester des Krüppels, lästern würden. Also verbirgt sie ihre große Schwester.

Vor allem aber verbirgt sie das mit ihrem Vater. Etwas, das noch keinen richtigen Namen hat. »Alkoholiker«, den Begriff kennt sie. Dass es sich dabei um eine Krankheit handelt, wird sie noch lernen. Aber noch ist der Begriff so abstrakt, so klinisch und hat wenig zu tun mit dem betrunkenen Mann auf der Couch, der mal ihr Vater war. Von dem Mann auf der Couch erzählt Laura niemandem. Nicht einmal ihrer ältesten Freundin, nicht einmal, als sie von deren Familiendrama erfährt. »Wenn ihr wüsstet, was bei mir zu Hause los ist«, denkt sie nur und schweigt. Sie ist vorsichtig, misstrauisch. Fürchtet sich vor der Entdeckung und dem darauf folgenden Urteil.

Laura hat eine Menge zu verbergen. Oft fragt sie sich, was die anderen wohl von ihr dächten, wenn sie alles offenbarte. Sicher nichts Gutes, denn besonders gut denkt Laura auch von sich selbst nicht. Wenn sie in den Spiegel sieht, starrt sie wie hypnotisiert auf das, was sie für ihre Schwächen hält, seziert sich wie mit einem Skalpell. Bei all den anderen Mädchen, in der Schule oder in den Zeitungen, starrt sie immer nur neidisch auf das, was sie ihr voraus haben. Sie hat so viel zu verbergen.

Lauras Leben gleicht immer mehr einer Flucht. Zu Hause verbarrikadiert sie sich in ihrem Zimmer, verkriecht sich in die Bücher. Wenn es das Wetter zulässt, verbringt sie die schulfreien Nachmittagsstunden auf einem Wiesengelände, einige hundert Meter hinter ihrem Haus. Dort hat die Stadt einen Tierhort für Kinder angelegt. Laura hat ihre Meerschweinchen da untergebracht, jede freie Minute spielt sie mit den Tieren. Mittlerweile ist Laura vierzehn, die anderen Kinder sind deutlich jünger. Die Gleichaltrigen verbringen die Zeit lieber im Jugendclub, hören Musik, trinken und kiffen, anstatt auf dem Feld durch Matsch zu waten oder zu frieren. Laura hat das Jugendzentrum noch nie betreten. Die anderen Jungs und Mädchen dort, die Lässigkeit, die sie zur Schau tragen, ihre abschätzigen Blicke schüchtern Laura ein.

Am Abend des 17. August 2003 sitzt Laura an ihrem Schreibtisch, über ihr Tagebuch gebeugt. An der Wand hängt ein Poster von Britney Spears, in den Regalen stehen Bücher und Manga-Comics, auf dem Kleiderschrank ein Globus. Die Bäume vor ihrem Fenster verstellen den Blick auf die Hochhäuser gegenüber. »Was ich dir noch nicht geschrieben habe, ist, dass ich essgestört bin. Schon seit Sommer vorigen Jahres esse ich nicht mehr ›ordentlich‹. Und es wird immer weniger, aber das stört mich nicht, denn ich fühle mich wohl.«

Es beginnt im Juni 2002. Laura ist dreizehn. In der Schule gehört das verschlossene, stille Mädchen nicht zu den Beliebtesten. Aber die anderen respektieren sie oder lassen sie zumindest in Ruhe. Doch in diesem Jahr verändert sich etwas. Zwei Mädchen aus der Parallelklasse, Zwillinge, suchen einen Prellbock für ihre Launen. Ein Mädchen, an dem sie ihre Macht erproben können. Sie finden Laura. Plötzlich steht sie im Mittelpunkt der Aufmerksamkeit. In den Pausen machen sich die Zwillinge lustig über Laura, über ihre Zurückhaltung, die jetzt Schwerfälligkeit ist, ihre Verschlossenheit, die plötzlich wie Dummheit aussieht, und vor allem über ihre Figur. Die anderen Mädchen und Jungs hören zu, lachen manchmal. All die kleinen vermeintlichen Fehler und Schwächen, die Laura zu verbergen suchte, werden plötzlich an die Öffentlichkeit gezerrt. Vor allem ihr Körper – Laura ist groß für ihr Alter, 1,67 Meter, sie wiegt ungefähr sechzig Kilo, ein ganz normales Gewicht. Sicher, sie ist ein eher kräftiges Mädchen, ihr Busen ist schon deutlich zu sehen. Mit einem Mal gilt sie als fett. Sie ist eine gute Sportlerin, schwimmt gern und besucht mit einer Freundin einmal pro Woche einen Gymnastikkurs. Ein Handstand macht ihr keine Probleme. Aber all das zählt nicht mehr, nicht wirklich. Sie ist jetzt die Dicke. Die Zwillinge sind klein und zierlich, und auch sonst alles, was Laura nicht ist – auffällig, schlagfertig, quirlig, beliebt bei den Mitschülern. Mit jedem gehässigen Wort, jedem abschätzigen Blick fühlt Laura sich klobiger, fetter, einsamer. Sie holt sich Rat bei ihrer Mutter, gemeinsam reden sie mit dem Vertrauenslehrer. Nichts ändert sich. Und wenn Laura nach der Schule in ihr Zimmer kommt, hängt da ein Poster von Britney Spears an der Wand, dünn und erfolgreich, ihren flachen nackten Bauch zeigt sie wie eine Auszeichnung. Ihr Lächeln scheint Laura eine Mischung aus Vorwurf und Ansporn. Sie wird sich selbst unerträglich, fühlt sich gefangen in ihrem Körper.

Laura isst immer weniger. Das Frühstück lässt sie bald komplett ausfallen. In der Schule gönnt sie sich allenfalls einen Apfel oder einen Joghurt. Sitzt sie mit ihrer Mutter beim Abendessen, dann behauptet sie, in der Schule gegessen zu haben, und knabbert lustlos an einer trockenen Scheibe Knäckebrot oder stochert in ihrem Gemüse. Bald muss sie sich nicht mehr zwingen zu hungern. Mit der Zeit nimmt ihr Appetit einfach ab. Nach einem Apfel, nach einer Scheibe Brot ist sie satt. Sie nimmt ab, sieben Kilo sind es irgendwann, aber sie fühlt sich immer noch zu dick. Sie muss zu dick sein, keiner bewundert sie, sagt ihr, dass sie toll aussieht. Seit eine der Zwillingsschwestern die Schule verlassen musste, sagt ihr auch niemand mehr, sie sei fett. Aber das muss ihr auch niemand mehr sagen. Das weiß sie selbst.

»Mensch, bist du dürr!«, sagt dagegen eine Klassenkameradin beim Schulschwimmen, als sie Laura in ihrem Badeanzug sieht. »Die hat doch einen an der Klatsche!«, denkt Laura. Sie wiegt jetzt 53 Kilo, bis auf 45 Kilo will sie noch abnehmen. Dann wird alles besser, denkt sie.

Ihre Eltern sorgen sich. »Ich höre auf zu trinken, wenn du wieder normal isst«, beschwört sie ihr Vater ein ums andere Mal, betrunken und unter Tränen. Laura glaubt ihm nicht, er wird nicht aufhören, das schafft er gar nicht. Die vergangenen Jahre haben das bewiesen. Mittlerweile hat er seinen Führerschein verloren, wegen Trunkenheit am Steuer, und eine Lokomotive steuern darf er auch nicht mehr, sein Chef hat ihn in den Innendienst versetzt. Seine alkoholisierte Anteilnahme empfindet Laura als Vorwurf, seine Tränen als verlogen. Möglich, dass er wieder nur sich selbst bedauert – noch eine Tochter, die nicht seinen Vorstellungen entspricht.

Im August 2003 schickt die Mutter Laura zu einer Ärztin, einer Spezialistin für Essstörungen bei Jugendlichen. Die will wissen, welche Probleme Laura hat, sagt, wenn ihr Gewicht unter fünfzig Kilo fällt, wird sie in ein Krankenhaus eingewiesen und zwangsernährt. Die Ärztin erklärt ihr, drastisch und in allen Einzelheiten, wie ihr Körper, ihre Gesundheit unter dem Nahrungsmangel leiden, auch wenn sie davon noch nicht viel spürt. Zu Hause kontrolliert die Mutter Lauras Mahlzeiten, versucht, sie zum Essen zu überreden. Aber Laura will nicht über ihre Probleme reden, sie will gar nicht wissen, was sie ihrem Körper zumutet, was es bedeutet, dass ihre Regel in den letzten Monaten oft ausbleibt. Sie will nicht wissen, ob der Suff ihres Vaters etwas mit ihrem Essverhalten zu tun hat. Sie will nicht in ein Krankenhaus, sie will nicht zwangsernährt, kontrolliert und gemästet werden. Sie will doch nur abnehmen, schlank werden, sich wohl fühlen. Warum lassen die anderen sie nicht in Ruhe?

Aber mit der Ruhe ist es vorbei, nicht nur zu Hause am Esstisch, auch in Lauras Kopf. Jetzt geistern dort Schreckgespenster mit Namen wie »Magersucht«, »Nierenversagen«, »Unfruchtbarkeit«, »Zwangsernährung« und »Depression« umher, rauben ihr den Schlaf. Wenig Essen und Abnehmen ist plötzlich nicht mehr etwas, das sie einfach tut, es beherrscht jetzt ihr Denken, wird gleichermaßen zu ihrem Lebensinhalt und ihrer Geißel. Sie will, sie muss, abnehmen, egal was die Gespenster, die diese Ärztin gerufen hat, ihr zuflüstern. Von all dem erzählt sie nur ihrem Tagebuch. »Wer das lesen würde, dächte bestimmt, ich sei bekloppt«, heißt es da.

Essen, erkennt Laura, ist widerlich. Als ihre Mutter sie von der Schule abholt und in ein Eiscafé einlädt, wie sie es oft tut, wenn der Vater wieder besoffen auf der Couch liegt, trinkt sie zwei große Gläser Kirschsaft, ihrer Mutter zu Gefallen. Anschließend fühlt sie sich eklig, voll und angeschwollen. Der Saft, dickflüssig, beinahe wie Essen, ist etwas Fremdes, das nicht in ihren Körper gehört. »Wenn ich weiter zum Essen gezwungen werde, fange ich an zu kotzen«, denkt sie.

Am Abend des 31. August 2003 sitzt Laura mit ihrer Mutter am Esstisch. Ein lichtdurchfluteter Sommerabend, ihr Vater ist einkaufen, ein Moment der Ruhe und des Friedens. Laura sehnt die Momente herbei, in denen ihr Vater das Haus verlässt. Eine Auszeit, die Anspannung lässt nach, ganz verschwindet sie nie. Ihr Vater wird oft ausfallend, wenn er betrunken nach Hause kommt, beschimpft dann Tochter und Ehefrau. In den vergangenen Monaten wurde er sogar hin und wieder von Polizisten zur Haustür eskortiert. Betrunken am Steuer, er hat Unfälle verursacht. Manchmal auch mit dem Fahrrad. Mehrmals endeten diese Unfälle für Lauras Vater sogar wegen Alkoholvergiftung auf der Intensivstation.

Doch Laura denkt in diesem Moment nicht an ihn. Denn da ist dieser Hunger, der immer drängender wird. Den Nachmittag hat sie auf dem Tierhort verbracht, Meerschweinchen und Pferde gefüttert und Ställe ausgemistet. Gegessen hatte sie zu Mittag zwei kleine Kartoffeln und ein wenig Rosenkohl. Mittlerweile fällt es ihr immer schwerer, auf Essen zu verzichten, sie hungert, quält sich durch die Tage. Aber sie hält sich zurück, auch an diesem Abend, knabbert wie üblich nur etwas Gemüse. Ihre Mutter isst Toast. Eine Scheibe bleibt auf ihrem Teller, sie ist satt. Wie ferngesteuert greift Laura nach der Toastscheibe. »Die ist zu schade zum Wegwerfen«, sagt sie sich. In ihrem Kopf warnt eine andere Stimme »Die darfst du nicht essen!«. Aber es ist doch nur eine Scheibe trockener Toast, das geht schon, beruhigt sie sich. Dann toastet sie die zweite Scheibe, legt etwas Käse obenauf. Auf die dritte ebenfalls. Mit jedem Bissen wird ihr Heißhunger mächtiger. Als Nächstes isst sie karamellisierte Sonnenblumenkerne, eine halbe Tüte, dann Salzstangen, Waffelröllchen, Cornflakes. In ihr ist ein riesiges Loch, das gestopft werden will. Ihr erster Fressanfall. Am Ende fühlt sie sich hundeelend, möchte am liebsten alles auskotzen, mit dem ekligen Essen auch die ekligen Gefühle aus ihrem Körper zwingen. Sie geht in das Badezimmer, beugt den Kopf über die Kloschüssel und steckt sich den Finger in den Hals. Es funktioniert nicht. Nicht mal das bekommt sie hin.

In den kommenden Monaten isst sie zwanghaft immer mehr, im Kochunterricht in der Schule sogar noch den Kuchenteig aus der Schüssel. Anschließend ekelt sie sich vor sich selbst, versucht, sich zusammenzureißen, verordnet sich die gewohnte Diät. Immer seltener hält sie durch, auf karge Mahlzeiten folgen Berge von Schokolade, Keksen und Chips. Die Fressanfälle häufen sich, in ihrem Tagebuch listet sie wie besessen auf, was sie isst, als wolle sie sich selbst quälen. Immer wieder steckt sie sich den Finger in den Hals, ohne Erfolg. Nicht nur, dass sie nicht durchgehalten hat, dass sie dem Heißhunger nichts entgegensetzen kann. Wenn sie im Fernsehen oder in Zeitschriften Bilder von magersüchtigen Mädchen sieht, runtergehungert bis auf die Knochen, fühlt sie sich doppelt als Versager – so dünn wie die ist sie nie geworden, nicht einmal das ist ihr gelungen. Und jetzt stopft sie wieder Schokolade in sich hinein, wird dicker, als sie zuvor war.

Der Weg von der Realschule nach Hause dauert mit dem Fahrrad eine gute Viertelstunde. Mit jeder Minute wächst ihre Angst. Was erwartet mich zu Hause? Sie öffnet die Tür, leise, vorsichtig, späht in den Flur. Schuhe und Jacke ihres Vaters liegen auf dem Fußboden, ein erstes Warnsignal. Ein schneller Blick in die Küche. Schmutziges Geschirr und Essensreste überall. Ihr Vater hat, wie so oft, im Suff gekocht und das Essen aus dem Topf geschlungen. »Wie ein Schwein«, denkt sie. Die Küche ein Saustall, er ein besoffenes Schwein. Sie schleicht in das Wohnzimmer. Da liegt er. Besudelt mit Essen, der Mund offen, Speichelfäden in den Mundwinkeln. Auf der Couchgarnitur aus braunem Leder, an der Wand über ihm das Landschaftsbild, die friedliche Szenerie will so gar nicht in dieses Wohnzimmer passen. Sie verkriecht sich in ihrem Zimmer, ihrer letzten Zuflucht, der Tierhort ist seit dem Winter geschlossen, weil immer weniger Kinder kamen. Sie spielt mit ihren Meerschweinchen, die sie jetzt in einem Käfig in ihrem Zimmer hält. Musik spielt sie nur ganz leise, sie fürchtet, dass der Vater aufwacht. Dann bietet auch ihr Zimmer keine sichere Zuflucht mehr. Irgendwann wird ihr Vater wach, wankt, ohne anzuklopfen, in ihr Zimmer. Streichelt eines ihrer Meerschweinchen, Fernando, das braunweiß gescheckte Männchen, das sie mehr liebt als irgendetwas anderes auf der Welt. Sie möchte ihm das Tier entreißen. Für seine Tochter keine Zärtlichkeit. Stattdessen abschätzige Blicke. Worte wie Ohrfeigen. »Willste nich ma abnehmen?«, lallt er. »Was soll denn so aus dir werden? Bald kannste Zelte tragen.« Will er nett sein, nennt er sie »Speckmäuschen«. Zärtlich klingt auch das nicht. Warum lässt er sie nicht einfach in Ruhe?

»Man hat versucht, sich zu wehren, aber das bringt ja doch nichts«, sagt Laura. »Wenn man ihn auf sein Trinken angesprochen hat, hat er alles nur ins Lächerliche gezogen.« So redet sie meist, wenn sie von sich selbst spricht – sagt *man* statt *ich*. Vielleicht schmerzt es sie dann weniger, von diesem Mädchen und ihrem Leben zu erzählen. Ein letzter Akt des Versteckens. »Das Schlimmste ist die Angst, wenn man nach Hause kommt und sich jedesmal in Gedanken fragt, was wohl heute wieder los ist.« Sie wünscht sich, es könne immer so bleiben wie jetzt – nur sie und ihre Mutter, ihr Vater in der Therapie, der Alkohol nur eine Gewitterwolke am Horizont. Und irgendwo, gut verborgen, die stille Hoffnung, nach der Therapie könnte vielleicht doch noch alles gut werden. Aber ihre Mutter denkt schon an Trennung. Noch einen Rückfall ihres Mannes will sie nicht mitmachen. Schon vor Monaten haben sie sich eine Wohnung angesehen. Aber sie sind geblieben. Hoffnung, Mitleid, Angst vor der Veränderung, sie kann es nicht genau sagen. Vielleicht ein wenig von allem.

Auf dem Nachhauseweg nach der Schule denkt Laura häufig an den Tod. Wünscht sich, nichts mehr zu spüren. Keine Scham, keine Angst, keinen Neid, kein Unglück. Stellt sich vor, einen großen Schritt auf die Straße zu machen und sich unter einen Wagen zu werfen. Dann wäre alles vorbei. Aber dazu fehlt ihr der Mut. Und auch dafür hasst sie sich: »Vielleicht sind ja Drogen eine Lösung.«

Seit sie im vergangenen Jahr »Wir Kinder vom Bahnhof Zoo« gelesen hat, verschlingt sie alle Bücher, die von Drogenschicksalen erzählen. In ihrer Vorstellung hat sie sich schon etliche Male eine Nadel in den Arm gestochen, Heroin in die Venen gejagt. Nichts mehr mitbekommen, das Gehirn vernebeln. Eine wohlige Einsamkeit, eine, die nicht weh tut. Die Flucht in eine andere Welt, eine, die nur besser sein kann. Aber zu dieser Welt fehlt ihr der Zugang. Sicher, einige Jungs und Mädchen an ihrer Schule kiffen. Aber diese Kiffer sind eine verschworene Gruppe. Durch ihre Klasse läuft eine unsichtbare Grenze. Für jemanden wie Laura, die nicht einmal Zigaretten raucht, ist sie unüberwindlich. Und ein wenig fürchtet sie sich auch vor den Drogen. Noch schützen sie diese Grenze und die Angst.

Seit einigen Monaten besucht sie eine Therapeutin. Die rät ihr zu einer stationären Therapie. Laura sträubt sich. Ihre Meerschweinchen und ihre Mutter will sie nicht im Stich lassen. Und in diesem Sommer steht ihr Schulabschluss an, den muss sie mit einem Durchschnitt von 2,5 bestehen, damit sie ein Wirtschaftsgymnasium besuchen und irgendwann Tierarzthelferin werden kann. Bisher sieht es noch gut aus, auch wenn im vergangenen Jahr ihre Noten ein wenig schlechter geworden sind.

An einem Nachmittag im November sieht Laura auf dem Heimweg von der Praxis der Therapeutin ihren Vater, zwanzig, dreißig Meter vor ihr auf der Straße. Er torkelt, sucht Halt an Häuserwänden und Laternenpfählen. Laura weiß, dass er mit dem Fahrrad unterwegs war. Das Rad sieht sie nirgends. Tage später wird sie erfahren, dass er gegen ein parkendes Auto gefahren und aus Angst vor der Polizei zu Fuß geflüchtet ist. Laura verbirgt sich in einem Hauseingang, hofft, dass niemand auf der Straße diese merkwürdige Choreografie bemerkt, der Mann, der nach Halt sucht, das Mädchen, das Schutz sucht.

Lauras Vater hat im September seine Therapie beendet. Das Saufen hat er nicht aufgegeben. Schon an seinem ersten Abend zu Hause lässt er sich völlig zulaufen. Als Laura gegen 23 Uhr aus dem Fenster sieht, steht ihr Vater unten auf der Straße, an die Hausmauer gelehnt. Sein Oberkörper pendelt vor und zurück. Laura ist unruhig an diesem Abend, kann nicht schlafen. Seit ihr Vater sich vor einigen Stunden mit den Worten »ich gehe noch mal um den Block« verabschiedet hat, noch nüchtern, ist sie bei jedem Geräusch aufgeschreckt und hat aus dem Fenster gesehen. Jetzt drückt sie den Türsummer, hofft, das Geräusch dringt vor bis in den umnebelten Verstand ihres Vaters. Macht ihm klar, dass es nur einer Bewegung bedarf, die Tür zu öffnen. Wenige Schritte, den Hausflur zu betreten, in den Aufzug zu steigen. Nichts geschieht. Er steht nur da, die Haustür öffnet und schließt sich, Nachbarn gehen an ihm vorüber. Laura ringt ihre Tränen nieder. Enttäuschung und Wut schnüren ihr die Kehle zu. Wie gerne würde sie ihn da stehen lassen, dieses Häufchen Elend, unten in der Kälte! Aber er ist ihr Vater, sie würde keinen Schlaf finden. Runter auf die Straße, ihm helfen und möglicherweise erkannt werden, will sie aber auch nicht. Schlimm genug, dass Nachbarn ihn in diesem Zustand gesehen haben.

Nach einer Stunde geht sie gemeinsam mit ihrer Mutter doch hinunter. Ihr Vater steht noch an der gleichen Stelle, der Kopf fällt ihm auf die Brust, seine Augen völlig verdreht. Lauras Mutter redet auf ihren Mann ein, er soll ihr in die Wohnung folgen. Er brabbelt Unverständliches. Sie bittet ihre Tochter, die Fenster zu beobachten, ob jemand zusieht. Schließlich hält Laura ihrem Vater die Hand hin, er greift zu, hält sich fest, müht sich an der Hand seiner Tochter die Eingangstreppe hinauf, seine freie Hand tastet fahrig nach den Wänden, dem Treppengeländer, ständig kurz davor zu fallen. »Wie ein Kleinkind, das seine ersten Gehversuche macht«, denkt Laura. Sie hat panische Angst davor, dass er hinfällt. »Das ist nicht mein Vater.«

Im Februar 2005 treffe ich Laura in einem Café in der Dresdener Innenstadt. Ihrem Vater wurde vor einigen Wochen gekündigt, er hatte sich zuletzt schon während der Arbeit betrunken. Jetzt liegt er den größten Teil des Tages zu Hause auf der Couch oder im Bett, eine Flasche Bier in Griffweite. Beinahe jeden Abend verlässt er die Wohnung und geht auf Sauftour. Laura sitzt dann zu Hause vor dem Fernseher und stopft Schokolade, Chips und Gummibärchen in sich hinein. »Ich esse immer noch viel zu viel«, sagt sie. »Das ist wie bei Papi mit dem Trinken – man kann nicht ohne.« Nur ganz selten nennt sie ihren Vater noch Papi. Die eigene Esssucht scheint ihr den rauschverlorenen Vater auf seltsame Weise auch näherzubringen. »Man isst, obwohl man satt ist. Immer weiter. Spaß macht das nicht.« Wenn sie versucht, sich zusammenzureißen, denkt, »du darfst das nicht essen«, wird es nur schlimmer.

In dem Café zögert sie, ihren Mantel auszuziehen. Als sie es schließlich doch tut, hängt sie ihn nicht an die Garderobe, sondern bindet ihn um ihre Hüften. So viel Verstecken muss sein. Wie viel sie in den vergangenen Monaten zugenommen hat, verschweigt sie. »Zu viel«, sagt sie nur. Schwimmen geht sie nicht mehr. Ihren Lieblingssport hat sie aufgegeben, zu sehr schämt sie sich ihres Körpers. In der Öffentlichkeit nur einen Badeanzug zu tragen kommt nicht in Frage. »Aber im Moment ödet mich eh alles an«, sagt sie. »Sogar lesen.«

Laura verbringt viel Zeit vor ihrem Laptop. In einem Chat-Forum hat sie einen jungen Mann kennen gelernt, sie haben sich Bilder geschickt. In einigen Monaten wollen sie sich sogar treffen. »Mal sehen«, sagt Laura. Sie bleibt misstrauisch, wagt kaum, auf etwas Gutes zu hoffen. Bei eBay hat Laura in den vergangenen Monaten mehr als hundert Euro ausgegeben, für Poster, Kalender und CDs von Michael Jackson. Wenn sie seine Musik hört, fühlt sie sich besser. Verstanden und getröstet. Obwohl der Popstar, gegen den ein Verfahren wegen Kindesmissbrauchs läuft, im Moment selbst Trost gut gebrauchen kann. »Die meisten sehen in ihm nur einen durchgeknallten Endvierziger, der Kinder missbraucht«, sagt sie. »Ich glaube nicht, dass er zu so etwas fähig ist. Die Leute machen sich nicht die Mühe nachzuvollziehen, wie er denkt und fühlt. Menschen wie er haben in der Kindheit schlimme Erlebnisse gehabt und suchen nur nach verlorener Liebe und Zuneigung.« Dann ergänzt sie: »Ich denke, das betrifft auch meinen Vater. Aber er erzählt mir ja nie was.«

In den vergangenen Monaten hat sie gemeinsam mit ihrer Mutter eine Wohnung gesucht. Gemietet haben sie noch keine. »Es ist schwierig, etwas Passendes zu finden«, sagt Laura. »Wir hätten gerne eine Altbauwohnung. Aber wegen meiner Schwester kommt ja nur eine Wohnung mit Aufzug in Frage, und das gibt es in alten Häusern selten.« Erdgeschoss oder Hochparterre gingen auch, sagt sie. »Aber da würde ich mich beobachtet fühlen, wenn jeder in die Fenster sehen kann.« Laura muss sich verstecken, mehr denn je. Außerdem fürchtet sie einen Auszug, trotz allem. »Wenn wir weg sind, kommt mein Vater bestimmt total unter die Räder«, sagt sie. Obwohl sie weiß, dass weder sie noch ihre Mutter ihrem Vater helfen können, hat sie Angst davor, ihn zu verlassen. Angst davor, dass ihre Unsicherheit ins Gigantische anwachsen würde. So sehr sie es hasst, ihn betrunken zu sehen, schlimmer wäre es, wenn er ihrer stillen Sorge und hilflosen Aufsicht völlig entglitte.

Ihre Therapeutin drängt sie immer stärker zu einer stationären Therapie. Aber Laura will nicht in der Schule fehlen. Die Vorstellung, ein Jahr wiederholen zu müssen, ist ihr unerträglich. Bis zum Ende des Schuljahres, denkt Laura, wird sie schon noch durchhalten. Obwohl auch ihre schulischen Leistungen immer schlechter werden. Im Unterricht meldet sie sich nie, und wenn sie gefragt wird, schweigt sie. Auch wenn sie die Antwort weiß. Aus Angst, sie könne etwas Falsches sagen. Wenn die richtige Antwort eines Mitschülers sie im Stillen bestätigt, genügt ihr das. Lauras Lehrer haben sich daran gewöhnt. Dass es Laura trotz allem gelingt, einen Schnitt von 2,5 zu halten, ist erstaunlich. Ein unglaublicher Kraftakt, seit Jahren schon. Einer, auf den dieses kluge, einfühlsame Mädchen stolz sein könnte. Eigentlich. Vielleicht gelingt ihr das auch irgendwann. In den Sommerferien, möglicherweise. »Vielleicht suche ich mir dann eine Tagesklinik«, sagt Laura. »In den Ferien zu Hause sein ist eh scheiße.« In dieser Klinik würde sie die Tage verbringen, nur am Abend zum Übernachten nach Hause zurückkehren. Und am Ende der Ferien hätte sie die Möglichkeit, neben dem Therapieprogramm auch das Wirtschaftsgymnasium zu absolvieren. Vielleicht wird dann alles anders. Vielleicht gelingt es ihr in dieser Klinik tatsächlich abzunehmen, neue Freunde zu finden. Dann kann sie in der neuen Schule von vorne anfangen. Muss sich nicht mehr verstecken. Aber Laura ist vorsichtig. Hoffnung, hat sie gelernt, ist gefährlich. Wer seine Hoffnung in Worte kleidet, entblößt sich. Wird angreifbar. Wer hofft, wird enttäuscht.

Peter, Polizist, mit 36 Jahren gestorben in Hamburg

Der Dämon im Kopf

Am 25. September 1992 bricht Andreas Welt auseinander. Der Spätsommer in Hamburg ist mild in diesem Jahr, Andrea N. hat den Tag an der Universität verbracht, in wenigen Monaten wird die gelernte Buchhändlerin ihr Studium des Bibliotheks- und Informationswesens abschließen. Sie ist 27 Jahre alt. Am Abend dieses 25. September sitzt sie in ihrer geräumigen Vierzimmerwohnung in Hamburg-Bramfeld und bereitet den nächsten Tag an der Universität vor. Beinahe acht Jahre ist es her, dass sie von L., einer Kleinstadt bei Hannover, gemeinsam mit ihrem Freund Peter nach Hamburg gezogen ist. Peter arbeitet als ziviler Drogenfahnder bei der Polizei Stadtteil St. Georg. Er arbeitet im Schichtdienst und hat häufig spät Feierabend, auch an diesem Abend ist er noch nicht zu Hause.

Gegen 22 Uhr abends klingelt es. Andrea öffnet die Tür, sieht im Flur zwei Polizeibeamte in Uniform, zwischen den beiden Peter in Zivil. Einer der Beamten führt einen Schäferhund an der Leine. Der andere zeigt ihr einen Hausdurchsuchungsbefehl. »Wir müssen uns in Ihrer Wohnung umsehen.« Andrea begreift nicht, was vor sich geht. Hilfe suchend sieht sie ihren Freund an. »Das ist ein Missverständnis«, sagt Peter. »Ich erkläre dir später alles.« Die Beamten durchsuchen die Wohnung, irgendwann gehen sie. Was immer sie gesucht haben, gefunden haben sie es anscheinend nicht. Peter begleitet sie. Zum Abschied küsst er seine Freundin flüchtig. »Mach dir keine Sorgen, ich muss nur noch mal mit aufs Revier, Berichte unterschreiben.«

Andrea wächst in einer behüteten Welt auf. In Kindheit und Jugend verbringt sie jede freie Minute im Ferienhaus der Eltern am Steinhuder Meer. Jeder Sommer eine scheinbar endlose Folge von lichtdurchfluteten Tagen; schwimmen, am Seeufer grillen, segeln – über das Wasser zu fliegen und den Wind auf der Haut spüren, das ist ihre Freiheit.

Mit siebzehn begegnet sie Peter auf einer Klassenreise nach Karlsruhe. Obwohl er wie sie aus L. kommt, ist er ihr zuvor nicht aufgefallen. Ein drahtiger Junge mit blondem Wuschelkopf und blauen Augen. Ein nachdenklicher Junge, der sich nie in den Vordergrund drängt, obwohl er im Fußballverein zu den Besten gehört. Peter liebt Musik, Eric Clapton, Santana, Dire Straits, er spielt die Stücke auf der Gitarre nach. Weil es in Karlsruhe ziemlich öde ist, kommt Andrea ein Flirt gerade recht. Sie ist fasziniert von Peter, der mit siebzehn Jahren schon so reif und selbstbewusst wirkt, ohne überheblich zu sein. Dem es nicht wichtig zu sein scheint, was die anderen von ihm denken. Der sich selbst genügt, während die anderen in ihrem Alter unreif scheinen, unbeständig und auf der Suche nach ihrer Identität, ihrem Platz in der Welt.

Später erfährt Andrea, dass Peters Vater Alkoholiker ist. Der Elektrikermeister trinkt oft bis zum Delirium, wird häufig ausfallend und gewalttätig. Seit seinem vierzehnten Lebensjahr versucht Peter, seine Mutter und seine sechs Jahre jüngere Schwester vor den Übergriffen des Vaters zu schützen und die Rolle des Mannes im Haus zu übernehmen. Sonja, seine kleine Schwester, vergöttert ihn dafür. Auch Andrea bewundert Peters Verantwortungsbewusstsein und seinen Gerechtigkeitssinn. Mehr noch als Ungerechtigkeit verabscheut Peter Alkohol und Drogen. Er selbst trinkt keinen Tropfen, und als er erfährt, dass seine Freundin gerne mal einen Joint rauchen würde, ist er entsetzt.

Mit neunzehn, nach dem Abitur, ziehen die beiden nach Hamburg, in eine kleine Einzimmerwohnung. Peter hat es eilig, seinem Vater zu entkommen. Trotzdem fahren die beiden in den ersten Jahren beinahe jedes Wochenende nach L. Andrea vermisst ihre Eltern, und Peter muss zu Hause nach dem Rechten sehen. Peters Mutter und Andreas Eltern unterstützen das junge Paar finanziell. Im Herbst 1984 beginnt Andrea eine Lehre in einer Buchhandlung, Peter wenige Monate später die Ausbildung an der Landespolizeischule Alsterdorf, sie fällt ihm leicht, vor allem der theoretische Teil. Schon in der Schule hat er mit minimalem Aufwand durchschnittliche Noten erreicht. Er begreift schnell und hat ein sehr gutes Gedächtnis.

Sein Praktikum absolviert Peter auf dem Polizeirevier in St. Georg am Hamburger Hauptbahnhof. Ein Viertel mit hoher Kriminalitätsrate, Prostituierte, Freier, Junkies und Dealer gehören hier zum Straßenbild. Die Arbeit in diesem Milieu liegt ihm, schon als Auszubildender gelingen ihm erste Festnahmen. 1988 beendet er seine Ausbildung und wird zur Bereitschaftspolizei versetzt, muss bei Großdemonstrationen und Spielen des HSV für Ordnung sorgen. Er hasst diesen Teil der Arbeit, das martialische Auftreten, die Gewalt auf beiden Seiten. Als die besetzten Häuser der Hamburger Hafenstraße geräumt werden, ist er ebenfalls dabei. Obwohl er insgeheim mit den Hausbesetzern sympathisiert. Auf eigenen Wunsch lässt er sich wieder in das Revier St. Georg versetzen. Im gleichen Jahr ziehen Andrea und Peter in eine größere Wohnung.

Vier Jahre später, in dieser Nacht im September des Jahres 1992, bricht das Fundament, auf dem ihrer beider Leben ruht. Andrea wartet. Darauf, dass Peter zurückkommt von der Wache, auf das Geräusch des Schlüssels im Schloss, auf Antworten. Stunden vergehen, schlaflos wälzt sie sich in ihrem Bett. Die

Fragezeichen in ihr wachsen. Irgendwann fällt sie in einen unruhigen Schlaf. Am frühen Morgen wird sie vom Klingeln an der Tür geweckt. Wieder zwei Beamte in Uniform: »Ich muss Ihnen leider mitteilen, dass Peter einen Autounfall hatte. Er ist sehr schwer verletzt und liegt im Allgemeinen Krankenhaus Altona. Die Ärzte können noch nicht sagen, ob er überleben wird.«

Die Welt um Andrea scheint sich aufzulösen. Sie rast ins Krankenhaus. Peter liegt auf der Intensivstation, überall Schienen und Schläuche. Sie sieht ihn kaum inmitten der Apparate. Seine Knochen sind an mehr als zwanzig Stellen gebrochen, manche Brüche offen und gesplittert, seine Leber, seine Blase, sein Herz und seine Lungen sind verletzt, er hat ein Schädelhirntrauma erlitten. Sie ruft Sonja an, Peters Schwester. Am Telefon kann sie kaum reden, weint und schluchzt. Andrea erfährt, dass Peter auf der Autobahn mit hoher Geschwindigkeit gegen einen Brückenpfeiler gerast ist, ungebremst. Eine klare, milde Nacht, kein Regen auf dem Asphalt und weit nach Mitternacht kaum andere Autos auf der Straße. Die Polizisten vermuten einen Selbstmordversuch. Für Andrea ist das unvorstellbar, Peter würde sich nicht selbst töten, niemals. Es gibt doch keinen Grund. Sie hätte es doch gespürt. Gemeinsam mit seiner Schwester Sonja sitzt sie Stunde um Stunde an seinem Bett, betet, dass er überlebt. Wenn die Angst zu groß wird, trösten die jungen Frauen sich gegenseitig. Auch Peters Mutter fährt, so oft es ihr möglich ist, nach Hamburg.

Zwei Tage nach dem Unfall findet Andrea einen Brief von Peter im Briefkasten. Ein Abschiedsbrief. Er hat ihn in der Nacht des Unfalls geschrieben, nach der Hausdurchsuchung. Hat an einer Tankstelle angehalten, sich mit ein paar Bier Mut angetrunken und den Brief eingeworfen. Dann ist er losgefahren, auf die Autobahn. Ist mit 160 Stundenkilometern auf der linken

Spur gefahren, als der Brückenpfeiler vor ihm auftauchte, gab er Vollgas. Zerschrottete dreißig Meter Leitplanke und knallte dann frontal gegen den Beton. Die Feuerwehr muss ihn mit dem Schneidbrenner aus dem Wrack schneiden. »Lasst mich tot sein«, denkt er, als sich der Notarzt über ihn beugt. Dann verliert er das Bewusstsein.

»Es tut mir leid, ich kann nicht mehr«, steht in diesem Brief. Peter gesteht Andrea, dass er drogenabhängig ist, seit mehr als einem Jahr Heroin und Kokain nimmt. Dass es ihm nicht gelingt aufzuhören. Dass seine Dienststelle deshalb gegen ihn ermittele und seine Karriere am Ende sei. Andrea fühlt sich, als schlüge der Boden unter ihren Füßen Wellen und stürzten die Wände über ihr zusammen.

»Danach war alles anders«, sagt Andrea N. Die Frau, die mir im Herbst 2004 in einem Hamburger Café gegenübersitzt, ist Ende dreißig. Braunes, knapp schulterlanges glattes Haar, ein hübsches, aber unauffälliges Gesicht. Sie trägt eine randlose Brille, ihr beige-brauner Rock mit Blumenmuster fällt über ihre Knie. So ungefähr stellt man sich eine Buchhändlerin vor. »Ich habe von seinem Drogenkonsum nichts bemerkt, hatte nicht einmal die Spur eines Verdachts«, sagt sie. »Peter und Drogen, das war für mich bis dahin ausgeschlossen. Zu Anfang unserer Beziehung haben wir uns nächtelang die Köpfe heiß geredet, über Drogen, Alkohol und deren Gefahr für die Gesellschaft und den Einzelnen. Peter konnte sich in dieses Thema richtig hineinsteigern.«

Peter, sagt sie, sei ihr Traummann gewesen. »Ich war mir sicher, für den Rest meines Lebens mit ihm zusammenzubleiben, ganz pathetisch ›in guten wie in schlechten Zeiten‹. Das große romantische Ideal. Alles andere war für mich unvorstellbar.« Warum dann alles anders kam, versteht sie bis heute nicht ganz. Versteht nicht, warum sie nichts bemerkt hat von seiner Sucht in all den Monaten vor dem Unfall. Warum die Mühsal, der Kampf am Ende vergebens waren. Auf einem Zettel hat sie Daten notiert. Versucht, ihre Erinnerung in eine Ordnung zu zwingen als Schutz gegen das zermürbende Nicht-begreifen-können. Wenn sie von dieser Zeit erzählt, klingt sie sachlich und etwas distanziert. So hält sie den Schmerz im Zaum. Anders kann sie nicht reden über diese Tage, in denen sich ihr Leben, ihre Gegenwart und Zukunft und alle Sicherheit auflöste wie eine Sandburg im Sturm. Von dem Elend und der Angst. Und von all dem Unglück, das in den kommenden Jahren folgen sollte.

Den Unfall überlebt Peter, gerade so. Als er nach zwei Wochen zum ersten Mal einen Stift halten kann, abgemagert und entkräftet, sind die ersten Worte, die er auf ein Stück Papier krakelt: »Scheiße, ich lebe.« In den kommenden Monaten wechseln sich Sonja und Andrea an Peters Krankenbett ab, ringen um seinen Lebenswillen. Sonja kümmert sich zudem um den anfallenden Papierkrieg, korrespondiert mit Versicherung, Anwalt, Krankenkasse und Dienststelle. Andrea muss nebenher ihr Studium zu Ende bringen. Peters Mutter fährt mehrmals in der Woche nach Hamburg, besucht ihren Sohn und unterstützt Andrea bei der Hausarbeit. Abends sitzen sie oft noch zusammen, Andrea hat viele Fragen, nach Peters Kindheit und früher Jugend. Welche Antworten Andrea tatsächlich sucht, erfährt ihre Schwiegermutter nicht. Peters Drogenabhängigkeit verschweigt sie ihr.

Ungefähr ein Jahr verbringt Peter im Krankenhaus und in der Reha-Klinik, wird immer wieder operiert. Bald steht fest, dass eine Behinderung bleiben wird, die Hüfte, das rechte Bein und die linke Hand wird er nie wieder normal benutzen können. Die Rückkehr in den aktiven Streifendienst bei der Polizei ist unmöglich. Trotzdem tut er alles dafür, seine Anstellung nicht zu verlieren, zumindest einen Posten im Innendienst will er behalten. Sein Job garantiert ihm finanzielle Sicherheit, etwas anderes hat er nicht gelernt. Und mit einer achtzigprozentigen Schwerbehinderung wird er wohl auch keine andere Anstellung mehr finden.

Peter bittet Andrea, seinen Abschiedsbrief zu vernichten. Ein solches Schuldeingeständnis würde zu seiner sofortigen Entlassung führen. Neben den Ermittlungen der Dienstaufsicht läuft jetzt auch ein strafrechtliches Verfahren wegen Verstoßes gegen das Betäubungsmittelgesetz. Ein Schuldspruch würde das Ende seiner Karriere bedeuten. Also leugnet er bei den Verhören alles, erfindet Ausflüchte. Und er rasiert sich den Kopf, eine Haarprobe könnte seinen Drogenkonsum beweisen.

Überhaupt wünscht er sich, diesen Brief nie geschrieben zu haben. Dass Andrea den Brief in ihrer Not seiner Schwester gezeigt hat, nimmt er ihr übel. Niemand soll wissen von seiner Drogensucht, dem versuchten Selbstmord. All das muss vertuscht werden. Er will neu anfangen, unbelastet von den Fehlern der Vergangenheit. Zumindest dieser Teil seines Lebens soll an dem Betonpfeiler ein Ende gefunden haben.

Die Antworten, die sie sucht, bekommt Andrea auch jetzt nicht. Sie erfährt nur Bruchstücke. Dass er auf der Dienststelle großem Druck ausgesetzt war, weil er sich mit seinem neuen Einsatzgruppenführer angelegt hatte, hatte Peter ihr schon vor Wochen erzählt. Der Einsatzgruppenführer hatte wiederholt farbige Dealer brutal misshandelt, und Peter hatte sich bei dessen Vorgesetztem beschwert. Erst Jahre später sollte dieser Einsatzgruppenführer als eine der Hauptfiguren des »Hamburger Polizeiskandals« vom Dienst suspendiert werden.

An dem Abend der Wohnungsdurchsuchung, erfährt Andrea von ihrem Freund, waren auf dem Revier hundert Mark verschwunden, und Peter wurde des Diebstahls verdächtigt. Bei der Durchsuchung seines Spinds fanden die Kollegen Heroinpäckchen. Eigentlich nichts Außergewöhnliches, die Zustände auf der Wache sind so katastrophal, dass es für die Beamten üblich ist, konfiszierte Drogen, Waffen oder Diebesgut in ihren Schränken zwischenzulagern, wenn die Zeit fehlt, Berichte zu schreiben. In der Regel wird die Ware anschließend unbürokratisch entsorgt. Hin und wieder taucht etwas davon später auf dem Schwarzmarkt wieder auf. Peter wurde des Drogenhandels beschuldigt und ein Dienstaufsichtsverfahren gegen ihn eingeleitet. Ein Kollege behauptete, Peter habe außerdem konfiszierte Drogen aus der Asservatenkammer entwendet. Peter wurde mit sofortiger Wirkung vom Dienst suspendiert.

Doch schon lange bevor Peter zum Junkie wurde, hat er den Junkie gespielt, Tag für Tag und mit großem Erfolg: In den Jahren vor der Hausdurchsuchung war Peter als ziviler Drogenfahnder im Einsatz, um sich unter die Drogensüchtigen zu mischen, Scheinkäufe einzufädeln und Dealer und Kunden zu beschatten. Anderthalb Jahre zuvor, erzählt er Andrea, habe er das Drogenreservoir eines verhafteten Dealers, den so genannten »Bunker«, ausgehoben und das Heroin für sich behalten. Er habe so intensiv mit Dealern und Junkies zu tun gehabt, dass er einfach neugierig war auf die Drogen und ihre Wirkung. Einige der Junkies mochte er sogar, und sie taten ihm leid. Er wollte diese Droge, die ihr Leben beherrschte und oft zerstörte, kennen lernen. So fing es an.

Anfangs ist es nicht schwierig für Peter, immer wieder Drogen unbemerkt beiseite zu schaffen. Er schnupft das Heroin und später auch Kokain, vor dem Spritzen hat er Angst. Außerdem fühlt er sich so weniger als Junkie. Anfangs wähnt er sich noch sicher. Anders als die bedauernswerten Kreaturen, die er beschattet und verhaftet, kann er mit den Drogen umgehen, nimmt nur dann etwas, wenn er es gefahrlos beschaffen kann, und legt immer Pausen von einigen Tagen ein. Doch bald wird das Verlangen so stark, dass er jede Kontrolle verliert. Irgendwann beginnt er, sogar auf der Szene seine Rationen zu kaufen. Es ist nur eine Frage der Zeit, bis seine Kollegen davon erfahren werden. Der Anfang vom Ende seiner Karriere bei der Polizei. Der Anfang seiner Drogenkarriere. Seine Arbeit erscheint ihm von Tag zu Tag absurder. Er schnupft täglich Heroin und Kokain. Er observiert und verhaftet Junkies, weil sie Drogen nehmen. Gleichzeitig zerfrisst ihn die Angst, den Job zu verlieren. Ein Grund mehr, Drogen zu nehmen. Das Heroin dämpft seine Angst, seine Scham, seine Schuldgefühle und hilft ihm, dieses irrsinnige Doppelleben zu ertragen. Er ist Mitte zwanzig, nichts und niemand hat ihn darauf vorbereitet, mit einer solchen Belastung zurechtzukommen. Niemand hat ihm beigebracht, Anteilnahme und Mitleid auszuschalten, wenn er seinen Dienst beginnt. Oder wie es gelingt, eine überzeugende Tarnexistenz als Junkie aufzubauen und sie nach Feierabend abzulegen wie eine Dienstuniform.

Viel mehr will er dazu nicht sagen. Fragt Andrea nach, wiegelt er ab. »Das ist vorbei«, sagt er, die lange Zeit im Krankenhaus sei ein wirksamer Entzug gewesen. »Ich muss mich jetzt auf wichtigere Dinge konzentrieren, das laufende Disziplinarverfahren, die Reha, und will mich nicht mit Dingen auseinandersetzen, die hinter mir liegen. Ich muss mir ein neues Leben aufbauen. Das ist Therapie genug.« Andrea will ihm glauben.

In guten wie in schlechten Zeiten, davon ist sie immer noch überzeugt. Sie will ihm helfen bei den Anstrengungen, die vor ihm liegen. »Wenn wir zusammenhalten, wird alles gut werden«, sagt Peter immer wieder. Andrea weiß, dass er Recht hat. Dass er Recht haben muss. Alles andere ist unvorstellbar.

»Peter konnte sehr überzeugend sein«, sagt Andrea N. heute. »Aber ich war auch unendlich naiv. Ich hatte keine Ahnung von Sucht; Heroin und Kokain kannte ich nur aus der Zeitung und aus dem Fernsehen. Junkies waren die Typen am Hauptbahnhof, mit denen hatte Peter für mich nicht viel gemein.« Peter, sagt sie, habe seinen Drogenkonsum sehr geschickt vertuscht. Nicht nur, dass die Beamten bei der Hausdurchsuchung nichts gefunden haben – auch Sonja, Peters Schwester, die zwei Monate lang mit Peter und Andrea zusammengewohnt hat, war ahnungslos. Nicht einmal Peters Kollege, mit dem er zusammen auf Streife in der Hamburger Drogenszene war, hat Verdacht geschöpft.

Der Unfall und das Verfahren gegen Peter haben für Schlagzeilen gesorgt. »Was trieb Drogenfahnder auf Todeskurs?« titelte die »Hamburger Morgenpost«, »Polizist als Dealer?« fragte das »Abendblatt«. Sogar »Bild« zeigte sich bei der Suche nach Antworten merkwürdig verständnisvoll – unter der Überschrift »Ein junger Polizist, eine schlimme Versuchung« gelangt der Autor zu dem Schluss: »Es ist leicht, über einen strauchelnden Polizisten den Stab zu brechen. Aber machen wir uns eins klar: Der Staat lässt die Jungs in Uniform verdammt allein.« Die Artikel hat Andrea gesammelt. Ein Stück Vergangenheit, das auch heute noch nicht ganz in ihr Leben passen will, egal wie sorgsam sie die Unterlagen ordnet.

Dass in Peter schon viele Monate vor dem Unfall eine dumpfe Unzufriedenheit schwelt, verschweigt er seiner Freundin. Dass er darunter leidet, dass Andrea aufgrund einer Nierenbeckenentzündung seit einiger Zeit das Interesse am Sex verloren hat, erzählt Peter nur seiner Schwester, Jahre später; dass er sich in der Beziehung ausgenutzt fühlt, weil er Andrea seit Jahren unterstützt, ihre Ausbildung und ihr Studium finanziert und sie jetzt nicht mal mehr mit ihm schlafen will. Immer häufiger kriecht das Gefühl in ihm hoch, nicht genug zurückzubekommen. Er hasst es, versucht, es fernzuhalten. Er will nicht ungerecht sein zu ihr, sie nicht bedrängen. Nicht selbstgefällig sein, launisch und aggressiv. Nicht wie sein Vater.

Von alldem erfährt Andrea nichts. Auch nicht, wie sehr er die Wirkung des Heroins genossen hat. Wie ruhig und ausgeglichen er sich nach seinem ersten Heroinkonsum fühlt, wohlig und aufgehoben. Auch das unbefriedigte sexuelle Verlangen ist verweht. Er meint sogar, geistig wacher zu sein, sich besser konzentrieren zu können, seine körperliche Leistungs- und Leidensfähigkeit sind extrem gesteigert, alle Bedürfnisse sind gedämpft, Schlafen, Essen, Sex, nichts ist mehr von Bedeutung, er funktioniert wie ein gut geölter Automat, der sich selbst genügt. »Stellen Sie sich den Zeitpunkt in Ihrem Leben vor, an dem Sie sich am ausgeglichensten gefühlt haben«, schreibt er beinahe ein Jahrzehnt später, kurz vor seinem Tod, in seinen Aufzeichnungen, mit denen er versucht, sein Leben und seine Sucht zu begreifen. »Nach einer Dosis Heroin fühlen Sie sich zehn Mal besser. Wann immer Sie wollen.«

Als seine Dosierung ansteigt und er sich unter Heroineinfluss häufig müde fühlt, nimmt er zusätzlich Kokain. Schlagartig ist er wieder wach und leistungsfähig. Er beginnt, Heroin und Kokain gemeinsam zu schnupfen, für ihn der Höhepunkt des künstlichen Glücks. Aber sobald die Wirkung der Droge nachlässt, packt ihn die Angst. Er weiß, dass er alles aufs Spiel setzt. Seine Arbeit. Seine Beziehung. Seine Zukunft. Immer wieder versucht er, zu Hause kalt zu entgiften. Seine Freundin und seine Schwester halten seine Entzugserscheinungen für Symptome einer Grippe oder einer Erkältung. Doch auch wenn nach einigen Tagen die Entzugssymptome verschwinden, der Schmerz bleibt. Nach dem Entzug fühlte er sich sehr verletzlich, als sei er irgendwie geschrumpft – alle Kraft, Selbstsicherheit und Zuversicht mit dem Heroin aus dem Körper geschwemmt. Ein Versager. Wie sein Vater. Er hasst sich dafür.

Es ist niemand da, mit dem er seinen Schmerz, seine Angst teilen kann. Andrea, Sonja, seine Mutter – keine darf von seiner Sucht wissen. Sie würden sich nur sorgen. Helfen können sie ihm nicht. Im Gegenteil, es ist seine Aufgabe, für sie da zu sein. Zu helfen und zu schützen, in seinem Beruf wie in seinem Privatleben. Eine Aufgabe, der er nicht gewachsen ist, nicht in diesem Zustand. Nach jedem Entzugsversuch dauert es nur wenige Tage, bis er wieder Stärkung im Heroinrausch sucht. Bis zu dem Abend des 25. September 1992. Bis er diesem Verlangen, das an ihm zerrt, nichts mehr entgegenzusetzen hat als einen Brückenpfeiler, Tonnen von unbeweglichem Stahlbeton und die 75 PS seines Honda Civic.

Im Frühjahr 1994 darf Peter das Krankenhaus endgültig verlassen. Er kehrt zurück zu Andrea, in die gemeinsame Wohnung. Beginnt voller Tatendrang sein neues Leben. Er ist clean und bei vollen Bezügen suspendiert. Und das Strafverfahren läuft gut, er wird lediglich zu einer Geldstrafe von tausend Mark verurteilt, mehr hat die Beweislage nicht hergegeben. Vor allem wird er nicht vom Polizeidienst ausgeschlossen. Sein beharrliches Leugnen, Erklären und Ausweichen hat sich ausgezahlt. Jetzt setzt er alles daran, dass auch die interne Untersuchung gegen ihn eingestellt, die Suspendierung aufgehoben und er in den Verwaltungsdienst versetzt wird. Währenddessen schlägt er sich mit Hausarbeit herum, anfangs eine echte Herausforderung mit seinen zahlreichen Behinderungen. Doch schon bald beginnt er, sich nutzlos zu fühlen. Das Disziplinarverfahren zieht sich in die Länge, er bleibt suspendiert. Sein Leben wird mehr und mehr zum Abstellgleis – in den Polizeidienst zurück darf er nicht und eine andere Arbeit annehmen auch nicht. Zudem ist seine linke Hand steif, er kann nicht mehr Gitarre spielen.

Im Sommer 1996 wechselt Andrea den Job, nimmt eine Stelle in einer Buchhandlung in der Nähe an, damit sie mehr Zeit mit ihm verbringen kann. Er braucht sie jetzt, das spürt sie. Dass er seit Monaten wieder täglich Heroin nimmt, ahnt sie nicht. »Du musst mir helfen«, sagt Peter im Dezember 1996, wenige Tage vor Weihnachten. »Ich bin wieder voll drauf. Ich muss einen Entzug machen. Ziehst du das mit mir durch?« Andrea ist erschüttert. Aber dieses Mal hat er ihr die Wahrheit gesagt, hat nicht versucht, sich in den Selbstmord zu flüchten. Stellt sich aus eigenem Willen dem Entzug. Das macht ihr Mut. Gemeinsam werden sie das durchstehen.

Sie meldet sich bei der Arbeit krank, im Weihnachtsgeschäft hätte sie sonst nie freibekommen. Auch den Verwandten schwindelt sie eine schwere Krankheit vor. Peter besteht darauf, dass niemand außer ihr von seinem Rückfall erfährt. Die Festtage verwandeln sich in einen Albtraum. Peter kann sich nicht zur Entgiftung in ein Krankenhaus einweisen lassen, sobald die Betriebskrankenkasse die Rechnung bekommen würde, wäre seine Drogensucht amtlich und damit sein Ausschluss aus dem Polizeidienst besiegelt. Also ein kalter Entzug zu Hause. Aber dieses Mal ist er viel höher dosiert, der Entzug erwischt ihn mit unerwarteter Härte. In der zweiten Nacht bekommt er Krämpfe, er zuckt am ganzen Körper, kalter Schweiß auf seiner Haut, er wirft sich von einer Seite auf die andere. Andrea ist völlig überfordert. Sie ruft den Notarzt. Dem Arzt gelingt es kaum, die Spritze mit dem Beruhigungsmittel anzusetzen, Andrea muss ihren Freund festhalten. Sie zahlt den Einsatz bar. Nichts davon darf in der Krankenakte auftauchen. Am Heiligen Abend kommt der Notarzt zum zweiten Mal.

Eine Woche lang sitzt Andrea hilflos neben ihrem Freund am Bett, kann nicht mehr tun, als seine Hand halten, Tee kochen und ihm den kalten, übel riechenden Schweiß vom Körper wischen. Wenn sie gar nicht mehr weiter weiß, ruft sie den Notarzt. Nach der Woche ist das Schlimmste überstanden. Peter ist wieder clean. Jetzt, denkt Andrea, wird endlich alles gut.

Das neue Jahr beginnt mit Hoffnung und Zuversicht, trotz allem. Sicher, Peter hatte einen Rückfall. Aber dieses Mal war er ihr gegenüber offen und ehrlich, hat selbst den Entzug gewollt. Und, so schrecklich diese Zeit auch war, diese Woche, das gemeinsam durchlebte Elend hat ihre Verbundenheit gestärkt. Sie schmieden Pläne. »Lass uns jetzt die Ärmel hochkrempeln und zusammen etwas auf die Beine stellen«, sagt Peter. »Wir fangen zusammen neu an.«

Am 9. Juni 1997, einem Montag, ist das Ferienhaus am Steinhuder Meer festlich geschmückt. Blumenkübel überall, im Garten sind Tische und Stühle aufgestellt, die Tischtennisplatte mit einer weißen Damasttischdecke abgedeckt, darauf ein reichhaltiges Buffet. Ein warmer Frühsommertag, vormittags haben Andrea und Peter sich im Standesamt Hamburg-Wandsbek das Ja-Wort gegeben. Eine kirchliche Trauung gibt es nicht, beide gehören keiner Kirche an. Am Nachmittag feiern sie zusammen mit der Familie. Von so einer Hochzeit hat Andrea schon als Mädchen geträumt – nicht verkleidet mit einem Schleier, in einer düsteren Kirche, sondern unter einem strahlend blauen Himmel, inmitten von Blumen und die Menschen, die sie liebt, an ihrer Seite. Sie genießt jede Minute der Feier, ist ausgelassen und zuversichtlich. Glücklich. Auch Peter ist entspannt und fröhlich wie lange nicht mehr.

Die Heirat war Andreas Idee. Vielleicht, denkt sie, kann diese Zeremonie, das bedingungslose »Ja«, Peter die Sicherheit vermitteln, die ihm oft zu fehlen scheint. Schon lange hat sie das Gefühl, Peter würde das vollkommene Vertrauen zu ihr, der Glaube in die Dauer und Tiefe ihrer Beziehung fehlen. Obwohl sie keinen Anlass dazu sieht, spürt Andrea bei ihm oft einen Rest von Unsicherheit. Vielleicht, denkt sie, liegt das an Peters Vater, denn Alkoholiker sind launig und unberechenbar und können einem Kind keine emotionale Sicherheit vermitteln. Sie selbst hat keine Zweifel an ihrer Liebe.

Anfang des Jahres hat Andrea zudem erfahren, dass ihre Mutter schwer krebskrank ist und nur noch wenige Monate zu leben hat. Der größte Wunsch der todkranken Frau war es, die Heirat der Tochter zu erleben. Schon die Vorbereitungen für die Feier haben ihr neuen Lebensmut gegeben. Am Tag der Hochzeit strahlt sie vor Glück. Peter gehört seit vielen Jahren zur Familie, sie mag ihn sehr. Und jetzt ist der Bund der beiden endlich besiegelt, Andreas Zukunft geordnet. Jetzt wird alles gut. Die Heirat ist nur das eine. Seit Monaten verfolgt Andrea zusammen mit Peter und ihrer Familie einen ehrgeizigen Plan: »Warum machst du nicht selbst eine Buchhandlung auf, wenn dir der Job so viel Spaß macht?«, hatte Peter ihr vorgeschlagen, kurz nach seinem Entzug Anfang des Jahres. »Ich könnte dir dabei helfen, dir eine

Menge Arbeit abnehmen und hätte endlich wieder etwas Sinnvolles zu tun.« Frühling und Sommer sind erfüllt von ehrgeizigen Plänen und Vorbereitungen, für die Hochzeit, die Hochzeitsreise, den Laden. Andrea und Peter leben wie in einem Bienenschwarm, die gesamte Familie flirrt vor Energie, Aufregung und Vorfreude. Im Dezember soll die Buchhandlung eröffnet werden, in Winterhude, einem der schönsten Viertel Hamburgs. Andreas Familie hat für die Finanzierung zusammengelegt, Andrea würde den Laden führen, unterstützt von Peter und ihrer Schwester. Heller kann die Zukunft kaum strahlen.

Am Hochzeitstag begleitet die Hochzeitsgesellschaft Peter und Andrea gegen Mitternacht zum Bahnhof. Erschöpft fallen beide in ihre Schlafkojen. Wenn sie am nächsten Morgen aufwachen, werden sie in Rom sein. Ihre Hochzeitsreise wird eine Woche dauern, das letzte Wochenende werden sie dort gemeinsam mit Andreas Eltern verbringen. Ihr Hotel liegt direkt am Forum Romanum, nur wenige Minuten vom Kapitol und dem Kolosseum entfernt. Ein Vier-Sterne-Haus, gediegene Zimmer mit großen Fenstern, dahinter die steinernen Säulen und Bögen des Forum Romanum, von einer strahlenden Herbstsonne ausgeleuchtet. Mittwoch, später Vormittag, Andrea und Peter wollen zu einem Stadtbummel aufbrechen. Peter ist im Badezimmer. Andrea steht am Fenster, sieht hinaus in den perfekten Morgen und plant in Gedanken ihre Tour für den Tag. Sie hört ein Schniefen aus dem Badezimmer. Es ist nicht sehr laut, dieses Geräusch, das durch die geschlossene Badezimmertür an ihr Ohr dringt. Aber es bohrt sich mit der Kraft eines Presslufthammers in ihr Gehör, in ihre Gedanken. Zerbricht die Ruhe in ihrem Hotelzimmer, den Frieden in ihrem Kopf. In ihr geht etwas zu Bruch. Und etwas erwacht. Etwas Fremdes.

Sie wird misstrauisch, zum ersten Mal, seit sie Peter kennt.

Über dem Stuhl hängt sein Jackett. Sie durchsucht die Taschen. So etwas hat sie noch nie getan. Findet ein Papierbriefchen mit einem hellbraunen Pulver darin. Heroin. Er hat Heroin mitgenommen, auf ihre Hochzeitsreise. In der Jackentasche seines Hochzeitsanzugs. Als ihr Freund, der seit drei Tagen ihr Ehemann ist, aus dem Badezimmer kommt, steht sie nur da, das Heroinpäckchen in der Hand. Sie kann kaum reden, stammelt nur: »Das kann doch nicht wahr sein, was denkst du dir?« Sie ist verletzt, betrogen, gedemütigt. Peter nimmt ihr das Briefchen aus der Hand. Seine Augen sind wie durchsichtig, seine Pupillen auf Stecknadelkopfgröße geschrumpft. Er weicht ihr aus, wiegelt ab. Flüchtet sich in den alles dämpfenden, watteweichen Panzer des Heroins. Der schützt ihn vor ihrer Wut, ihrer Enttäuschung und ihren Vorwürfen.

»Der Moment war furchtbar«, sagt Andrea N. »Die Tatsache, dass er das Heroin in dem Anzug mit sich trug, in dem er mir vier Tage zuvor auf dem Standesamt Liebe und Treue geschworen hatte, ging mir durch und durch. In dem Moment hatte ich zum ersten Mal das Gefühl, dass ich meine Hoffnung und meinen Glauben an eine gemeinsame Zukunft möglicherweise begraben muss.«

Ein furchtbarer Moment auch deshalb, weil sie ihn, wenn sie ehrlich zu sich selbst ist, hat kommen sehen. »Schon ein oder zwei Wochen vor der Hochzeit hatte ich das Gefühl, mit Peter stimmt etwas nicht«, sagt sie. »Aber dieses Gefühl habe ich beiseite geschoben, ich wollte es nicht wahrhaben. Und was wäre, wenn ich mich geirrt hätte? Wie schrecklich, ihm unberechtigt so einen Vorwurf zu machen! Also habe ich mich an meine Hoffnung geklammert, eine andere Möglichkeit habe ich nicht gesehen.«

Am Abend des nächsten Tages ist das Heroinbriefchen leer. Die Entzugserscheinungen beginnen. »Ich geh los, neues besorgen. Ich halt es ohne nicht aus«, sagt Peter. Andrea ist fassungslos, Peter kennt weder die Stadt noch die hiesige Szene. Und er spricht kein Italienisch. Hier Drogen kaufen zu wollen erscheint ihr völlig verrückt. Und extrem gefährlich. »Das darfst du nicht, ich lass dich nicht gehen«, sagt sie. Er zuckt nur die Schultern. »Was willst du tun, mich festbinden?«, und verlässt das Hotelzimmer. Andrea bleibt zurück, hilflos, sprachlos und voller Angst. Angst um Peter, um ihre gemeinsame Zukunft.

Stunden später kehrt er zurück, ohne Heroin. Die Entzugserscheinungen sind mittlerweile so stark, dass er sich kaum noch auf den Beinen halten kann. Kalter, stinkender Schweiß bricht aus, Krämpfe in Magen und Darm. Als Andreas Eltern am Freitag eintreffen, geht es Peter so elend, dass er zwei weitere Tage in Rom und die Rückreise im Nachtzug nicht durchstehen kann. Andrea und Peter brechen ihre Hochzeitsreise ab, buchen einen Direktflug nach Hamburg. Ihren Eltern erzählt sie, Peter sei schwer krank. Aufrichtigkeit gilt viel in Andreas Familie. Trotzdem wird die Lüge für die nächsten Jahre ein fester Bestandteil ihres Lebens werden.

Nach der Landung in Hamburg fährt Peter sofort zu seinem Dealer. Nach der Erleichterung und dem Rausch kommt die Scham. Er fühlt sich schuldig. Er hat die Hochzeitsreise, die gesamte Hochzeit entwertet, besudelt. Das Heroin klebt an ihm wie ein Schmutzfilm, den er nicht los wird. Den er aber los werden will, unbedingt. Ein Makel, von dem niemand sonst wissen darf. »Bitte hilf mir«, sagt er zu Andrea. »Ich bin da noch mal reingeraten und muss aus eigener Kraft wieder rausfinden. Wenn jemand davon erfährt, kann ich mir selbst nie wieder in die Augen schauen. Wir beide sind ein starkes Team, wir schaffen das zusammen.« Er fleht sie an, niemanden einzuweihen.

Für Peter beginnt ein Tauziehen mit der Sucht. Er versucht einen ambulanten Entzug, bleibt zu Hause und bekommt jeden Tag in der Drogenberatungsstelle Medikamente gegen seine Schmerzen. Er scheitert schon nach wenigen Tagen. Obwohl die Medikamente die körperlichen Entzugserscheinungen lindern, ist sein Verlangen nach der Droge übermächtig. Sobald ihre Wirkung nachlässt, versinkt er in einem tiefen Strudel. Nachtschwarze Verzweiflung überschwemmt ihn, spült alle Kraft, alle Lebensfreude aus ihm heraus. In ihm wächst die Angst. Wird größer und größer, schier unaufhaltsam. Bald ist die Panik so groß, dass ihn nur ein Gedanke beherrscht – er muss diesem Strudel entkommen. Und nur die dämpfende Wirkung des Heroins verspricht Linderung.

Er findet eine Ärztin, die ihn substituiert. Er bekommt den Heroinersatzstoff Methadon, jeden Tag in einer hohen Dosierung, die Ärztin hofft, dass sein Drogenhunger so gestillt ist. Aber das Methadon macht Peter müde und lethargisch, ein Zustand, den er hasst. So fühlt er sich der Arbeit im Buchladen nicht gewachsen. Also reduziert er die Dosis und beginnt schon bald, morgens Kokain und Heroin zu schnupfen, um wach zu werden. Und dann gegen Mittag nochmal, damit er den Tag durchsteht. Auf Droge hält er einen zwölfstündigen Arbeitstag durch, trotz seiner Behinderung. Auch die bohrenden Kopf- und Rückenschmerzen, die ihn seit seinem Unfall immer wieder peinigen, sind verschwunden. Er darf Andrea in der Buchhandlung nicht im Stich lassen, denkt er, sie braucht ihn doch! Gründe für den Drogenkonsum zu finden ist nicht schwierig. Und er braucht Gründe, anders sind Scham und Selbsthass nicht zu ertragen.

Für Andrea beginnt ein zermürbendes Doppelleben. Auf der einen Seite Peter, der Mann, den sie liebt und mit dem sie alt werden will, nach wie vor, der ihre Hilfe braucht bei seinem Kampf gegen die Sucht. Dem sie vertrauen will, unbedingt. Auf der anderen Seite der Buchladen, in dem das Geld ihrer Familie steckt und an dem nicht nur ihre finanzielle Zukunft hängt, sondern auch die ihrer Schwester. Ein Laden, der erst aufgebaut werden will und viel Zeit und Energie erfordert. In der Regel arbeitet sie sechzig bis achtzig Stunden in der Woche. Trotz aller Rückschläge klammert sie sich an ihre Hoffnung. Denkt bei jedem neuen Entzugsversuch: »Jetzt ist es endlich geschafft!« Wie soll sie auch sonst weitermachen, ohne diese Überzeugung? Wie kann Peter sonst weitermachen, ohne ihr Vertrauen?

Schließlich beginnt Peter, Geld zu unterschlagen. Er ist in der Buchhandlung für Abrechnung und Kontoführung zuständig. Wenn er die Tageseinnahmen zur Bank bringt, zweigt er immer wieder Geld für Heroin und Kokain ab. Bald fehlen mehr als zehntausend Mark. Sogar als sie die finanziellen Unregelmäßigkeiten bemerkt, versucht Andrea noch, Peter zu schützen. Sie besorgt sich privat Geld, stopft die Lücken auf dem Geschäftskonto und kontrolliert in der Folge Peters Abrechnungen. Auch aus ihrer Geldbörse verschwinden immer wieder Scheine. Stellt sie ihren Mann zur Rede, streitet er alles ab. Sie beginnt aufzuschreiben, wie viel Geld sie morgens in die Geldbörse steckt. Dabei fühlt sie sich elend, als würde sie ihren Mann hintergehen. Nach wenigen Tagen fehlt wieder ein Schein. Auch auf dem Firmenkonto tauchen wieder Fehlbeträge auf. Andrea weiß nicht mehr weiter. Aber es gibt niemanden, mit dem sie reden kann. Das kann sie Peter nicht antun. Der Kontakt zu Freunden ist in den vergangenen Monaten eingeschlafen. Wie soll das gehen, Zeit mit Menschen verbringen, die ihr nahe stehen, und dabei alles verschweigen, was ihr Denken und Fühlen bestimmt, in jeder wachen Minute und oft darüber hinaus? Worüber soll sie reden, wenn ihr schon die Frage »Wie geht es dir?« Tränen in die Augen treibt? Sie hat nicht die Kraft, ihr Unglück vor ihren Freunden zu verbergen und ihre Familie täglich zu belügen. Peters Sucht vor seiner Schwester und seiner Mutter zu verbergen kostet sie alle Energie, die sie aufbringen kann. Also ruft sie niemanden an und verabredet sich nicht mehr. Die einzigen Menschen, mit denen sie Kontakt hat, sind ihre Angehörigen. Und die dürfen nichts wissen von ihrem Leid.

Diese Isolation ist das Schlimmste. Sie fühlt sich wie in einem Kokon, eingesponnen in Lügen und Geheimnisse. Sie fragt Peter häufig nach seinem Drogenkonsum, versucht zu verstehen, warum es ihm nicht gelingt aufzuhören. »Er muss doch nur wollen, es gibt doch so vieles, für das es sich lohnt zu leben«, denkt sie. Aber die Welt der Drogen bleibt ihr fremd. Wie zum Schutz klammert sie sich gegen jede Vernunft an die alten Überzeugungen und Sicherheiten. Noch immer glaubt sie an Peter, ihre gemeinsame Zukunft. Wenn sie nur durchhält, glaubt sie, werden sie es schaffen. Co-Abhängigkeit nennen das die Therapeuten. Aber das wird sie erst Jahre später erfahren.

Weiterhin verschwindet Geld, vom Geschäftskonto und aus ihren Taschen. Summen, die Andrea irgendwann nicht mehr ausgleichen und vertuschen kann. Erst als ihre Mutter Ende 1998 stirbt, ohne von der Abhängigkeit des geliebten Schwiegersohnes erfahren zu haben, bricht Andrea aus. Im Frühjahr 1999 ruft sie ohne Wissen ihres Mannes die Familie zusammen; ihren Vater, ihre Schwester, Peters Mutter, Sonja, ihre Schwägerin. Peters Mutter ist eine liebevolle, starke Frau, die Andrea sehr mag. Die ihren Sohn bedingungslos liebt. Die den Alkoholismus ihres Ehemannes durchlitten hat und nicht daran zerbrochen ist. Von ihr erwartet sich Andrea das Verständnis und die Unterstützung, die sie so dringend braucht. Und von Sonja, deren Freundschaft und Unterstützung ihr damals geholfen hatte, die Tage, Wochen, Monate nach Peters Unfall durchzustehen.

Aber Peters Mutter ist erschüttert und noch hilfloser als ihre Schwiegertochter. Ihre Sorge gilt natürlich ihrem Sohn. Trost und Hilfe für Andrea, dazu fehlt ihr die Kraft. Sonja ist ebenfalls völlig entsetzt, auch über die eigenen blinden Flecken. Seit mehr als einem Jahr arbeitet sie als Polizistin auf der Wache St. Georg. Und doch hat sie nichts bemerkt von der Sucht des eigenen Bruders. Vielleicht hat sie nichts bemerken wollen. Hat die Ausflüchte gerne geglaubt, mit denen er seine Stimmungswechsel erklärte, seine Schweißausbrüche auch an kalten Tagen, seine ständige Geldnot. So dumm, wieder Drogen zu nehmen, konnte Peter doch nicht sein! Nicht ihr geliebter, bewunderter Bruder, der sie in ihrer gesamten Kindheit vor den Ausfällen des betrunkenen Vaters beschützt hat! Jetzt also braucht Peter ihre Hilfe, ihren Schutz. Der Kampf gegen Peters Abhängigkeit wird zu einem Familienprojekt. Eines, das alle Beteiligten heillos überfordern wird.

Sie finden eine private Therapieeinrichtung in Köln, hier soll Peter zuerst entziehen und dann vom Heroin entwöhnt werden. Weil Peter immer noch um seinen Verbleib im Polizeidienst kämpft, das Disziplinarverfahren gegen ihn ist noch immer nicht abgeschlossen, darf die Krankenkasse von seiner Sucht nichts erfahren. Seine Mutter und sein Schwiegervater zahlen die Behandlung, ungefähr fünfzehntausend Mark. Aber hier wird er nur unter Schlafmittel gesetzt und weggesperrt. Er fühlt sich wie ein Tier im Käfig, die Entzugsschmerzen und die Depressionen zehren an ihm. Andrea ist erleichtert, die Verantwortung für Peter eine Zeit lang abgeben zu können. Außerdem fordert der Buchladen ihre Zeit und Aufmerksamkeit.

Lange hält Peter dort nicht aus. Er reißt aus, kauft für zweitausend Mark Drogen und kehrt erst zurück, als alles aufgebraucht ist. Nach einigen Wochen bricht er die Therapie ab. Er ist jetzt clean, sagt er. Den Rest schafft er alleine. Geholfen haben sie ihm dort ja auch nicht.

Doch Andrea ist misstrauisch, zum ersten Mal glaubt sie seinen Beteuerungen nicht mehr. Sie spürt, dass sie Abstand braucht von Peter, in jeder Weise. Sie flüchtet sich in Kontrolle, Drohungen und Versprechungen. Wenn er wieder rückfällig wird, muss er aus der gemeinsamen Wohnung ausziehen. Sie entzieht Peter die Vollmacht über die Konten und drängt ihn, nachträglich einen Ehevertrag zu unterschreiben. Auch im Buchladen bekommt er keine wichtigen Arbeiten mehr übertragen. Jeder seiner Schritte wird von einem Mitglied der Familie überwacht. Wenn es ihm gelingt, clean zu bleiben, soll alles wieder so werden wie vorher. Zum Beweis soll er regelmäßig Urinproben abgeben, die ein Arzt auf Drogenrückstände untersucht.

Doch zwischen all den Kontrollen, Drohungen und Forderungen bleibt kein Platz für ihre Liebe. Niemand kann auf Dauer liebender Partner und Aufpasser gleichzeitig sein. Das spürt auch Peter, er schlägt Andrea einen Deal vor – wenn er es schafft, sechs Monate clean zu bleiben, möchte er ein Kind mit ihr. Andrea könne dann weiterhin die Buchhandlung führen, und er würde sich um das Kind kümmern. »So eine Aufgabe würde verhindern, dass ich wieder rückfällig werde«, sagt Peter. »Ich würde niemals Drogen nehmen, wenn ich ein Kind zu versorgen hätte.« Andrea kann und will auf diesen Vorschlag nicht eingehen. Der Buchladen und ihr Mann fordern sie schon genug. Und vor allem – was soll werden, wenn es schief geht? Wenn Peter gegen alle Beteuerungen wieder rückfällig wird?

Es geht schief, immer und immer wieder. Peter versucht einen Entzug im Ferienhaus von Andreas Eltern, bewacht von ihrem Vater. Er scheitert. Lässt sich wieder in eine stationäre Therapie einweisen. Versucht erneut, sich umzubringen. Und bricht nach wenigen Wochen die Behandlung ab. Im August 1999 zieht er auf Andreas Wunsch aus, findet ein Einzimmerappartement, nicht weit von der gemeinsamen Wohnung entfernt.

Jetzt gibt es für ihn kein Halten mehr. Sein Drogenkonsum steigt von Tag zu Tag. Bald gibt er täglich bis zu vierhundert Mark für Heroin und Kokain aus. Er hat jetzt mehr Gründe als je zuvor. Er fühlt sich verraten, gedemütigt. Fühlt sich verdrängt, aus dem Buchladen, der eigentlich seine Idee ist, verdrängt aus seiner Ehe, der gemeinsamen Wohnung. Und seine letzte Hoffnung, ein gemeinsames Kind mit seiner Frau, hat Andrea ihm geraubt. Vor dem Selbsthass flüchtet er in Selbstmitleid, das Selbstmitleid kuriert er mit Drogen. Er fühlt sich jetzt immer häufiger als Opfer, und die anderen macht er zu Tätern, zu den Schuldigen an seinem Elend. Sein Vater, dessen Alkoholismus seine gesamte Kindheit und Jugend überschattet hat. Andrea, die ihm das Leben vorenthält, das er sich wünscht. Sein Arbeitgeber, der einem Alkoholiker Hilfe anbieten würde und einem Drogenabhängigen wie ihm nur Strafe. Er nimmt Kredite in einer Höhe von 35 000 Mark auf, kein Problem bei einem Monatsgehalt von 3300 Mark. Bald liefert ihm sein Dealer die Droge auf Anruf ins Haus.

Kurz nach Peters Auszug hat Andrea auch die Beziehung offiziell beendet. »Anfangs habe ich noch gehofft, der Auszug wäre eine Art heilsamer Schock für ihn und würde ihm helfen, sich gegen die Droge zu entscheiden«, sagt sie heute. »Aber ich habe schnell einsehen müssen, dass es keinen Weg zurück gab.« Zu dieser Zeit, sagt sie, sei Peter schon nicht mehr der Mensch gewesen, den sie so viele Jahre geliebt hatte. Diesen Menschen, glaubt sie, gab es damals nicht mehr. »Zu der Zeit habe ich zum ersten Mal Angst *vor* Peter statt *um* ihn gehabt«, sagt Andrea. »Anfangs habe ich gedacht, er ist krank, er braucht Hilfe. Aber irgendwann hat er angefangen, das Drogenmillieu zu genießen, mit dem Gedanken zu spielen, selbst zu dealen. Die Vorstellung hat ihn total fasziniert. Ich hatte damals das Gefühl, jetzt hat er endgültig die Seiten gewechselt. Damals habe ich begonnen, mich innerlich von ihm zu lösen. So schwer es mir auch fiel, ich habe keine andere Möglichkeit gesehen.«

Noch heute kann sie kaum begreifen, wie sich der Mensch, den sie ihr halbes Leben kannte und liebte, so verändern konnte. Sie denkt sich die Droge als einen Dämon, der sich im Kopf festsetzt. Ganz klein zuerst, aber genährt von Heroin und Kokain wird er größer und größer. Mächtiger. Bis er den Menschen völlig beherrscht, keinen Raum mehr lässt für all das, was diese Person früher ausgemacht hat. Anders kann sie sich die Wesensveränderung ihres Mannes nicht erklären.

Möglich, dass Peter seine Abhängigkeit genauso erlebt hat. Als etwas Fremdes, Feindliches, das nicht zu ihm gehört. Etwas Übermächtiges, das nur durch seinen Tod zu besiegen ist. Vielleicht ahnt er, dass er den Kampf mit der Sucht verlieren wird. »Jetzt fühle ich mich, als ob mich etwas überrollt hätte«, schreibt er am 31. Oktober 1999. »Kann es sein, dass da etwas ganz fürchterlich schief gegangen ist? Ich habe viel zu hohe Schulden, bin allein und einsam, habe meine Frau, meine Wohnung, mein Auto, meine finanzielle Absicherung und die Hälfte meiner

Familie verloren. Ich bin psychisch und physisch am Ende meiner Kräfte. Ich habe seit Monaten Blut im Stuhl und im Urin, meine Nase ist völlig zerstört. Vielleicht ist das der böseste Albtraum, den man sich vorstellen kann, und gleich wache ich auf. Bitte, lass es so sein.«

In seinen klaren Momenten sucht Peter nach Antworten. Er beginnt eine Gesprächstherapie, kramt Kinderfotos aus den Alben seiner Mutter, spürt auf den Bildern nach ersten Indizien für das, was heute sein Leben zerstört. Forscht in der Familiengeschichte – die unglückliche Ehe seiner Eltern, zusammengehalten durch den Sohn, der ständig zwischen Eltern und Großmutter wechselt, die Angst vor dem Verlassenwerden. Ein Vater, der keine Sicherheit bietet. Hier sieht er die Wurzeln seiner Lebenstragödie. »Als Kleinkind ist bei mir das Empfinden aufgekommen, dass ich ganz besonders lieb sein und die Erwartungen der Menschen in meiner Umgebung erfüllen muss, sonst würde ich allein gelassen werden. Zugleich ist das Gefühl entstanden, dass die Eltern existenziell abhängig von mir und meinem Verhalten sind.« Seiten um Seiten füllt er mit seinen Erinnerungen und Reflexionen. Er stellt fest, dass er in den ersten 25 Jahren seines Lebens alle Aggression tief in sich verschlossen hat, so lange, bis sie sich gegen ihn selbst richtete. Dass er immer extrem um Anpassung bemüht war, sich nie ausprobiert oder ausgelebt hat. Und der Griff zum Heroin den ersten Akt von Aufbegehren und Unvernunft in seinem Leben darstellte. Und er erkennt, dass Anklagen ihn nicht weiterbringen. »Dies ist keine Schuldzuweisung an irgendjemanden«, schreibt er. »Es ist niemand schuld, Schuldgefühle sind unberechtigt und hinderlich.«

Er sammelt Zeitungsartikel zum Thema Depression. Hier glaubt er eine Lösung gefunden zu haben für das Dilemma seines Lebens. »Durch jahrelanges Unterdrücken eines Teils von mir und den ständigen Versuch, so zu leben, wie es von mir erwartet wird, ist aus meiner dunklen Seite eine dunkle Depression geworden«, schreibt er. Heroin ist das perfekte Medikament gegen diese Depression. Also ist er nicht in erster Linie drogensüchtig, sondern leidet unter einer psychischen Krankheit. Die Sucht ist nur eine Folgeerscheinung.

Eigentlich, denkt er, ist dann ja alles ganz einfach – ich muss nur mit Hilfe eines Therapeuten die Ursachen meiner Depression entschlüsseln, und dann werde ich keine Drogen mehr brauchen. »Wenn die Depression behandelt ist, entfällt die Notwendigkeit für mich, Drogen zu nehmen. Und es entfällt für mich das Bedürfnis, überhaupt Drogen zu konsumieren. Dann ist keine Disziplin mehr nötig, jeden Tag ohne Rückfall durchzuhalten.« Er endet mit den Sätzen: »Ich habe volles Vertrauen in meinen Therapeuten. Es ist absolut faszinierend für uns beide, mich und mein ›Tun‹ zu untersuchen.« Wieder denkt er von sich als Konstrukt, als Fall. Denkt sich und sein Leben in eine Form, die er ertragen kann. Eine Form, die Erlösung verspricht.

Im Frühjahr 2000 bekommt Sonja eine Postkarte ihres Bruders. »Wenn du diese Karte liest, bin ich gerade auf dem Weg nach São Paulo. Ich habe bei einem Preisausschreiben eine Last-Minute-Reise nach Brasilien gewonnen. Toll, oder?« Peter ist substituiert zu dieser Zeit, bekommt täglich seine Dosis Methadon. Er ist so hoch verschuldet, dass er das Geld für das Methadon nicht mehr selbst aufbringen kann. Seine Mutter zahlt die Arztrechnungen und immer häufiger auch seine Miete und Lebensmittel. Seit einigen Wochen jobbt Peter in einem Callcenter. Das Methadon macht ihn so müde, dass er ohne eine morgendliche Dosis Kokain nicht aus dem Bett kommt. Einige Monate ist es her, dass Andrea sich endgültig von Peter getrennt hat. Er kann ihr das nicht verzeihen. Auch Sonja fühlt sich von

Andrea im Stich gelassen. Und sie spürt, dass ihr Bruder ihre Unterstützung und Solidarität mehr braucht als je zuvor. Sie hat den Kontakt zu ihrer Schwägerin abgebrochen.

Die nächste Karte kommt aus São Paulo, wenige Tage später. »Alles super hier, ich melde mich, wenn ich zu Hause bin.« An ein Preisausschreiben glaubt Sonja nicht, sie befürchtet, ihr Bruder begeht gerade eine Riesendummheit. Am Tag darauf klingelt ihr Telefon. Es ist Andrea, ihre Schwägerin. »Peter sitzt in Frankreich im Gefängnis«, sagt sie. »Er ist mit ein paar hundert Gramm Kokain am Pariser Flughafen festgenommen worden.«

Ein quälendes Ringen mit den französischen Behörden beginnt. Wochenlang wird Peter abgeschottet, Kontakt ist nur über einen Anwalt möglich. Päckchen, die Sonja über ein Sozialwerk an ihren Bruder schickt, werden nicht zugestellt. Peters Mutter trifft es besonders hart. Ihr Sohn sitzt im Gefängnis, sie schämt sich, martert sich mit Selbstvorwürfen. Irgendwann kommen die ersten Briefe, Peter schreibt mehrmals in der Woche, bald sind es dreißig. Er ist isoliert dort, spricht kein Französisch. Die Briefe aus der Heimat sind das Einzige, das ihn mit dem Leben außerhalb verbindet. Dem Leben außerhalb der Mauern seiner Zelle, der Mauern aus Einsamkeit, Scham und Angst.

Sonja kämpft für Peters Entlassung aus der Haft, schaltet eine Anwältin ein, die Deutsch versteht. In seinen Aussagen und Briefen flüchtet sich Peter wieder in eine konstruierte Wirklichkeit. Sein Kokaindealer hatte ihm angeboten, mit einer Kurierreise seine Schulden in Höhe von 1500 Mark zu begleichen. Er sollte eine Reisetasche mit ungefähr vier Kilo Kokain von Brasilien nach Amsterdam schmuggeln. Dafür sollte er außerdem 2500 Mark und hundert Gramm reines Kokain bekommen. Um seinen Worten Nachdruck zu verleihen, behauptet Peter, habe der Dealer mit seiner Waffe gespielt. Aus Angst habe er zugestimmt.

Aber bei der Übergabe gab es Schwierigkeiten, die Lieferung ließ auf sich warten, und Peter litt unter dem Methadon-Entzug. Die Zeit wurde knapp. Also machte er sich mit vierhundert Gramm statt der vier Kilo auf die Reise, versteckt in den Sohlen von präparierten Turnschuhen, die ihm sein Kontaktmann in Brasilien aushändigte. Er flog nach Paris, wollte dort nach kurzem Aufenthalt in den Flieger nach Amsterdam steigen. Bei einer Routinekontrolle am Pariser Flughafen Charles De Gaulle fiel er den Zöllnern auf, er wirkte nervös und machte widersprüchliche Angaben. Sie durchsuchten ihn und fanden die Drogen.

Peter gibt in der Vernehmung zu Protokoll, er sei nur zum Schein auf das Angebot seines Dealers eingegangen. Seine Absicht wäre es gewesen, die Hintermänner, die in Amsterdam auf die Lieferung warten, an die Behörden auszuliefern. Er habe die Schuhe mit dem Kokain aus eigenem Willen dem Zollbeamten aushändigen wollen, aber der französische Beamte habe ihn nicht verstanden. Die Behörden glauben ihm nicht. Vor allem machen sie sich bei einer eher geringen Menge von vierhundert Gramm nicht auf die Suche nach nebulösen Hintermännern. Die gleiche Geschichte erzählt Peter in seinen Briefen auch seiner Familie. Er beschreibt Sonja sogar genau, auf welchem Wasserglas in seiner Wohnung sie Fingerabdrücke des Hamburger Kokaindealers finden kann. Dieses Glas soll sie zum BKA bringen.

Wahrscheinlich glaubt er selbst an seine Geschichte. Muss daran glauben, die Alternative wäre unerträglich. Niemand kann mehr sagen, wo die Realität in seinen Beschreibungen aufhört und Fantasie und Rechtfertigung beginnen. Peter hat sich in seinen eigenen Konstruktionen der Wirklichkeit rettungslos verstrickt.

Am 1. Dezember 2000 wird Peter zu einer Haftstrafe von drei Jahren und einer Zollstrafe in Höhe von siebzigtausend Mark verurteilt. Am 2. Mai 2001 wird Sonjas Sohn Morten geboren. Sie schickt ihrem Bruder ein Foto seines Neffen, hofft, dass er daraus Mut und Kraft schöpft. Andrea schickt Peter Pakete voller Bücher. Mehr kann sie nicht mehr für ihn tun. Insgeheim beruhigt es sie, dass Peter im Gefängnis sitzt, weit weg in Frankreich, sicher verwahrt. Ihre Angst vor ihm ist nicht kleiner geworden, im Gegenteil – die Verhaftung hat für sie mehr als deutlich werden lassen, dass bei Peter alle Dämme gebrochen sind. Was soll ihn davon abhalten, ihre Wohnung oder den Laden auszuräumen? Nach all den gemeinsamen Jahren weiß er genau, wo es etwas zu holen gibt. Sie hasst sich für diese Angst. Die Angst vor einem Menschen, den sie so lange geliebt hat, der die längste Zeit ihres Lebens für sie da war. Aber sie wird die Unsicherheit nicht los. Im Sommer schickt sie ihrem Mann die Scheidungspapiere.

Ende Oktober 2001, nach neunzehn Monaten Haft, wird Peter entlassen. Der Rest der Strafe wird auf Bewährung ausgesetzt, und er bekommt ein Einreiseverbot auf Lebenszeit erteilt. Sonja erkennt ihren Bruder kaum wieder. Im Knast ist Peter aufgedunsen, zusätzlich zum Methadon hat er im Gefängnis Valium bekommen, gegen seine Angstzustände. Die Medikamente und die fehlende Bewegung haben ihn aufgeschwemmt, seine Haut ist bleich. »Wie ein Käsekuchen«, denkt Sonja. Egal, Hauptsache, er ist wieder da und am Leben. Alles andere wird schon werden.

Am 15. März 2002, einem Samstag, fährt Sonja gemeinsam mit ihrem Mann und ihrem elf Monate alten Sohn in Urlaub.

Sie haben ein kleines Häuschen an der dänischen Küste gemietet. Am Dienstag wird sie hier ihren Geburtstag feiern. Es ist der erste Urlaub seit vielen Jahren. Sonja genießt die Tage am Meer, die Sonne und den Wind, die Abende vor dem offenen Kamin. Am Dienstag klingelt das Telefon kurz nach Mittag. Ihr Bruder, der ihr zum Geburtstag gratuliert. »Ich hab dich lieb«, sagt er zum Schluss. Sonja ahnt nicht, dass das die letzten Worte sein werden, die sie von ihm hört.

Peter absolviert zu dieser Zeit gerade ein Ausbildungsseminar in einem Callcenter. Knapp fünf Monate ist es her, dass er aus dem Gefängnis in Frankreich entlassen wurde. Auch seine Entlassung aus dem Polizeidienst ist mittlerweile erfolgt. Nach seiner Rückkehr haben Sonja und ihr Mann Peters Wohnung wieder hergerichtet. Sie haben die Zimmer aufgeräumt, den Kühlschrank gefüllt und ihm einen Videorecorder gekauft, auf dem er sich seine Musik-Videos ansehen kann. Er soll sich wohl fühlen zu Hause, alle Möglichkeiten für einen neuen Start bekommen. Sie haben Peter auch einen alten Computer und einen Drucker auf seinen Schreibtisch gestellt. Vor einigen Wochen hat er begonnen, seine Aufzeichnungen zu ordnen und über sein Leben und seine Drogenerfahrungen zu schreiben. Vielleicht wird irgendwann einmal ein Buch daraus.

Peter hatte während der Haft Methadon und Schlaftabletten bekommen, auch nach seiner Entlassung wird er in Hamburg weiter substituiert. Seit einigen Wochen schnupft er auch wieder zusätzlich Heroin und Kokain. Aber nur sporadisch, manchmal hält er einige Wochen ohne Drogen durch. Er beginnt, eine Zukunft zu planen, die nicht von der Sucht beherrscht wird. Anfang Juli will er zurück nach L. ziehen, im Haus seiner Mutter wird eine Wohnung frei. Er will weg aus Hamburg, weg aus der unmittelbaren Nähe der Drogenszene. Er möchte einen Menschen um sich haben, den er liebt und mit dem er reden kann, wenn ihm wieder der Himmel auf den Kopf zu fallen droht. »Liebe Mama«, schreibt er am 8.März in einem Brief an seine Mutter. »Es ist gut, dass ich in den nächsten Monaten nach L. ziehen werde. Ich freue mich, dass wir uns dann oft sehen und sprechen werden. In L. bzw. Hannover werde ich bestimmt auch einen Job finden. Es ist sehr wichtig, dass ich endlich eine Aufgabe bekomme und nicht so ein sinnloses Leben führe. Es macht mich unglücklich, wertlos zu sein und nichts von Bedeutung zustandezubringen.«

Am Samstag, dem 22. März 2002 kehren Sonja und ihre Familie aus dem Urlaub zurück. Sie wohnen in einer Doppelhaushälfte inmitten von Obstplantagen im Alten Land, dreißig Kilometer von Hamburg entfernt. Kurz vor der Geburt ihres ersten Sohnes im vergangenen Jahr sind sie aus der Großstadt weggezogen. Abends ruft Sonja ihre Mutter an. »Ich mache mir große Sorgen um Peter«, sagt die. »Er geht seit Mittwoch nicht ans Telefon und ruft auch nicht zurück.« Sonja denkt: »Was für einen Scheiß hat der jetzt wieder gebaut?« Sie bietet ihrer Mutter an, schnell nach Hamburg zu fahren und nach ihrem Bruder zu sehen. Sie besitzt einen Zweitschlüssel für Peters Wohnung. Ihre Mutter wiegelt ab. »Mach dir nicht so viele Umstände, pack erst mal die Koffer aus. Ich komme morgen nach Hamburg, dann sehen wir gemeinsam nach Peter.«

Nachdem ihre Mutter aufgelegt hat, ruft Sonja ihren Bruder an. Das Telefon klingelt, irgendwann springt der Anrufbeantworter an. Sonja hinterlässt eine Nachricht, sie mache sich Sorgen und Peter solle bitte zurückrufen. Am nächsten Morgen versucht sie es erneut, hat wieder keinen Erfolg. Als gegen Mittag ihre Mutter eintrifft, sind Sonjas Befürchtungen düster. In den dunklen Ecken ihres Bewusstseins ahnt sie bereits, was sie in Peters Wohnung erwartet. »Es ist besser, du bleibst hier«, sagt sie zu ihrer Mutter. »Ich fahre alleine.«

Mit jedem Kilometer wird sie unruhiger. Sie parkt vor dem Haus, in dem ihr Bruder wohnt. Steigt die Stufen zur Haustür hoch. Schließt auf und tritt in den Hausflur. Steckt den Schlüssel in das Schloss zu Peters Wohnungstür. Schließt die Tür auf. Von innen ist ein Riegel vorgeschoben, die Tür lässt sich nur einen Spalt weit öffnen. Sonja hört Geräusche aus der Wohnung. Der Fernseher läuft. Sie geht um das Haus, späht durch die Balkontür. Sieht, dass in der Wohnung Licht brennt. Sie kramt ihr Handy aus der Tasche und wählt die 112. Sie ist Polizeibeamtin, sie weiß, was zu tun ist.

Was jetzt kommt, hat Sonja bei ähnlichen Einsätzen selbst schon hundertmal erlebt. Ein Einsatzfahrzeug der Polizei und ein Rettungswagen. Die Kollegen brechen die Tür auf und betreten zu zweit die Wohnung. »Puh, mach erst mal die Fenster auf«, hört sie einen sagen. Spätestens jetzt erstickt jede Hoffnung. Doch sie will mehr als bloße Gewißheit. »Ich möchte meinen Bruder sehen«, sagt sie zu dem Beamten an der Tür. »Das ist keine gute Idee«, antwortet der. »Ich bin seine Schwester. Ich muss mit eigenen Augen sehen, dass mein Bruder tot ist. Und ich bin Polizeibeamtin. Ich verkrafte das.« Der Beamte lässt sie in die Wohnung. Peter sitzt an seinem Tisch, dem Tisch, den Sonja fünf Monate zuvor zusammen mit ihrem Mann dort aufgebaut hatte. Sein Kopf liegt auf der Tischplatte. Das kranke Bein mit der Stützschiene hat er hochgelegt, auf den zweiten Stuhl. Er ist sauber und ordentlich gekleidet, trägt sogar seine Schuhe. Der Fernseher läuft. Dieses Bild brennt sich in Sonjas Gedächtnis ein.

Sie atmet tief durch, zwingt sich zur Ruhe. Ruft ihre Mutter an. Versucht am Telefon, die weinende Frau zu beruhigen.

Übergibt die Wohnungsschlüssel den Kollegen und steigt in ihren Wagen. Zu Hause angekommen nimmt sie ihre Mutter in die Arme. Jetzt weint auch Sonja.

Später wird der Pathologe den 19. März 2002 als Todestag diagnostizieren. Die genaue Todesursache ist nicht mehr festzustellen. Die Verwesung der Leiche ist zu weit fortgeschritten. Der Pathologe vermutet Organversagen. Eine Überdosierung, absichtlich oder versehentlich, ist eher unwahrscheinlich, wenn die Droge geschnupft wird.

Am 30. April wird Peter eingeäschert und seine Urne auf dem Friedhof von L. beigesetzt. Der Leichnam, der im Abschiedsraum aufgebahrt liegt, hat kaum noch Ähnlichkeit mit dem Menschen, der er einmal war. Andrea ist nicht eingeladen zu der Beerdigung. Sonja will sie dort nicht sehen. Andrea hat sich schon vor Monaten aus Peters Leben verabschiedet. Sonja denkt, Peter hätte nicht gewollt, dass Andrea dort ist. Zuletzt hat er sich von seiner Ex-Frau verraten gefühlt. Sie hat ihn verlassen, aus der Wohnung geworfen. Und sie ist im achten Monat schwanger, erwartet ein Kind von einem anderen Mann. Das Kind, das sie mit Peter nicht wollte. Peter hat ihr das nie verziehen. Andrea ist erschüttert. »Peter war mein Mann und wird es immer bleiben«, schreibt Andrea Peters Familie in einem Brief. Für Peters Mutter klingt das wie Hohn. Andrea, da gibt es für ihre Schwiegermutter keine Zweifel, hat Peter im Stich gelassen. Sie hat kein Recht auf diesen Abschied.

Sonja wohnt mit ihrem Mann und ihrem Sohn noch immer im Alten Land. Peters Plattensammlung verwahrt sie in ihrem Wohnzimmerschrank. Wenn ihr Sohn alt genug ist, wird er sie bekommen. In einem schwarzen Aktenkoffer hat sie Briefe, Fotos, Dokumente und die Aufzeichnungen ihres Bruders gesammelt. Manchmal blättert sie noch darin. Sie hat lange gezögert, bis sie einem Treffen zugestimmt hat. Zu groß war die Angst, all der Schmerz könnte wieder aufbrechen, wenn sie über ihren Bruder spricht. Aber Peter, sagt sie, hätte gewollt, dass seine Geschichte erzählt wird. Noch heute plagen sie Schuldgefühle. Sie denkt, sie hätte in seinen letzten Tagen bei ihrem Bruder sein müssen. Auch wenn sie seinen Tod wohl nicht hätte verhindern können – vielleicht, denkt sie, wäre es dann leichter gewesen, sich zu verabschieden.

Auch ihre Mutter grübelt seit Jahren den vermeintlichen Versäumnissen nach, ist zerrissen von Scham und Schuld. Was hat sie falsch gemacht? Hätte sie ihren Mann verlassen müssen, als die Kinder noch klein waren? Fragen, auf die sie wohl keine Antworten mehr finden wird. Fragen, auf die auch ihr Sohn keine Antworten gefunden hat. Am Ende hat er resigniert, schon bevor sein Körper den Dienst versagt hat. »Wer einmal Kokain genommen hat, kann das unbeschreibliche Glücksgefühl nicht wieder vergessen«, schreibt er wenige Wochen vor seinem Tod. »Er wird immer wieder Kokain konsumieren. Nur eine intakte Familie, ein guter Job und innere Zufriedenheit können verhindern, dass ein *User* in den Abgrund fällt und sich total ruiniert. Ärzte können nicht helfen, denn es gibt kein Medikament gegen Kokainsucht. Der einzige Weg ist eine psychologische Behandlung. Aber ein Erfolg ist selten. Einmal bedeutet immer wieder.«

Andrea N. lebt noch in ihrer Vierzimmerwohnung in Bramfeld, mit Mann und Kind. Sie fühlt sich wohl in der Beziehung, sicher und aufgehoben. Ihr Buchladen läuft gut. Sie ist glücklich, meistens. Ihr Sohn ist beinahe vier Jahre alt, manchmal ängstigt sie die Vorstellung, er könne einen ähnlichen Lebensweg gehen wie Peter. Die Bande zwischen Andrea und der Familie ihres Ex-Mannes sind zerstört. Und viele Freundschaften, die

Andrea in all den Jahren vernachlässigt hat, sind für immer eingeschlafen.

Sonja lebt mit Mann und Kind in dreißig Kilometer Entfernung. Sie liebt ihre Familie und ihre Arbeit als Polizeikommissarin. Ein wenig nimmt sie es ihrem Bruder immer noch übel, dass ihr Sohn Morten, dem sie den Zweitnamen Peter gegeben hat, ohne den Onkel aufwachsen muss. Er hätte ihm viel zu geben gehabt, denkt sie. Morten ist vierzehn Monate älter als Andreas Sohn. Die beiden kennen sich nicht.

Peters Mutter lebt noch in L., in dem Haus, in dem Peter und Sonja aufgewachsen sind. Wenn sie ihr Enkelkind im Arm hält, verblassen für wenige Momente Trauer, Schmerz und ein Gefühl von Schuld und Scham, das wohl nie ganz verschwinden wird.

Peters Vater leidet seit vielen Jahren am Korsakow-Syndrom, ausgelöst durch seinen Alkoholismus. Für ihn waren das Leid und der Tod seines Sohnes nur flüchtige Schatten, die seine Erinnerung nicht zu bewahren vermochte.

Bernd, 36, Frührentner aus Hannover

Aus dem Himmel in die Hölle

Der Tag, an dem Bernd Vogel die wirkliche Welt verlassen wird, beginnt vergleichsweise normal. Am 27. Februar 1990, einem Dienstag, reißt ihn früh am Morgen ein Alptraum aus dem Schlaf. Er sitzt aufrecht in seinem Bett, die Augen weit aufgerissen, kalter Schweiß klebt auf seiner Haut, sein Pulsschlag dröhnt in seinem Kopf, schnell und hart wie nach einem Tausendmeterlauf. Männer ohne Gesichter, ganz in Schwarz gehüllt, haben ihn verfolgt in diesem Traum, haben ihre Klauenhände nach ihm ausgestreckt. Sind immer näher gekommen, so nah, dass er sich nur noch in das Aufwachen flüchten konnte. Eine Flucht, die ihm in den wahnverlorenen Wochen, die nun folgen werden, nicht mehr gelingen wird.

Die Realität seines Zimmers ist nur unwesentlich angenehmer. Das Laken, auf dem er schläft, hat er seit Wochen nicht gewechselt, und die Bettdecke ist voller Brandlöcher. In der Wohnung liegen dreckige Wäsche und Plastiktüten voller Müll, der Teppichboden ist mit Wein und Bier getränkt. Auf die Wände im Wohn- und Schlafzimmer hat Bernd großflächige Bilder in grellen Farben gemalt – vier Schlangenköpfe in rot und grün, mit scharfen Zähnen in aufgerissenen Mäulern, die aus einem Käfig drängen, und eine silberne Spinne im Netz vor einem blutroten Hintergrund. Die Spinne nagt an einem Hanfblatt. Die Bilder hat Bernd im vergangenen Jahr gemalt, nach seinem Umzug von Hannover nach Berlin. Mittlerweile hasst er sie, sie ängstigen ihn. Aber er ist zu träge, sie zu übermalen.

Er stapft in sein Badezimmer. Kaltes Wasser in seinem Gesicht vertreibt die letzten Bilder des Albtraums. Am vergangenen Abend hat er einen halben LSD-Trip eingeworfen, dazu eine Menge Haschisch geraucht. Das hat er auch an den Abenden zuvor getan. Sobald die Wirkung der Droge einsetzte, hat er das Neue Testament und die Schriften des Autors Carlos Castaneda studiert. Und wie im Fieber Gedichte geschrieben, Stunde um Stunde, bis in den frühen Morgen. Er schläft häufig erst kurz vor Morgengrauen ein, bald darauf schrillt der Wecker und treibt ihn zur Arbeit. Und nach Feierabend beginnt es von vorn. Seit Wochen schon schläft er nur wenige Stunden in der Nacht, auch wenn ihn keine Alpträume umtreiben.

Seine Zweizimmerwohnung liegt im Berliner Stadtteil Kreuzberg. Der ehemalige Grenzübergang Moritzplatz ist nur wenige hundert Meter entfernt. Trotzdem hat Bernd nichts mitbekommen vom Fall der Mauer, der Aufregung und Euphorie der Wende. Die Mauern, die in seinem Inneren eingestürzt sind, bedeuten ihm so viel mehr als alle Grenzen dieser Welt. Er nimmt nur die Heerscharen von gaffenden Touristen auf der Straße wahr. Für ihn sind sie Eindringlinge, die ihn bedrohen, den Fluss seiner Gedanken stören. Bernd hat kein Interesse mehr an seiner Umgebung, seiner Wohnung, dem Müll, den Menschen auf der Straße.

Vor einigen Monaten, als die BEWAG die Stromlieferung für seine Wohnung eingestellt und die Deutsche Bundespost sein Telefon stillgelegt hat, weil er mit den Rechnungen zu lange im Verzug war, hat ein Freund ihm eine Stellung als Maler und Lackierer besorgt. Die Arbeit ödet ihn an. Sie ist nicht mehr als eine unangenehme Unterbrechung des Drogenrauschs. Immerhin kann er jetzt seine Rechnungen zahlen.

Direkt neben der Wohnungstür hängt ein Poster von Marius

Müller-Westernhagen. Seine Lieder bieten Bernd Zuflucht, er kennt die Texte auswendig. In den vergangenen Wochen ist er mehr und mehr zu der Überzeugung gelangt, dass Marius ein Erleuchteter ist. Und mittels seiner Texte, häufig von Wissen und Weisheit durchdrungen, spricht der Sänger zu ihm, teilt ihm, und nur ihm, seine Erkenntnisse mit. Da ist Bernd ganz sicher. Vor einigen Wochen hat Marius ihm bei einem Konzert in Hannover zugezwinkert.

Bernd feuert den Kohleofen an, dann geht er in die Küche, nimmt einen tiefen Schluck aus der Rotweinflasche auf dem Tisch, übrig geblieben von der Nacht zuvor. In der Spüle und auf dem klebrigen Linoleum dutzende leerer Flaschen. Er sucht im Aschenbecher nach Zigarettenstummeln, bröselt den übrig gebliebenen Tabak heraus und schüttet die Reste auf einem Zigarettenpapier zusammen, krümelt etwas Haschisch hinzu und dreht einen Joint, inhaliert den Rauch mit tiefen Zügen. Wie ein Zündfunke den Sprengsatz aktiviert das Haschisch das LSD in seiner Blutbahn. Mit dem Joint in der einen Hand und der Flasche Rotwein in der anderen geht er in seiner Wohnung auf und ab. In seinem Schlafzimmer steht ein Spiegel, zwei Meter hoch. Bernd bleibt davor stehen, mustert sein Gesicht. Riesige, schwarze Pupillen, die das Blau seiner Augen beinahe völlig ausfüllen, das Gesicht unrasiert, bleich und eingefallen, die Wangenknochen treten scharf hervor. Er zieht die Unterhose aus und das T-Shirt, in dem er geschlafen hat. Betrachtet seinen nackten Körper. Er ist 1,93 Meter groß und so abgemagert, dass sich die Rippenbögen unter der Haut abzeichnen. Seine Fingerkuppen sind gelb vom Nikotin, die Nägel hat er bis auf das Fleisch abgekaut. Er ist zwanzig Jahre alt und sieht aus wie ein Wrack. Der Kerl da im Spiegel ist ein alter Mann.

Plötzlich beginnt der alte Mann im Spiegel zu reden. »Sieh

dich an, Bernd«, sagt er. Bernd hört die Stimme, aber die Lippen im Spiegel bewegen sich nicht. Bernd starrt sein Spiegelbild an. Das Gesicht im Spiegel verwandelt sich. Jetzt trägt es die Züge seines Vaters. Sein Vater, den er seit Jahren nicht mehr gesehen hat, der die Familie verließ, als Bernd zehn war, spricht zu ihm.

»Aber ich lebe noch«, sagt Bernd zu dem Gesicht im Spiegel.

»Ja, du lebst«, antwortet die Stimme mit dem Gesicht seines Vaters. Laut wie Donner hallen die Worte durch die Wohnung.

»Und du wirst berühmt!«

Bernd atmet schwer.

»BERÜHMT!!«, donnert die Stimme.

Bernd bricht zusammen, windet sich weinend und zitternd auf dem Boden. Es ist der Moment, an dem er einen Pakt mit dem Schicksal schließt. Von diesem Moment an ist die Welt voller Zeichen, die ihm den Weg weisen. Sein ganzes bisheriges Leben, begreift er, während er sich auf dem Boden wälzt, hat ihn zu diesem Punkt geführt. Es ist der Moment, in dem Bernd sich aus der Realität verabschiedet.

Der Himmel über Hannover sieht nicht aus wie gemalt. Eher wie von einem findigen Programmierer am Computer animiert – graue Gewitterwolken türmen sich in Schichten vor einem zart blau leuchtenden Himmel, sie haben klar umrissene Konturen und wirken, als würden sie leuchten. Ein Arbeiterviertel am Rand der Stadt. Der dunkelrote Backsteinbau aus den dreißiger Jahren sieht so aus wie das Haus links daneben und das auf der rechten Seite. Die Mauern scheinen jeden Sonnenstrahl, der seinen Weg durch die Wolken findet, zu absorbieren.

Der junge Mann steht in der Tür zu seiner Wohnung, hält den Griff fest umklammert, als würde er Halt suchen. Er ist groß und breitschultrig, der Flur in seiner Wohnung ist eng und die Decke niedrig. Der Mann hält Kopf und Schultern leicht gebeugt, sein Händedruck ist vorsichtig, sein Lächeln scheu und freundlich. »Schön, dass Sie da sind«, sagt er. »Als ich meiner Mutter erzählt habe, dass wir uns treffen, hat sie gedacht, ich würde wieder an Wahnvorstellungen leiden, und wollte mich schon in eine Klinik einweisen. Zum Schluss war ich mir selbst nicht mehr ganz sicher, ob Sie tatsächlich kommen.«

Vor einigen Monaten hatte Bernd Vogel mir ein 140-seitiges Manuskript geschickt, in dem er von seinen durch Drogen ausgelösten Psychosen erzählt. »Ihnen hat das Schreiben das Leben gerettet«, hieß es in dem beigelegten Brief, »mich rettet es über jeden Tag. Jede Zeile bringt mir ein kleines Stück Tagesstruktur. Sehr wichtig für einen Psychotiker. Außerdem bewahre ich meine Traumwelt, solange ich schreibe.«

Bernd Vogel ist heute 36 Jahre alt und seit drei Jahren Frührentner. An fünf Tagen in der Woche arbeitet er als Kurierfahrer für eine Spedition, liefert Autolacke aus, jeweils drei Stunden, und verdient 340 Euro im Monat zusätzlich zu seiner Rente. Seine Zweizimmerwohnung ist aufgeräumt und sauber. Im Schlafzimmer steht ein Schreibtisch mit einem alten Computer, daneben das Bett, frisch bezogen. An den Wänden, die in hellen Gelb- und Blautönen gestrichen sind, hängen zahlreiche Mützen und Hüte, dazwischen Bilder, augenscheinlich selbst gemalt und sehr bunt. »Die Hüte hat meine Ex-Freundin entworfen, sie ist Hutmacherin«, sagt Bernd. »Die Bilder hat ein Freund aus der Psychiatrie gemalt.« Auf einem großen Tisch im Wohnzimmer kunstvoll gestaltete Fotoalben, aus handgeschöpftem Papier und Seide. Wann immer seine Krankheit es zulässt, fertigt Bernd solche Alben und verkauft sie auf Kunsthandwerkermärkten. Trotz der Bilder und hellen Wände wirkt die Wohnung eng und ein wenig bedrückend. Vielleicht liegt es an den dunklen Möbeln, daran, dass nur wenig Licht durch die Fenster fällt.

»Meine Diagnose lautet schizoaffektive-paranoide Psychose«, sagt Bernd. »Außerdem bin ich manisch-depressiv. Meine erste Psychose hatte ich mit zwanzig, Haschisch und LSD waren der Auslöser.« Psychologen nennen das eine Mehrfach-Diagnose. Die Vermischung von verschiedenen Krankheitsbildern wie Manie, Depression, Paranoia und Schizophrenie gilt als besonders schwierig zu behandeln.

Seit mehr als anderthalb Jahrzehnten bestimmt die Krankheit Bernd Vogels Leben. Mittlerweile, sagt er, habe er gelernt, mit ihr zu leben. Und sein Umfeld ebenso. Sein ältester Freund hat alle Stationen seiner Krankheit miterlebt, er hält nach wie vor zu ihm. Ebenso seine Ex-Freundin, vor fünf Jahren haben sie sich getrennt, nach neun Jahren Beziehung. Auch seine Mutter besucht ihn regelmäßig, hilft ihm mit dem Haushalt.

Wenn er beginnt, in die Isolation abzutauchen, sind es oft seine Freunde und Familienangehörigen, die ihn halten. Und wenn die Symptome stärker werden, einen neuen Schub ankündigen, sucht er Hilfe bei seinem Psychiater oder in der Tagesklinik, in der er schon viele Male Patient war. Eine Ursache für seine Psychosen, haben die Ärzte festgestellt, liegt in einem chemischen Ungleichgewicht in seinem Gehirn, einer Stoffwechselstörung. Dopamin, der Botenstoff, der bei gesunden Menschen ausgeschüttet wird, wenn sie verliebt sind oder hoch erregt, wird bei Bernd Vogel oft völlig unkontrolliert freigesetzt und löst Wahnvorstellungen aus, die für ihn ganz real wirken. »Ich kann dann nicht mehr zwischen Halluzination und Wirklichkeit unterscheiden«, sagt er. »Das einzige wirksame Mittel dagegen sind Medikamente.«

Drei verschiedene Mittel muss er jeden Tag einnehmen, gegen die Manie, die Depressionen, die Psychose. Für akute Notfälle steht ein viertes in seinem Medikamentenschrank bereit. Die Schwierigkeit liegt in der optimalen Einstellung – so hoch zu dosieren, dass die Symptome seiner Krankheit verlässlich unterdrückt werden, und so niedrig, dass er nicht den ganzen Tag teilnahmslos wie ein Gemüse in der Ecke sitzt. Diese Balance gelingt nicht immer. Manchmal fühlt Bernd sich hohl, innerlich ausgedörrt. Er hasst diesen Zustand, er fühlt sich dann wie eine lebende Leiche. Dann spielt er mit dem Gedanken, die Dosis zu verringern. Wissend, dass er so einen erneuten Schub riskiert.

In den Monaten, in denen die Stimmen in seinem Kopf schweigen und die dunklen Schatten verblassen, versucht er, Strukturen für seinen Alltag zu finden. Donnerstags spielt er Badminton, freitags trifft er sich mit drei Freunden, die er in der Psychiatrie kennen gelernt hat, zum Kartenspiel. Und jeden zweiten Samstag besucht ihn seine Mutter. Solche festen Termine sind wichtig für ihn. Wie Pfähle ragen sie aus dem Meer der Stunden und Minuten heraus, Pfähle, an denen er Halt und Orientierung findet.

Bernd Vogel hat Kaffee gekocht, auf dem Tisch steht eine Schüssel mit Keksen. Der Gast soll sich wohl fühlen, alles soll so normal wie möglich sein. Normalität herzustellen ist das Wichtigste in Bernd Vogels Leben. Und häufig das Schwierigste, trotz der Medikamente.

Er zündet sich eine Zigarette an. Eigentlich, sagt er, habe er das Rauchen vor Monaten aufgegeben. Aber wenn er aufgeregt ist, braucht er das Nikotin. Drogen nimmt er schon seit einigen Jahren nicht mehr. »Ich kann nicht sagen, ob die Psychose auch ohne Drogen ausgebrochen wäre«, sagt Bernd. »Möglich ist das natürlich.« Die Voraussetzungen für eine Psychose sind im neuralen Netz des Gehirns und im Stoffwechsel angelegt, bedingt durch genetische Faktoren und Erfahrungen in der Kindheit. Aber Drogen sind häufig der Auslöser für einen Schub. »Haschisch und LSD haben bei mir den Schalter umgelegt und meine Wahnvorstellungen eindeutig beeinflusst und intensiviert«, sagt Bernd. »Jede meiner fünf Psychosen ging mit exzessivem Drogenkonsum einher. Wenn ich heute einen Joint rauchen würde, wäre die Gefahr sehr groß, dass ich mich wieder in einen Wahn hineinsteigere. Nach einem LSD-Trip würde ich mit absoluter Sicherheit wieder in der Psychiatrie landen.«

Er erzählt sprunghaft und entschuldigt sich ständig dafür. Setzt sich unter Druck. Endlich jemand da, der sich für seine Geschichte interessiert, sie ernst und wichtig zu nehmen scheint. Wenn er redet, wird er schnell kurzatmig. Atmet flach und gepresst, öffnet den Mund dabei kaum. Wenn er einatmet, entsteht ein leichtes Zischen, wie von einem Wasserkessel. Das Zischen ist besonders laut, wenn er von den Depressionen und der Paranoia redet. Wenn er ein wenig zur Ruhe kommt und seine Züge sich entspannen, sieht sein Gesicht freundlich und sympathisch aus. Trotz seiner Größe und seiner breiten Schultern wirkt er sensibel und verletzlich, ein kleiner Junge, der den Körper eines Mannes trägt wie einen Anzug, der ihm einige Nummern zu groß ist.

Bernd wird im Frühjahr 1969 in einem kleinen Dorf bei Hannover geboren, wächst dort zusammen mit seiner zwei Jahre älteren Schwester auf. Sein Halbbruder, neun Jahre älter und Sohn seines Vaters aus erster Ehe, lebt bei den Großeltern. Bernds Familie wohnt in einer Vierzimmerwohnung im ersten Stock eines umgebauten Bauernhauses, hinter dem Haus ein geräumiger Hof. Als Bernd sechs Jahre alt ist, zimmert sein Vater für ihn einen Hochstand. Von dort aus kann er die Wiesen und Gärten der Nachbarn übersehen.

Im Sommer lässt Bernd gemeinsam mit seinem Vater Drachen steigen, die sie selbst gebaut haben, und tobt mit seinen Freunden durch den nahegelegenen Wald, spielt Cowboy und Indianer. Die Welt ist ein großer Spielplatz. Abends sitzt sein Vater an seinem Bett und erzählt ihm Märchen und Abenteuergeschichten. Bernds Vater erfindet viele dieser Geschichten während des Erzählens, manchmal benutzt er Versatzstücke von Büchern oder Filmen, schmückt sie aus, spinnt sie weiter. Seine Fantasie scheint grenzenlos.

Bernd liebt diese Abende, das Halbdunkel des Zimmers erfüllt von Drachen, Feen, Hexen, Rittern und Piraten. Eingerollt in seine Decke, die Stimme des Vaters im Ohr, fühlt er sich geborgen. Oft nimmt er die Geschichten mit in den Schlaf, wenn das Schrillen des Weckers ihn am Morgen aus dem Schlaf reißt, klammert er sich an diese Träume, kämpft gegen das Erwachen.

Dass sein Vater zahlreiche Affären hat, Alkoholiker ist und spielsüchtig, davon ahnt Bernd noch nichts, obwohl er ihn häufig losschickt, um Bier zu holen. Die Flaschen muss Bernd in den Keller schmuggeln, wo sein Vater eine Werkstatt eingerichtet hat, die Mutter darf nichts merken. Als Belohnung bekommt Bernd ein Malzbier. Aufregend ist das, ein wenig wie die Gute-Nacht-Geschichten am Abend. Wenn sein Vater sich nachts aus dem Haus schleicht, an der nächsten Telefonzelle ein Taxi bestellt und ins Spielkasino fährt, schläft Bernd. Alkoholismus, Spielsucht – exotische Worte, deren Bedeutung Bernd auch nicht versteht, als er sie mit zehn Jahren zum ersten Mal hört.

Bernds Vater arbeitet bei der Landesversicherungsanstalt. Als die Buchführung auf Computer umgestellt wird, manipuliert er die Daten. Er unterschlägt Gelder in fünfstelliger Höhe, betrügt seinen Arbeitgeber und die Rentner des kleinen Dorfes, seine Nachbarn. Sogar seine eigene Mutter und seine Schwiegermutter verlieren durch ihn mehrere zehntausend Mark. Am 2. November 1979 schreibt »Bild«: »LVA-Amtmann prellte Putzfrau um 42 000 Mark«, in riesigen Buchstaben, über eine komplette Seite.

In der folgenden Nacht verschwindet Bernds Vater aus der gemeinsamen Wohnung, lässt die Familie zurück. Die Mutter versucht, ihn zur Rückkehr zu bewegen. Sie will ihm verzeihen, einen neuen Anfang wagen, retten, was zu retten ist, die Ehe, die Familie. »Es ist vorbei«, sagt ihr Mann, als sie sich zu einem klärenden Gespräch treffen. »Ich liebe dich nicht mehr. Es gibt eine andere.« Die Narben bleiben lange.

Bernd begreift kaum, was um ihn herum geschieht. Sein Vater ist weg, so viel ist ihm klar. In seinem Leben klafft jetzt ein Loch, von dem er nicht weiß, wie er es füllen soll. Auch die Beziehung zu seiner Mutter wird schwieriger. Sie ist allein und völlig überfordert, ihr Lebensentwurf gescheitert. Sie hat Angst vor der Zukunft. Jeder im Dorf weiß von ihrem Unglück, sie fühlt sich gedemütigt, schämt sich, nicht nur für ihren Mann – auch sie hat versagt, sonst wäre die Ehe nicht an Alkohol, Spiel und anderen Frauen zerbrochen. Geld bekommt sie von ihrem Mann keines. Da sie die beiden Kinder alleine durchbringen muss, arbeitet sie wieder ganztags als Angestellte bei einer Versicherung. Zu Hause versucht sie, mit Strenge das Vakuum zu füllen, das ihr Mann hinterlassen hat.

Sie schreit die Kinder an, wird häufig hysterisch. Vor allem mit ihrem Teenagersohn kommt sie nicht zurecht. Ein versponnener Junge, der sich in Tagträume flüchtet und nicht zu erreichen ist – so war er schon immer. Aber jetzt wird er noch verschlossener und aufsässig. Er vernachlässigt seine Pflichten im Haushalt und hält sich nicht an die Ausgangszeiten. Nie widersetzt er sich offen, stattdessen stiehlt er sich heimlich aus dem Haus und ignoriert ihre Anweisungen. Strafen lässt er stoisch über sich ergehen, stellt sie ihn zur Rede, schweigt er. In der Schule gehört er zu den Schlechtesten, er vernachlässigt seine Hausaufgaben, und auf Fragen der Lehrer reagiert er oft gar nicht. Dass er große Schwierigkeiten hat, sich zu konzentrieren, erzählt Bernd weder seiner Mutter noch den Lehrern. Wenn er versucht, dem Unterrichtsstoff zu folgen, verliert sich die Stimme des Lehrers nach kurzer Zeit in der Ferne, Zahlen, Daten, Theorien verrinnen in seinem Gedächtnis wie Sand zwischen seinen Fingern.

In seine Tagträume mischen sich immer häufiger religiöse Fantasien, obwohl seine Eltern nie viel Wert auf Kirche und Glauben gelegt haben. Wie alle Kinder des Dorfes wird Bernd zur Konfirmation angemeldet, aber für sonntägliche Kirchgänge und Tischgebete gibt es keinen Platz in seiner Familie. Trotzdem setzen sich Bilder von Verdammnis und Höllenfeuer in seinem Kopf fest, immer häufiger betet er im Stillen: »Lieber Gott, schick mich nicht in die Hölle.« Vielleicht waren es ja seine Sünden, die den Vater vertrieben haben. Vielleicht hat er es ja verdient, verlassen zu werden.

Bernd treibt ziellos durch die Tage. Mit dreizehn Jahren beginnt er, Zigaretten zu rauchen, Bier zu trinken und in den Läden des Dorfes Schokoriegel zu stehlen. Er fühlt sich zerrissen, klammert sich noch ängstlich an die Reste seiner idyllischen Kindheit und sucht gleichzeitig nach einer Zukunft, einem Weg, erwachsen zu werden. Ohne zu wissen, wie das gehen soll, aller Vorbilder und Leitfiguren beraubt. Nachmittags spielt er im Sandkasten hinter dem Haus mit Modellautos, abends trifft er sich mit älteren Jungs auf Spielplätzen und Baustellen, raucht Zigaretten und trinkt Bier. Das Bier schmeckt ihm nicht besonders, aber er mag die wohlige Stimmung, in die ihn der Alkohol versetzt.

Manche der anderen Jungs kiffen, auch sein älterer Halbbruder kifft häufig, nimmt LSD und andere Rauschmittel. Unter Drogeneinfluss benimmt er sich so merkwürdig, redet so wirr, dass er seinem jüngerer Bruder Angst einjagt.

Seinen Vater, der ohne Haftstrafe davongekommen ist, besucht Bernd häufig. Dann ist für wenige Stunden alles wie früher. Er sehnt diese Treffen herbei, wie gerne würde er beim Vater bleiben! Aber seine Mutter hat das Sorgerecht. Die Stunden mit dem Vater sind kostbar und immer zu kurz.

Einige Jahre später, er ist jetzt sechzehn, steht Bernd an einem frühen Abend vor der Tür eines Mehrfamilienhauses am Stadtrand von Hannover. Dort wohnt sein Vater mit seiner neuen Ehefrau. Bernd hat ihn seit längerer Zeit nicht gesehen. Die Anrufe seines Vaters sind im vergangenen Jahr immer seltener geworden, irgendwann sind sie ganz ausgeblieben. Bernd vermisst den Vater, also hat er nach der Schule beschlossen, ihn spontan zu besuchen. Bernd klingelt. Die Stimme des Vaters kommt aus der Gegensprechanlage.

»Ja, hallo?«, fragt er.

»Hallo Papa, ich bin's«, antwortet Bernd.

»Was willst du denn hier?«, fragt sein Vater in scharfem Ton.

»Ich, ich wollte dich besuchen«, stammelt Bernd verunsichert.

»Du spinnst wohl, hier einfach so unangemeldet aufzukreuzen. Ich hab jetzt keine Zeit, geh nach Hause. Und mach das nie wieder!« Minutenlang steht Bernd wie eingefroren vor der Tür, Kopf und Körper fühlen sich taub an, am liebsten würde er sich übergeben. Er kann die Tränen nicht zurückhalten. Dreht sich um, schluchzend, läuft, immer schneller, weg, nur weg. Noch ahnt er nicht, dass diese Worte die letzten sein werden, die er von seinem Vater hört.

In den Wochen und Monaten, die folgen, wartet Bernd. Auf einen Brief, einen Anruf, irgendein Zeichen. Nichts geschieht. Schließlich hält er es nicht mehr aus. Er greift zum Telefon. »Dein Vater hat jetzt eine neue Familie«, sagt die neue Ehefrau des Vaters am anderen Ende der Leitung, »er hat keine Zeit mehr für euch. Lass ihn in Ruhe.«

Wenige Monate später, einem Freitagnachmittag, raucht Bernd seinen ersten Joint. Am Raschplatz hinter dem Hauptbahnhof in Hannover kauft er gemeinsam mit zwei Freunden von einem jungen Schwarzen Haschisch. Seine Freunde kiffen schon etwas länger, wenn sie berauscht sind, wirken sie entspannt und heiter. Bernd hat nicht viel zu lachen. Die Stimmung zu Hause ist immer angespannter geworden in den vergangenen Jahren. Wenn seine Mutter sich ganz besonders über ihn ärgert, sagt sie: »Du bist genau wie dein Vater!«

Auch seine Mutter hat wieder geheiratet. Mit seinem Stiefvater kommt es ständig zum Streit. Bernds Mutter schlägt sich dann allerdings meist auf die Seite des Sohnes. Das erzürnt ihren Mann noch mehr als der missratene Stiefsohn, der Streit zwischen den Eheleuten eskaliert.

Nach der Schule hat Bernd eine Ausbildung zum Maler und Lackierer begonnen. Eine anstrengende und monotone Arbeit, vor allem im ersten Lehrjahr – er baut Metallgerüste auf, fegt Räume aus und schleppt Farbeimer Treppen und Leitern hinauf. Nach der Arbeit dann trifft er seine Freunde.

An diesem Freitagnachmittag im Frühling siegen seine Neugier und sein Neid über die Angst. Er zieht an einem Joint. Nichts geschieht, er spürt keine Wirkung. Trotzdem lacht er mit, wenn seine Freunde lachen. Er will nicht außen stehen. Aber schon mit dem zweiten Joint wenige Tage später stellt sich die erhoffte Wirkung ein. Wohlige Entspannung breitet sich in seinem Körper aus, das Lachen befreit und schützt ihn, die öde Realität, sein stumpfer Job, die Streitereien zu Hause, der Schmerz, die Einsamkeit, nichts davon erreicht ihn mehr. Die Droge bietet ihm ein warmes, sicheres Nest. Bald kifft er täglich, den ersten Joint raucht er schon vor der Arbeit, nach Feierabend buddelt er mit seinen Freunden Erdlöcher im Waldboden, in denen sie ihr Haschisch rauchen.

An den Wochenenden, wenn er mit seinen Freunden durch die Diskotheken zieht, nimmt er manchmal Speed. Mit einem Mal fühlt sich der schüchterne, introvertierte Junge hellwach, selbstsicher und schlagfertig, spricht Mädchen an und genießt es, im Mittelpunkt zu stehen.

Mit neunzehn, nach zwei Jahren Lehre, kündigt sein Chef den Ausbildungsvertrag. In den letzten Monaten ist Bernd immer seltener zur Arbeit gekommen, auch das letzte Interesse an einer Ausbildung und einer gesicherten Zukunft hat er verloren. Wenige Monate später zieht er nach Berlin. Ralf, ein Freund aus Hannover, wohnt dort seit dem vergangenen Jahr, er arbeitet ebenfalls als Maler und Lackierer und sorgt dafür, dass Bernd in der Malerwerkstatt seines Chefs seine Ausbildung abschließen kann. Und er hilft Bernd, eine Wohnung zu finden. Endlich ist er fort aus dem kleinen Dorf, aus der Wohnung seiner Mutter. Wirklich zu Hause hat er sich dort längst nicht mehr gefühlt.

Und dennoch zieht es ihn immer wieder zurück. Die Abnabelung fällt ihm schwer. Jedes zweite Wochenende fährt er in den ersten Monaten nach Hannover, meist per Anhalter. Besucht dort seine Freunde, oft übernachtet er in der Wohnung seiner Mutter. An einem dieser Wochenenden lernt er auf einer Party Alexandra kennen. Sie ist drei Jahre jünger als er, ein hübsches, nachdenkliches Mädchen mit kurzen, rot gefärbten Haaren, das meist schwarze Kleidung trägt. Alexandra besucht auf Drängen ihres Vaters eine Bürofachschule. Doch sie ist unglücklich dort, träumt von einer kreativen Arbeit, Designerin vielleicht, zumindest aber Schneiderin. Bernd fasziniert sie sofort. Ein stiller, zurückhaltender Junge, der sich nicht in den Vordergrund drängt wie die anderen. Kein Angeber und Macho, sondern einer, mit dem sie reden kann, Stunde um Stunde. Vor allem einer, mit dem sie träumen kann. Sie verliebt sich Hals über Kopf in ihn. Bernd kann sein Glück kaum fassen. Bei ihr fühlt er sich aufgehoben, zu Hause.

Zurück in Berlin, weit weg von Alexandra, kifft er täglich. Ecstasy kommt dazu, später dann LSD und Pilze. Das ist noch besser als Haschisch. Nur wenn Alexandra bei ihm ist, wenn er an den Wochenenden zu ihr nach Hannover fährt oder sie ihn in Berlin besucht, drosselt er seinen Drogenkonsum. Sie nimmt keine Drogen, und Bernds Kiffer-Freunde in Berlin mag sie auch nicht besonders.

Bernds Reise in die Psychose, diese Reise, auf der er seinem Vater im Spiegel begegnen wird, beginnt an einem sonnigen Tag im Herbst des Jahres 1989. Zusammen mit drei Freunden, alle zwischen neunzehn und dreiundzwanzig Jahre alt, nimmt er zum ersten Mal Psylocybin – Pilze, die Halluzinationen auslösen, ähnlich dem LSD. Mit beinahe religiöser Ehrfurcht kaut er, die breiige Masse klebt an seinem Gaumen. Dann rauchen sie ihr Haschisch aus einer Wasserpfeife. Kurz darauf setzt die Wirkung der Pilze ein. Bernd fühlt sich leicht und gelöst, in Harmonie mit sich selbst und der Welt um ihn. Glücklich. Die vier fahren mit der U-Bahn an den Stadtrand. Die Luft ist mild und scheint im warmen Spätsommerlicht zu leuchten. Wenn er die Augen schließt, klingt das Rattern wie das Rauschen der Wellen an einem tropischen Strand. Allen Passanten, die ihm begegnen, lächelt er freundlich zu. Alle lächeln zurück.

»Ist das nicht herrlich?«, sagt Bernd zu seinen Freunden. »So sollte es immer sein.« Er lächelt, dreht sich mit ausgebreiteten Armen um die eigene Achse, wie ein kleiner Junge. Er möchte die ganze Welt umarmen.

Sie wandern durch den Grunewald. Bernd meint über den weichen Waldboden zu schweben, manchmal kneift er sich ins Bein, damit der kurze Schmerz ihn auf die Erde zurückholt. Sonst würde er davonwehen. Der Wind streichelt seine Haut zärtlich wie nie eine Hand zuvor. Bernd umarmt Bäume, beobachtet Ameisen und folgt Schmetterlingen, die ihm den Weg weisen. Er lauscht auf die Stimmen der Vögel, sucht die Bedeutung jedes Trällerns und jedes Krächzens zu ergründen. Der Wald ist erfüllt von Geheimnissen und Zauberwesen, wie damals, als sein Vater ihm Gute-Nacht-Geschichten erzählt hat.

Am Ufer eines kleinen Sees, im Schatten eines Baumes, sinkt er ins Gras. Er ist wie der Baum über ihm und die Grashalme unter seinen Händen – tief verwurzelt in der Natur. Er spürt eine Wärme auf seiner Haut und tief darunter, eine Wärme, die ihn umhüllt und umfängt. Er schließt die Augen. Hinter seinen Lidern, das spürt er, wartet eine Welt auf ihn, die exotischer ist und bunter, als er es je für möglich gehalten hat.

»Das ist ein Omen«, sagt Karlo, einer von Bernds Freunden. Bernd öffnet die Augen. Hoch oben am Himmel kreist ein Mäusebussard, Karlo deutet auf den Vogel.

»Wieso soll das ein Omen sein?«, fragt Bernd.

»Weil es keine Zufälle gibt«, antwortet Karlo. »Die Welt ist voller Zeichen, du musst nur lernen, sie zu erkennen. Dann wirst du begreifen.«

Bernd ist fasziniert. Will mehr erfahren. Karlo erzählt ihm

mit Verschwörerstimme von den Büchern des amerikanischen Autors Carlos Castaneda, eines Mystikers, den die Hippies schon in den siebziger Jahren verehrten, von dessen Suche nach Erleuchtung, von indianischen Schamanen, die sich von Visionen leiten lassen, von Naturmagie und Drogenritualen, die helfen, die Schranken des Geistes zu überwinden und Weisheit bringen. Wege, den Tod zu besiegen und ewige Jugend zu erlangen. »Du musst deinen persönlichen Pfad finden«, sagt Karlo, »den Zeichen folgen, die deinen Weg bestimmen.«

Bernd taucht in diese Sätze ein, verliert sich darin. Denkt sie weiter. Es ist, als hätten die Worte seines Freundes eine Tür in seinem Kopf aufgestoßen: Ohne Pause stürmen Gedanken durch ihn, er ist erfüllt von Ideen, die in einem endlosen Stakkato aufblitzen, strahlend, majestätisch und schön wie Feuerwerkskörper, von Fantasien, die wild und frei wuchern, sich ineinander verschlingen. Er berauscht sich an dem Aufruhr in seinem Kopf, seine Haut prickelt vor Aufregung.

Je weiter er sich von der Realität entfernt, desto näher fühlt er sich den Dingen und Menschen, die ihn umgeben. Er ist im Einklang mit sich und der Welt. Diesen Zustand will er für immer festhalten. Nie wieder aufwachen aus diesem Traum. Hier ist alles so viel aufregender. Hier steht er selbst im Mittelpunkt des Universums, fühlt sich bedeutend.

In den folgenden Monaten sucht er häufiger diesen Rausch, isst Pilze oder schluckt LSD-Trips. Alexandra trifft er immer seltener. Wenn sie ihn besuchen will, findet er Ausreden. Irgendwann nimmt er die Drogen täglich, meist abends in seiner Wohnung, wenn seine Arbeit in der Malerwerkstatt beendet ist. Nur in einer geringen Dosierung, damit er die Kontrolle nicht vollständig verliert und am nächsten Tag wieder zur Arbeit gehen kann. Dazu raucht er Joints und trinkt Rotwein.

Bernd vertieft sich in die Schriften von Castaneda, studiert das Neue Testament. Nach und nach erwacht in ihm die Überzeugung, ein neuer Messias zu sein. Der Gedanke nistet sich in seinem Kopf ein, wird größer und größer, alles beherrschend am Ende. Er, Bernd Vogel, ist derjenige, der die Menschheit befreien muss, sie auf den Pfad der Erkenntnis und des ewigen Lebens führen wird. Er ist der Auserwählte. Die Friedenstaube. Daran gibt es für ihn irgendwann keinen Zweifel mehr. Bald droht all das Wissen, das in ihm wächst, seinen Schädel zu sprengen. Er beginnt, Gedichte zu schreiben. Wie im Fieber, ein Vers nach dem anderen, er kann nicht aufhören damit. Die Worte drängen hinaus, als lebten sie. In wenigen Tagen entstehen hunderte Gedichte. Gott spricht aus diesen Versen. Sie werden das neue Evangelium sein. In diesen Gedichten offenbart sich der Sinn des Lebens, der Weg zur Rettung der Menschheit.

Aber immer wieder schlägt die Angst ihre Klauen in seinen Geist, wilde Verzweiflung packt ihn. Er fühlt sich verlassen, allein, all das ist zu viel für ihn, viel zu viel, zu groß, zu gewaltig. Wenn er scheitert, droht ewige Verdammnis. Er spürt, wie das Böse nach ihm greift, der Tod, das Entsetzen; das Gewicht seiner Verantwortung, der Schuld, die er auf sich geladen hat in all den Jahren, erdrückt ihn schier. Kälte kriecht in seinen Körper, Dunkelheit beschattet seine Augen. Er schluchzt, schreit, wimmert, krümmt seinen Körper zu einer Kugel, sein Herz rast vor Angst. Bis das Dunkel sich wieder lichtet und die Erleuchtung ihn fliegen lässt. In seinem Kopf geht es zu wie in einem Fernseher, und jemand Fremdes hält die Fernbedienung in Händen. Die Programme wechseln in rasend schneller Folge, die Bilder jagen sich und fließen ineinander.

Bernd taumelt zwischen manischer Euphorie und tiefster Depression. Er verbringt jede freie Stunde alleine in seiner Wohnung, eingesperrt in seine Fantasien, emporgerissen, niedergezwungen von den Kräften, die in seinem Verstand toben. Der Welt draußen stattet er nur Kurzbesuche ab. Weihnachten, Silvester, Neujahr, all das zieht an ihm vorüber, hat keine Bedeutung in seinem Universum. Sich zur Arbeit schleppen, vorgeben, an den banalen Verrichtungen und Gesprächen beteiligt zu sein, kostet ihn große Anstrengung. Seine Vernunft schläft nicht nur, sie fällt in ein Koma. Im Februar 1990 schließlich begegnet er seinem Vater im Spiegel. Die Ungeheuer, die jetzt geboren werden, vermag simples Erwachen nicht zu vertreiben.

»In meinen manischen Phasen fühle ich mich total euphorisch, alles ist großartig. Ich bin selbstbewusst, schlagfertig, mein Selbstbewusstsein kennt keine Grenzen«, sagt Bernd Vogel anderthalb Jahrzehnte später. »Ich brauche keinen Schlaf und keine Nahrung, bin voller Energie. Leider folgt auf so eine manische Phase fast immer finsterste Depression. Ich stürze aus dem Himmel in die Hölle – Schizophrenie, Wahnvorstellungen, optische und akustische Halluzinationen. Vor allem wahnsinnige Angst, Verfolgungswahn und schlimmste Paranoia.«

Bernd hat sich damals in die Manie und in die Psychose verliebt, wie zuvor in den Drogenrausch. Noch heute klingt er wehmütig, wenn er von dieser Erfahrung erzählt, so als würde er von einer verflossenen Liebe berichten. Der Abschied ist ihm schwer gefallen. »Manie«, sagt er, »ist pure Glückseligkeit. Besser als Drogen, besser als Sex. Diese Leichtigkeit des Körpers, die Klarheit des Geistes. Für diese Augenblicke war ich völlig im Einklang mit der Welt.« Eine Welt, zu der jedem anderen Menschen der Zugang verwehrt blieb. Von der Welt außerhalb seines Schädels war er völlig abgeschnitten, unerreichbar für die Menschen, die dort lebten.

Als sein Körper aufhört zu zittern, steht Bernd vom Fußboden auf. Die Worte seines Vaters hallen immer noch in seinen Ohren. Er wird also berühmt werden. Die Gewissheit erfüllt ihn mit nie gekannter Euphorie. Gleichzeitig ängstigt sie ihn. Er weiß, er muss sich auf den Weg machen. Jetzt sofort. Aber wo ist er, dieser Weg? Bernd schaltet das Radio ein. Es läuft »Sexy« von Marius Müller-Westernhagen. Ein Zeichen, das erste, viele weitere werden folgen.

Er zieht sich an, geht in den Schreibwarenladen an der Ecke und kauft einen Füllfederhalter und teures Briefpapier. Zurück in der Wohnung setzt er sich an seinen Schreibtisch, wählt vier seiner Gedichte aus und überträgt sie in schwungvollen Buchstaben auf das Papier. Auf das Deckblatt schreibt er: »Gedichte eines Träumers, von B.V.« Er rollt die fünf Blätter sorgfältig zusammen und bindet einen Wollfaden darum. Dann fährt er zur Arbeit, die Stunden auf der Baustelle ziehen wie im Traum an ihm vorüber, er scheint zu bersten vor Energie, keine Anstrengung ist ihm zu viel.

Abends steht er vor der Deutschlandhalle, wartet auf Einlass. Der Ordner durchsucht ihn nach Waffen und findet die Schriftrolle. »Was ist das?«, will er wissen.

»Was Geschriebenes«, antwortet Bernd. Der Ordner ist nicht derjenige, dem er sich anvertrauen will.

»O.K.«, sagt der Ordner und winkt ihn durch.

Bernd kämpft sich durch die Menge, wenige Meter von der Bühne entfernt findet er seinen Platz. Nicht einen Platz, diese Stelle, genau dort, ist für ihn bestimmt. Das fühlt Bernd. Er fischt einen Joint aus seiner Socke, den er zu Hause gedreht hat. Zündet ihn an. Ein junger Mann mit langen Haaren und zerrissener Jeans neben ihm lächelt ihn an. »Der Erste, der von meinen Gedichten erfahren hat«, denkt Bernd. Der Erste, der erfüllt von freudiger Erwartung der Erlösung entgegenfiebert. Abertausende werden folgen.

Marius Müller-Westernhagen betritt die Bühne. Bernds Seelenbruder, mit ihm verbunden im Geiste. Bernd singt jede Textzeile mit, wiegt sich zur Musik, malt mit den Händen Melodiebögen in die Luft. Sieht Marius dabei unentwegt in die Augen, lässt ihn spüren, dass er dort ist, ihn versteht. Bernd weiß, dass Marius seine Signale begreift. Der Sänger schaut häufig in seine Richtung, scheint seine Lieder nur an ihn zu richten. Manchmal sieht es für Bernd so aus, als würde Marius über der Bühne schweben.

Marius singt »Sexy«. Bernd schließt die Augen, sein Kopf nickt leicht im Takt der Musik. Als das Lied vorüber ist, erlischt das Licht im Saal. Auf dieses Zeichen hat Bernd gewartet. Mit Schwung wirft er seine Schriftrolle in Richtung Bühne. Als das Licht zu Beginn des nächsten Stückes wieder aufflammt, sieht Bernd, dass seine Gedichte genau zu Füßen des Sängers gelandet sind.

Der reguläre Teil des Konzertes ist vorüber, die Musiker verlassen die Bühne. Marius hat die Rolle übersehen. Aber ein Roadie, der die Bühne für die Zugaben vorbereitet, hebt sie auf und trägt sie hinter die Bühne. Das Publikum tobt, schreit nach mehr. Bernd steht da wie paralysiert, sein Herz schlägt laut in seinem Hals. Jetzt, jetzt beginnt es.

Minuten später kehrt Marius auf die Bühne zurück. Hebt die Arme und schreit: »Ihr seid völlig verrückt!« Bernd weiß, dass er ihn meint. Als der Sänger dann mit erhobenem Daumen das nächste Stück einleitet, weiß Bernd, dass Marius seine Gedichte gelesen hat. Gelesen, verstanden und für gut befunden. Nichts kann ihn jetzt noch aufhalten.

Trotzdem, für eine Nacht ist es genug. Bernd will Marius Zeit geben, er soll sich in Ruhe mit seinen Gedichten beschäftigen können. Am nächsten Abend wird der Sänger in Ostberlin auftreten. Dann wird Bernd ihn wiedersehen.

Am Mittwochabend macht Bernd sich auf den Weg in den Osten Berlins. Er trägt noch seine verschmutzte Malerhose und fährt den Firmenwagen. In seiner Tasche steckt ein weiteres Gedicht, in seinem Tabaksbeutel ein Klumpen Haschisch. Wenige Stunden zuvor, nach Feierabend, hat er einen LSD-Trip eingeworfen.

Der Volkspolizist am Grenzübergang Moritzplatz lässt ihn nicht passieren. Der Firmenwagen ist voll gestellt mit Farbe und Werkzeug, der Beamte befürchtet, Bernd könnte seine Ladung im Osten verkaufen. Bernd parkt den Wagen am Straßenrand und fährt mit Bahn und Bus zur Werner-Seelenbinder-Halle. Das Konzert hat schon begonnen. Als Bernd seinen Platz erreicht, vorne links nahe der Bühne, exakt die gleiche Stelle wie zwei Tage zuvor in der Deutschlandhalle, hebt Marius den Daumen. Ebenso Jay Stapley, der Gitarrist, und Helmut Zerlett, der Keyboard spielt. Sie heißen ihn willkommen. Bernd wirft sein neuestes Gedicht auf die Bühne. Ein Ordner steckt es dem Gitarristen zu. Bernd ist völlig berauscht vor Glück, er tanzt, singt, schreit, weint und lacht.

Als das Konzert zu Ende ist, harrt Bernd im Zuschauerraum aus. Er weiß, er muss dort stehen und warten. Er rührt sich nicht von der Stelle, zwei Stunden lang. Dann verlassen die Musiker die Halle, umringt von Leibwächtern, Roadies und Freunden. Marius geht auf Bernd zu, bleibt wenige Meter entfernt stehen. »Gleich wird er mich ansprechen«, denkt Bernd, zittert vor Anspannung. Aber der Star geht an ihm vorüber.

Auch Bernd verlässt den Saal. Steht vor der Halle, wartet wieder. Auf das nächste Zeichen. Es regnet in Strömen, nach wenigen Minuten ist er durchnässt. Kalter Wind zerrt an ihm. Aber er steht nur da und wartet. Mit einem Mal beschleichen ihn die ersten Zweifel. Hat er einen Fehler begangen, hat Marius darauf gewartet, dass er sich zu erkennen gibt? So muss es sein. Bernd umrundet die Halle, gegen den Uhrzeigersinn, das ist sehr wichtig. Sieht den Tourbus mit den schwarz getönten Scheiben am Hinterausgang stehen. Wieder wartet er, immer noch verunsichert. Soll er einfach an die Tür klopfen? Er braucht einen Hinweis, ein eindeutiges Signal. Eine weitere halbe Stunde vergeht. Bernd schlottert vor Kälte in seiner triefnassen Kleidung. Der Bus fährt los. Bernd wird panisch, wieder eine Chance verpasst! Er rennt los, hinter den Rückleuchten des Busses her, die sich immer weiter entfernen. Er rennt immer noch, als die Rücklichter nur noch schummrige rote Flecken in der Dunkelheit sind.

Bernd treibt durch die Stadt. Folgt Lichtern und Hinweisschildern. Er muss Marius' Hotel finden. Ein Test. Wenn er ihn besteht, wird der Sänger sich ihm offenbaren, seine Weisheit mit ihm teilen. »Richte dich nach den Zeichen«, flüstert eine Stimme in seinem Kopf. »Höre auf deine Intuition.« Bernd kann nicht genau sagen, wer zu ihm spricht. Ist es Marius? Oder Carlos Castaneda selbst, der Größte aller Erleuchteten? Wem auch immer diese Stimme gehört, Bernd weiß, dass er ihr vertrauen kann. Er wird sich nach ihren Worten richten.

Bernd folgt den Straßenbahnschienen zu seinen Füßen. An der nächsten Haltestelle sieht er einen Stadtplan von Berlin, der Schriftzug »Bahnhof Zoo« strahlt ihn an. Am Bahnhof Zoo liegt das Interconti, eines der nobelsten Hotels der Stadt. Dort wartet Marius auf ihn. Die Erkenntnis durchfährt ihn wie ein Blitzstrahl.

»Du bist gut, Bernd«, lobt ihn die Stimme. »Beeile dich, ich erwarte dich um ein Uhr dort.«

»Marius?«, fragt Bernd unsicher.

»Wer sonst?«, antwortet die Stimme.

Im gleichen Moment fährt die Straßenbahn ein, die Tür öffnet sich vor Bernds Füßen. Ein weiteres Zeichen, dass er auf dem richtigen Weg ist.

Zurück im Westen der Stadt fährt er mit seinem Firmenwagen zum Interconti. Kurz nach Mitternacht erreicht er das Hotel. Parkt den Wagen in Sichtweite des Eingangs, raucht einen Joint und beobachtet mit rasendem Puls das Hotel. Ein gewaltiger Sturm umtost den Wagen, Regen prasselt auf das Dach. Um ein Uhr betritt er das Hotel. In der Eingangshalle ein roter Teppich. Bernd schreitet darüber. »Eine nette Geste«, denkt er. Vielleicht hat es sich ja schon herumgesprochen, dass er der Erlöser ist.

Er fragt die junge Frau am Empfang nach dem Musiker, sagt: »Ich habe einen Termin bei Herrn Westernhagen.«

»Herr Westernhagen ist noch außer Haus«, antwortet die junge Frau. »Möchten Sie eine Nachricht hinterlassen?«

Bernd schreibt seine Telefonnummer und Adresse auf einen Zettel, darunter den Namen »B. Traum«. Marius wird schon verstehen. Bernd verlässt das Hotel, wartet in seinem Firmenwagen auf die Rückkehr des Musikers. Minuten, Stunden, er weiß es nicht zu sagen. Zeit hat jegliche Bedeutung für ihn verloren. Im Inneren des Wagens beißende Kälte, die Heizung funktioniert nicht. Auch das ohne Bedeutung. Er schaltet das Autoradio ein. Jedes Lied eine Botschaft an ihn, ein Zeichen, das ihn in seiner Mission bestärkt. Ein Hochgefühl durchdringt ihn, wie er es nie zuvor in seinem Leben gespürt hat. Er raucht einen Joint. Bald wird er König dieses Landes sein, dann wird er als erstes Haschisch und LSD legalisieren. Keinem sollte der Weg zur Erleuchtung durch Gesetze verwehrt werden. Tief zieht er den Rauch in seine Lungen. Das Haschisch benebelt ihn schon lange nicht mehr, im Gegenteil, es schärft seine Sinne, macht seinen Verstand hell und klar.

In Bernds Vorstellung plant Marius Müller-Westernhagen seit Stunden mit Helmut Kohl und anderen wichtigen Entscheidungsträgern die Übergabe der Staatsgeschäfte an ihn, den zukünftigen König. Logisch, dass der Musiker sich da verspätet hat. Wahrscheinlich sitzt er gerade jetzt in einem der großen Konferenzräume des Hotels, zusammen mit den anderen Erleuchteten, Nina Hagen, Udo Lindenberg, Heinz Rudolf Kunze und Carlos Castaneda, und wartet auf ihn.

Später Vormittag, vor Stunden hätte Bernd auf der Baustelle seine Arbeit antreten müssen. Aber in diesen Kategorien denkt er nicht mehr, Arbeit, Verpflichtungen, all das ist Welten entfernt. Bernd verlässt seinen Wagen. »Herr Müller-Westernhagen ist abgereist«, behauptet der Portier. Aber Bernd lässt sich nicht beirren. Ein Schild im Foyer weist ihm den Weg in den Konferenzraum. Mit wild klopfendem Herzen öffnet er die Tür. Der Raum ist leer. Er hat das Treffen verpasst. Aber Bernd lässt sich nicht entmutigen – alle vermeintlichen Rückschläge sind nur Prüfungen, wichtige Stationen auf seinem Weg zur Rettung der Welt und anschließender Königswürde. Denn um nichts weniger geht es ja – er muss die Welt retten, die Menschen erlösen. Was bedeuten da schon kleinere Verzögerungen? Alles folgt einem großen Plan. Und Bernd ist der Mittelpunkt. Unbeirrt nimmt er seine Wache vor dem Hotel wieder auf und kehrt erst gegen Mitternacht in seine Wohnung zurück.

Am Freitagmorgen reißt ihn das Schrillen der Türklingel aus dem Schlaf. Vor der Tür sein Chef und Ralf, sein Freund und Kollege, der ihm diesen Job besorgt hat. Es ist 10.30 Uhr, Bernd ist der Arbeit auch an diesem Morgen ferngeblieben, zum zweiten Mal, mitsamt dem Firmenwagen. Sein Chef tobt. Bernd sieht sich misstrauisch um. Sucht nach Kameras und Mikrofonen, ist sich sicher, dass er beschattet wird, all das ist Teil einer großen Inszenierung, sie wollen seine Reaktionen dokumentieren, seine Standhaftigkeit prüfen.

»In einer Stunde bist du auf der Baustelle!«, poltert sein Chef zum Abschied.

»Klar«, antwortet Bernd. Er wird erst einmal mitspielen, sehen, was passiert. Er stellt sich unter die Dusche. Spürt den unbändigen Drang, sich einzuseifen, immer und immer wieder. Kann nicht aufhören damit, eine feine Schmutzschicht bedeckt seinen Körper, die muss er los werden. Als er die Dusche verlässt, leuchtet seine Haut rot und prickelt.

»Das war das letzte Mal, dass ich dir einen Job besorgt habe«, sagt Ralf, als er zu Bernd in den Firmenwagen steigt. »Der Chef wollte dich feuern. Spinnst du eigentlich? Wieso rufst du nicht wenigstens an? Kein Mensch wusste, wo du steckst.«

»Glaubst du, das interessiert mich?«, antwortet Bernd. »Ich werde bald der berühmteste Mensch der Welt sein!«

»Mensch, Vogel, red nicht so eine Scheiße«, sagt Ralf. »Du hast zu viele Pillen eingeworfen.«

Seine Worte treffen Bernd wie Faustschläge. Ralf, einer seiner ältesten Freunde, einer, mit dem er seine ersten LSD-Erfahrungen geteilt hat, den er für einen Vertrauten, einen Mitstreiter hielt, wendet sich von ihm ab!

»Du wirst schon sehen«, erwidert er trotzig. Heute, beschließt er, ist sein letzter Arbeitstag. Er hat Wichtigeres zu tun. In der

Nacht zuvor hat er erkannt, dass er einen magischen Kreis um sich scharen muss, 28 Menschen müssen es sein. Die Zahl erschien plötzlich in seinem Geist, strahlend und klar. Laut hat er seine Euphorie herausgeschrien.

Am Tag darauf macht er sich auf den Weg. Die erste Station ist Hannover. Bernd treibt durch seine Heimatstadt. Er trifft Alexandra, seine Freundin, wer wäre besser für seinen magischen Kreis geeignet als die Frau, die er liebt? Er besucht Freunde, prüft jeden auf Tauglichkeit für seine Schar von Jüngern. Der Dealer in Hannover, von dem er jahrelang sein Haschisch gekauft hat, so erkennt Bernd, muss über magische Fähigkeiten verfügen. Ein denkbarer Kandidat für seinen magischen Kreis. Bernd raucht einen Joint nach dem anderen, der Rauch klärt und schärft seinen Geist. Aber es lauern auch Gefahren auf dem Weg. Er begegnet einer schwarzen Katze, die darauf angesetzt wurde, ihn zu beschatten, in ihrem linken Auge ist eine Kamera versteckt. Und eine verführerische Frau, Agentin des Bösen auch sie, versucht, ihn mit einem Drink zu vergiften. Bernd weiß, er darf sich nicht vom Weg abbringen lassen. Stunden, Tage vergehen, reihen sich aneinander wie Szenen eines endlosen Films. Alles und jeder ist miteinander verbunden. Mit Bernd verbunden.

Abends in der Disko fühlt er, wie ihm beim Tanzen Flügel wachsen. Selbstversunken schwebt er über die Tanzfläche, er ist der Mittelpunkt des Universums, das Lächeln auf seinem Gesicht erhellt den Raum.

»Du siehst aus, als würdest du auf der Tanzfläche schlafen«, sagt Alexandra, als sie nebeneinander am Tresen stehen, einen Wodka Lemon in der Hand. Sie sind jetzt seit beinahe zwei Jahren ein Paar.

»Ich brauche keinen Schlaf«, antwortet Bernd.

»Quatsch. Jeder braucht Schlaf.«

»Ich nicht. Ich darf nicht schlafen, ich muss stets wachsam sein.«

»Du bist doch völlig verrückt.«

»Möglich. Vielleicht kann ja nur ein Verrückter die Welt verrücken.«

Alexandra schaut ihn nur verwirrt an.

»Hast du wieder LSD genommen?«, fragt sie wenig später, nachdem es ihr gelungen ist, Bernd aus der Disko und auf ihr Zimmer zu schleifen. Sie wohnt noch bei ihren Eltern, ihr winziges Zimmer liegt im ersten Stock eines Reihenhauses in P., zwanzig Kilometer außerhalb von Hannover.

»Ist schon länger her«, antwortet Bernd. »Aber darum geht es nicht.«

»Warum tust du das?«, fragt seine Freundin. »Du bist so ein netter Kerl. Aber wenn du so abgedrehtes Zeug erzählst, machst du mir Angst.«

»Das ist kein abgedrehtes Zeug. Ich werde berühmt – der berühmteste Mensch der Welt. Marius hat meine Gedichte bekommen, er wird sie vertonen, und dann wird die Menschheit gerettet werden.«

»Mensch, Bernd, Marius bekommt hunderte von Briefen. Der hat deine Gedichte gar nicht gelesen. Wahrscheinlich hat er sie sofort weggeworfen.«

»Niemals«, brüllt Bernd. »In meinen Gedichten finden sich die letzten Wahrheiten des Lebens. Marius weiß das!«

Er starrt sie mit weit aufgerissenen Augen an. Die Muskeln in seinem Gesicht zucken unkontrolliert. Sie erschrickt, tritt einen Schritt zurück. Zum ersten Mal hat Alexandra Angst vor ihrem Freund.

»Niemand wird mich aufhalten!«, sagt Bernd, seine Stimme

ist laut und schrill. »Auch nicht deine Eltern, ich weiß, dass die mit dem Teufel im Bunde sind.«

»Du solltest dich schlafen legen«, sagt Alexandra, völlig erschüttert. »Ich gehe jedenfalls ins Bett.«

Bernd weiß nicht, ob er weinen oder schreien soll. Er fühlt sich gekränkt, gedemütigt. Ausgerechnet Alexandra lässt ihn fallen. Doch die Stimmen ihn seinem Kopf besänftigen ihn. Es ist nicht mehr nur Marius, der zu ihm spricht; in seinem Kopf herrscht mittlerweile reger Funkverkehr. Er hört auch Udo Lindenberg, Heinz Rudolf Kunze und Nina Hagen.

»Bleib cool, egal wie gefährlich der Weg scheint«, grummelt Lindenberg.

»Danke, Udo«, sagt Bernd. »Eure Unterstützung bedeutet mir viel.«

»Sei vorsichtig«, raunt Nina, »wenn du stirbst, gibt es kein Erbarmen mehr, alle Sünder brennen bei lebendigem Leib für alle Ewigkeit.«

»Ich weiß«, antwortet Bernd. »Ich bin auf der Hut.«

»Ich bin dein leiblicher Vater«, vertraut ihm Marius schließlich an. Bernd bricht in Tränen aus, schlägt die Hände vor dem Gesicht zusammen.

»Ist das wahr?«, stammelt er.

»Mit wem redest du?«, fragt Alexandra. Augenblicklich verstummen die Stimmen.

»Mit mir selbst«, antwortet Bernd, wischt sich die Tränen aus dem Gesicht und zieht seine Jacke an. »Tschau, ich muss los.«

»Was, mitten in der Nacht?«

»Ja. Ich kann nicht anders.«

»Wo willst du denn hin?«

»Weiß ich noch nicht. Ich lasse mich führen.«

Sie zieht ihn auf das Bett zurück.

»Bitte geh nicht. Das sind die Drogen, du bist nicht klar bei Verstand«, beschwört sie ihn.

»Das haben sie von Jesus auch gesagt. Und ihn ans Kreuz genagelt.«

»Du bist nicht Jesus, verdammt!«

Abrupt steht Bernd vom Bett auf. Sie versteht ihn nicht. Die bösen Mächte beeinflussen sie. Bernd kann das in ihrem Gesicht lesen.

Alexandra ist hilflos und überfordert. Ein naives siebzehnjähriges Mädchen, das miterleben muss, wie ihre erste große Liebe sich vor ihren Augen verwandelt. Bernd verlässt das Haus. Fühlt sich leicht und frei, endlich ist er entkommen, den Wänden, Alexandras Zweifeln, der Versuchung. Eine klare Winternacht, die Sterne leuchten kalt und schön am Himmel. Die Laternen am Straßenrand eine Kette von Licht, die ihm den Weg weist.

Er folgt den Lichtern, dem weißen Begrenzungsstreifen der Fahrbahn. Geht, weiter und weiter. Irgendwann hält ein Wagen neben ihm. Darin zwei seiner Freunde. Bernd steigt ein. Eine Flasche Whisky kreist, dazu ein Joint. Bernd trinkt nicht, zieht nur an dem Joint. Erklärt seinen Freunden, dass Haschisch bald legal sein wird. Das Autoradio spielt »Riders On The Storm«.

Auf einem Parkplatz übernimmt Bernd das Steuer. Alle anderen sind zu betrunken. Kurz nachdem sie den Parkplatz verlassen haben, taucht im Rückspiegel ein Polizeiwagen auf.

»Scheiße, die folgen uns«, sagt einer.

»Keine Angst, Jungs, die sind nur zu meinem Schutz da«, sagt Bernd.

Die Beamten halten den Wagen an, kontrollieren die Papiere und Bernds Atemalkohol. Bernd reagiert freundlich, verbindlich, er wirkt hellwach. Die Beamten sollen spüren, dass er alles unter Kontrolle hat, ihren Schutz nicht braucht. Sie lassen ihn fahren. Auf einem Waldweg hält Bernd an, dreht einen weiteren Joint. Seine Freunde stoßen auf die erfolgreiche Vorstellung an, leeren die Flasche Whisky. Irgendwann fallen die beiden in den Schlaf. Nur Bernd hält die Augen auf, er wacht über sie. Sitzt in dem Wagen und sieht zu, wie am Horizont langsam der Morgen herandämmert.

»Bereue!«, schallt eine Stimme in seinem Kopf.

»Gott?«, fragt Bernd mit brechender Stimme

»Ja, mein Sohn«, antwortet die Stimme.

»Warum hast du mich auserwählt?«

»Jemand muss auf der Erde meine Stelle einnehmen, ein irdischer, unsterblicher Gott, der den Frieden in die Welt trägt. Darauf wartet die Menschheit. Das ist deine Aufgabe.«

Als wolle er seinen Worten Nachdruck verleihen, lässt Gott einen Sturm heraufziehen, Regen prasselt auf das Dach, der Wind lässt den Wagen beben. Bernd schluchzt, ergriffen von dieser Begegnung. Tränen rinnen über sein Gesicht wie die Regentropfen über die Windschutzscheibe. Wie passend, denkt er. Sein gesamter Körper prickelt, eine Gänsehaut überzieht seine Arme.

»Weine nicht«, sagt die Stimme von Nina Hagen in seinem Kopf. »Ich weiß, dass du es schaffen kannst.«

»Es wird nicht mehr lange dauern«, ergänzt Marius.

»Locker bleiben«, hört er Lindenberg sagen, »du musst neu und leer werden. Löse dich von deiner Persönlichkeit!«

Bernd leert seine Taschen aus, Schlüssel, Papiere, Geldscheine, entfernt den Ring aus seinem linken Ohr und wirft alles aus dem Fenster. Er weckt seine Freunde.

»Wir fahren jetzt los«, sagt Bernd.

»Wohin denn?«, will einer wissen.

»Ich lasse mich leiten«, sagt Bernd. Er steuert den Wagen über Landstraßen bis zu einer Autobahnauffahrt. Sieht das Hinweisschild »A7 Dortmund/Amsterdam«. Auf diesen Hinweis hat er gewartet. Amsterdam, natürlich. Die Drogenhauptstadt Europas.

»Wir fahren nach Amsterdam«, verkündet er seinen Mitfahrern.

»Lass mal gut sein«, meldet sich der Besitzer des Wagens. »Der Tank ist bald leer.«

»Wir brauchen kein Benzin«, antwortet Bernd. »Der Wagen ist verzaubert.«

»Vergiss es, ich muss jetzt nach Hause«, sagt sein Freund.

Bernd parkt den Wagen am Straßenrand. Steigt aus. Er muss alleine weiter, wird sie alle zurücklassen. Auch ihnen fehlt der wahre Glaube. Auf der Straße tobt ein eisiger Wind, Regen prasselt auf ihn nieder. Nichts davon vermag ihn zu berühren. Er sieht die Vögel ihre Bahnen am Himmel ziehen, hört ihre Rufe, folgt ihrem Locken. Hundegebell, ein Kind auf einem Fahrrad, alles Zeichen, die ihm den Weg weisen.

Ein Auto fährt vorüber, auf dem Kennzeichen zweimal die Zahl 7. Ein stechender Schmerz zuckt durch sein linkes Knie. Dort, erkennt er, ist eine Wanze verborgen. 1977 hat er sich während eines Urlaubs mit seinen Eltern an der Ostsee das Knie aufgeschlagen. Der Arzt, der die Wunde nähen sollte, hat die Wanze eingesetzt. Auf Geheiß seines Vaters. Der Mann, den er all die Jahre für seinen leiblichen Vater gehalten hat, war wie der Arzt mit den Mächten des Bösen im Bunde. Hat ihm nachspioniert all die Jahre, ahnend, welche wichtige Rolle im Lauf der Welt sein Sohn einmal spielen wird. Bernd sinkt weinend zu Boden. Fühlt sich elend, von allen betrogen und enttäuscht, die ihm jemals etwas bedeutet haben, verlassen und allein.

»Sei nicht traurig«, hört er Marius' Stimme in seinem Kopf sagen. »Ich bin bei dir. Steh auf und geh weiter.«

Bernd rappelt sich hoch, schleppt sich einige Meter die Straße entlang. Dann bricht er wieder zusammen, das schmerzende Bein trägt ihn nicht mehr, auf seinen Schultern lastet das Gewicht der Welt, drückt ihn hinunter, er muss sie tragen, die Schuld der gesamten Menschheit. Das ist zu viel, viel zu viel.

»Steh auf!«, befiehlt ihm eine donnernde Stimme, die seinen Kopf ausfüllt. »Wenn du liegen bleibst, stirbst du und alle Menschen mit dir!«

Auf Händen und Knien quält er sich weiter. An einer Mauer aus roten Backsteinen zieht er sich langsam in die Höhe. Eine unmenschliche Anstrengung, alle Muskeln schmerzen, sein Atem rasselt, seinen Herzschlag spürt er nicht mehr. Er lehnt seinen tonnenschweren Körper gegen die Mauer und schließt die Augen. So muss Sterben sein.

In diesem Moment geht die Sonne auf. Bernd spürt ihre Strahlen auf seinem Gesicht. Mit einem Mal fühlt er sich getröstet und geborgen, alles Gewicht fällt von ihm ab, sein Geist fliegt mit den Vögeln um die Welt, gleitet durch die Straßen von Berlin, umgeben von seinen Freunden, schwebt über Hongkong, bewundert die Leuchtreklamen und Hochhausschluchten. Wie schön doch die Welt ist! Und er ist ihr Retter. Bernd öffnet die Augen.

Die Sonne lugt über den Rand des Horizonts, ein glühender Feuerball, der ihn umhüllt mit Licht und Wärme. In seinem Kopf explodieren leuchtende Kristalle in weißem Strahlen. Bernd wurde verbrannt, reingewaschen und neugeboren. Seine Leiden haben endlich ein Ende. Er ist eins mit dem Universum, ein Gott auf Erden.

Bernd schreitet weiter auf dem Weg, der ihm vorbestimmt ist.

An einer Weggabelung sieht er ein Straßenschild. »Über dem Berg« steht darauf geschrieben. Dort muss er lang, dann ist es geschafft, dann ist er endgültig über den Berg. Einige hundert Meter weiter die nächste Abzweigung, die Straße heißt »Auf dem Sieg«. Zeichen, die keinen Zweifel zulassen. Das Ende seiner Reise, der Suche nach seiner Bestimmung, ist in greifbarer Nähe. Nur noch wenige Meter, dann wird er ihnen allen begegnen, Carlos Castaneda, Marius, all den anderen Auserwählten. Und er wird ihr Führer sein, der Erlöser.

Am Ende der Straße ein Zweifamilienhaus, weiß geklinkert, davor ein gepflegter Garten, mit einem Zaun eingefasst. In diesem Garten eine verwitterte Holzkiste, darauf steht in großen Buchstaben »Nicht stürzen« geschrieben. Die letzte Warnung. Bis zum Ende muss er standhaft und aufrecht bleiben. Wenn er stürzt, wird er alles verlieren, sogar kurz vor dem Ziel. Bernd öffnet die Pforte, betritt den Vorgarten. Auf dem Klingelschild steht der Name »Pilz«. Ohne Frage ein Tarnname Castanedas. Bernd schreit seine Erleichterung hinaus in die Welt, ballt die Faust und stößt sie in die Luft, er lacht, schluchzt, tanzt und zittert vor wilder Freude. Er ist an seinem Ziel angelangt. Dann wird er ganz ruhig. Jetzt muss er nur noch warten. Bald wird sich die Tür öffnen, und sie werden ihn hinein bitten. Hinein in die Wärme, das Licht.

Er wartet. Regungslos, erfüllt von tiefem Frieden. Minuten, Stunden verrinnen bedeutungslos, den wieder einsetzenden Regen nimmt er nicht wahr, für ihn scheint die Sonne. Für ihn wird immer die Sonne scheinen. Er steht dort, glücklich verloren in seinem Wahn und pfeift Lieder von Marius Müller-Westernhagen und Udo Lindenberg.

Ein Streifenwagen der Polizei hält auf der Straße neben ihm. Zwei Polizisten steigen aus. »Schön«, denkt Bernd. »Meine

Freunde und Helfer.« Sie werden ihn eskortieren und schützen auf der letzten Etappe seines Weges.

»Guten Tag«, sagt der eine. »Was tun Sie hier?«

»Warten«, antwortet Bernd.

»Auf wen warten Sie?«

»Auf nichts.«

»Wohnen Sie hier?«

»Nein.«

»Haben Sie einen Ausweis?«

»Nein, den brauche ich nicht.«

»Kommen Sie erst mal mit aufs Revier«, sagt der andere Beamte. »Raus aus diesem Sauwetter.«

Bernd folgt ihnen widerspruchslos. Die Beamten nehmen ihn schützend in die Mitte, einer legt ihm fürsorglich die Hand auf die Schulter. Bernd fühlt sich geborgen. »Wie aufmerksam«, denkt er.

Auf dem Revier nehmen die Beamten seine Personalien auf. Bernd gibt bereitwillig Auskunft. Sie sollen wissen, mit wem sie es zu tun haben, wer in Kürze ihr Herrscher und damit oberster Vorgesetzter sein wird. Er wird erkennungsdienstlich erfasst, die Beamten nehmen seine Fingerabdrücke und fotografieren ihn. Bernd ist begeistert. Anschließend werden sie sein Foto im ganzen Land, auf der ganzen Welt verbreiten, all seine Untertanen werden sein Gesicht kennen. Er wird nie mehr einen Pass benötigen.

»Wir werden Ihre Angaben überprüfen«, sagt der Beamte schließlich.

Dann bringen sie ihn in eine Zelle.

»Schlafen Sie sich erst mal aus«, sagt der Polizist. »Morgen sehen wir weiter.« Bernd legt sich auf die Pritsche. Und fällt sofort in einen tiefen Schlaf, zum ersten Mal seit Tagen oder

Wochen. »Endlich an einem sicheren Ort«, denkt er. Hier wollen sie sein Vertrauen testen, die letzte Prüfung.

»Setzen Sie sich, Herr Vogel«, sagt ein anderer Polizist am nächsten Morgen, nachdem sie Bernd aus der Zelle geholt haben. Er bietet Bernd Kaffee und eine Zigarette an.

»Für alle Beteiligten wäre es am günstigsten, wenn Sie mit uns zusammenarbeiten und eine Aussage machen«, sagt der Beamte.

»In Ordnung«, antwortet Bernd. Er ist aufgewühlt, in einer beinahe sakralen Stimmung. Die letzte Etappe seines Weges, jeder Satz ist aufgeladen mit Bedeutung. Der Polizist spannt einen Bogen Papier in die Schreibmaschine.

»Nehmen Sie LSD?«, fragt er.

»Habe ich nicht mehr nötig«, antwortet Bernd mit tiefem Ernst. »Der Prozess der Bewusstseinserweiterung ist abgeschlossen.«

»Aha. Und was ist mit Haschisch oder Marihuana?«

»Wenn ich Ihnen das beantworte, wird dann die Legalisierung endlich rechtskräftig?«

»Mal sehen«, antwortet der Beamte. »Das hängt von der Regierung ab.« Also kein Problem, schließlich wird Bernd in Kürze König sein und die Regierungsgeschäfte von Helmut Kohl übernehmen.

»Das wird meine Freunde aber freuen«, sagt Bernd.

»Tatsächlich?«, fragt der Beamte. »Wer sind denn Ihre Freunde?«

Bernd beginnt zu erzählen. Nennt Namen und Adressen all seiner Freunde in Hannover und Berlin, die Adressen aller Dealer, die er kennt. Erklärt dem Beamten, dass jeder von ihnen Teil der neuen Staatsordnung sein und in Bernds Auftrag die selig machenden Drogen unter das Volk bringen wird. Der Beamte zeigt sich verständnisvoll und hoch erfreut. Sofort leitet er eine Großrazzia in Hannover und Berlin ein.

In den Tagen und Wochen, die folgen, werden eine Reihe von Bernds Freunden zur Vernehmung vorgeladen oder verhaftet. Einer ist Berufssoldat bei der Bundeswehr, er verliert seinen Arbeitsplatz. Bernd ist gebrandmarkt, der Verräter. Ein Motorrad Club aus Hannover, dessen Mitglieder mit Haschisch dealen und ebenfalls von Bernd genannt wurden, schwört dem Verräter blutige Rache. Für viele Jahre wird Bernd öffentliche Plätze und Stadtfeste meiden.

Doch an diesem Tag spielt all das keine Rolle. In Bernds Kopf gelten andere Regeln und Gesetze. Nach seiner Entlassung aus dem Präsidium irrt er weiter durch Hannover. Immer wieder kollidiert er auf seiner Umlaufbahn um sich selbst mit der realen Welt, die Begegnungen sind mal schmerzhaft, mal absurd. Er wird in einer Disko zusammengeschlagen. Setzt sich in der Bar des Hotels Maritim an das Klavier, spielt, bis der Sicherheitsdienst ihn hinauswirft. Klavierspielen hat er nie gelernt, aber über das Lernen ist er weit hinaus. Er weiß um die Dinge. Aber er trägt schwer an seiner Bürde, fühlt sich sehr alleine mit seinem Wissen, seiner Verantwortung. Wo sind die anderen Erleuchteten, wo seine Mitstreiter?

Am Bahnhof spricht ihn ein Mann an, gepflegte Erscheinung, Ende fünfzig, groß, muskulös. Der Mann lädt ihn zu einem Tee ein, in dessen Wohnung. Bernd nimmt die Einladung begeistert an, endlich jemand, der versteht, der zuhört. Der Mann kocht Vanilletee, stellt eine Schüssel mit Keksen auf den Tisch und bietet Bernd eine Zigarette an. Redet, hört zu. Setzt sich neben Bernd auf die Couch. Schiebt sich auf ihn, ringt ihn nieder. Der Mann ist mindestens dreißig Kilo schwerer als Bernd, und deutlich stärker. Er nestelt an Bernds Hose, holt seinen Penis heraus, reibt daran. Bernd ist völlig wehrlos, wie paralysiert. Lässt alles mit sich geschehen. »Vielleicht braucht er mein Sperma, um sein Leben zu retten«, denkt er. Nach seinem Erguss wäscht Bernd seinen Penis, putzt sich die Zähne und verlässt die Wohnung des Mannes. »Tut mir leid, ich konnte nicht anders«, sagt der Mann zum Abschied. »Ich musste das tun.« Bernd glaubt ihm.

Er fühlt sich unsäglich traurig. Wieder enttäuscht, wieder alleine. An der Straßenecke die Marktkirche. Das Haus Gottes, seine Zuflucht. Aber die Tür ist verschlossen. Einige Straßen weiter die Aegidienkirche, nur noch eine Ruine, im Zweiten Weltkrieg zerbombt und nicht wieder aufgebaut. Auch hier ist die Tür verschlossen. Bernd klettert durch eines der zerstörten Fenster, legt sich auf die Reste des Altars. Wieder hört er Gottes Stimme. Er steht auf, spürt, wie sein Körper ins Gigantische wächst. Sein Kopf weit oben im Weltall, inmitten der hell strahlenden Sterne, die Erde nur noch fußballgroß unter seinen Füßen. Das Dunkel zwischen den Sternen erfüllt von Sphärenklängen, der Chor der Engel singt zu seinen Ehren. Seine Erleuchtung ist vollständig, er ist ein Gott.

Einen Herzschlag später schrumpft er wieder auf Menschengröße zusammen. Weinkrämpfe schütteln seinen Körper. Über dem Altar das heilige Kreuz. Bernd spürt jede von Jesu Wunden, teilt seinen Schmerz, die Verzweiflung, fühlt den Tod nahen. »Warum tut ihr mir das an?«, schreit er und flüchtet aus der Kirche.

Irgendwann liest Alexandra ihn auf. Tage später, nach quälenden Diskussionen, Streit, Erpressung und Schwindeln gelingt es ihr, Bernd in eine Psychiatrie einzuweisen. Dort wird er mit Psychopharmaka vollgepumpt, eine Depotspritze, die Dosis genügt für vier Wochen. Bernd weiß nicht, wie ihm geschieht. Er fühlt sich fehl am Platz. Nach einer Woche erfährt er, dass er freiwillig da ist. Warum er dort ist, erklärt ihm niemand. Er flieht aus dem Krankenhaus, wird wenige Tage später in eine andere Klinik eingewiesen. Wieder eine Depotspritze, wieder verlässt er nach einigen Tagen die Station. Nur, um erneut eingewiesen und mit Medikamenten vollgepumpt zu werden. Mittlerweile rauscht die dreifache Dosis durch seine Blutbahn, er verliert völlig die Kontrolle über seinen Körper, Speichel fließt unkontrolliert aus seinem Mund, seine Gliedmaßen verdrehen sich, er kann nur noch humpeln, und der rechte Arm gehorcht ihm nicht mehr. Als er wieder gehen kann, verlässt er die Klinik erneut.

Alexandra ist ständig an seiner Seite. Bringt ihn ins Krankenhaus, liest ihn in Berlin und Hannover auf, wenn er dort wieder verschwindet, sorgt für die nächste Einweisung. Bernd ist wie ein Kind, das sie an die Hand nehmen muss. Sonst würde er verloren gehen, in der Welt, im Wahn. Nebenher muss sie noch ihre Schule zu Ende bringen. Tage und Wochen wie ein endloser Albtraum. In einem Moment wirkt ihr Freund normal, im nächsten ist er in einer anderen Welt und redet nur noch Unverständliches. Aber ihn verlassen, das kommt für sie nicht in Frage. Auch nicht in den Jahren, die folgen. Sie will für ihn da sein, darf ihn nicht im Stich lassen. Genau darum geht es doch in einer Partnerschaft. Und auch in seiner psychotischen Phase erkennt sie hinter seinem starren Blick, seinen Wahnvorstellungen immer noch den sensiblen jungen Mann, in den sie sich verliebt hat.

Manchmal fürchtet Alexandra, selbst den Verstand zu verlieren. Vor allem, wenn Bernd genau in den Augenblicken, in denen er eingewiesen werden soll, dem zuständigen Arzt in der Klinik gegenübersteht und sich plötzlich völlig normal und vernünftig gebärdet, so dass die Ärzte an ihrem Verstand zweifeln statt an seinem. Und niemand ist da, der ihr Rat und Hilfe bietet, niemand, mit dem sie reden kann, der ihr hilft, zu verstehen oder auch nur durchzuhalten. Bernd ist in seiner Welt gefangen, die Ärzte fertigen sie nur ab, für die Probleme der Angehörigen haben sie keine Zeit, außerdem ist Alexandra ja nur die Freundin, nicht mal mit dem Patienten verwandt. Die gemeinsamen Freunde haben sich abgewendet, selbst ihre beste Freundin will nichts hören von Bernds Irrsinn und Alexandras Leid. Und mit ihren Eltern konnte sie noch nie über ihre Probleme reden. In ihrer Verzweiflung wendet sie sich an Bernds Mutter, die sie nur flüchtig kennt. Sie versucht zu helfen, aber auch sie ist überfordert. Seit Bernds Umzug nach Berlin lebt sie wieder mit ihrem zweiten Ehemann zusammen. Der mochte den Stiefsohn noch nie, wenn seine Frau ihren Sohn in der Klinik besucht, gibt es Streit zu Hause. Bernd, sagt sein Stiefvater, sei ein undankbarer Kerl, der sich gehen lässt und daneben benimmt. Der muss sich einfach nur zusammenreißen.

Bernds Mutter sieht das ähnlich. Ein missratener Sohn, den man an die Leine nehmen muss. Aber er ist auch ihr Sohn, sie muss ihm zur Seite stehen, für ihn sorgen. Ohne Wissen ihres Mannes steckt sie ihm immer wieder Geld zu, besucht ihn, wenn sie sich unbemerkt davonstehlen kann. Versucht, ihren Sohn mit Ratschlägen, die allzu oft wie Vorhaltungen klingen, auf den richtigen Weg zu leiten.

Als sie schließlich ihren Ex-Mann anruft, ihm erzählen will, dass der gemeinsame Sohn in der Psychiatrie gelandet ist, fertigt dieser sie am Telefon ab. »Interessiert mich nicht. Ich will mit der ganzen Sippe nichts mehr zu tun haben.«

Es dauert Wochen, bis Bernd und Alexandra den Begriff »Psychose« zum ersten Mal hören. Monate, bis Bernd dessen Bedeutung begreift. Nur langsam erkennt er, dass er krank ist. Im April

1990, zwei Monate nach Beginn seiner Psychose, entscheidet Bernd, in der Klinik zu bleiben. Er erkennt, dass keine der Stimmen in seinem Kopf, dass keine der Visionen und Zeichen real ist. Und dennoch vermisst er diese Stimmen, als sie schließlich schweigen. Und er wird sie auch noch anderthalb Jahrzehnte später vermissen.

Ein halbes Jahr bleibt Bernd in der Klinik. In seinem Abschlussbericht diagnostiziert der leitende Arzt »drogeninduzierte paranoid–halluzinatorische Psychose bei chronischem Drogenmissbrauch vor dem Hintergrund einer depressiv strukturierten Persönlichkeit«. Alexandra, der es mit letzter Kraft gelungen ist, die Bürofachschule abzuschließen, beginnt eine Ausbildung zur Hutmacherin – endlich ein Beruf, in dem sie kreativ arbeiten kann. Sie hat den einzigen Ausbildungsplatz dieser Art in hunderten Kilometern Umkreis bekommen. Ständig lebt sie in der Angst, ihr Freund könnte die Klinik verlassen, wieder psychotisch werden und so ihre Ausbildung ruinieren.

Bernd hält durch. Nach seiner Entlassung ziehen die beiden im Herbst 1990 zusammen, in eine Dreizimmerwohnung in Hannover. Für Bernd beginnt ein langjähriges Ringen mit seiner Krankheit.

Die ersten Monate sind ein Martyrium. Bernd ist einsam, beinahe alle Freunde haben sich von ihm abgewandt, er gilt als der Verräter. Nur noch Alexandra ist ihm geblieben, und die ist mit ihrer Ausbildung beschäftigt. Er fühlt sich klein und unbedeutend wie nie zuvor in seinem Leben. Nur einige Monate zuvor war er ein Gott, folgte einer heiligen Mission, jetzt ist er ein psychisch Kranker, ohne Ziel und ohne Wert. Ein Nichts. Tiefer kann ein Mensch kaum stürzen. Er fühlt sich kraftlos, ohne Orientierung, jeder Rest von Selbstbewusstsein ist dahin. Ein verängstigtes kleines Kind. Es ist, als würde er in Treibsand stecken, sein Körper, sein Geist. Jede Bewegung, jeder Gedanke treibt ihn nur tiefer in das Dunkel und die Starre. Und niemand weist ihm einen Weg hinaus.

Die ersten zaghaften Schritte zurück in die Welt, in ein normales Leben, scheitern dann auch kläglich. Er findet eine Anstellung als Maler, nach drei Wochen wirft er hin, körperlich und seelisch überfordert und zerfressen von Scham und Schuldgefühlen. Er versucht sich als Verkäufer in einem Fahrradladen, scheitert erneut. Irgendwann besorgt seine Mutter ihm eine ruhige Stelle in der Stadtverwaltung, keine hohen Anforderungen, kein Stress. Das kann er schaffen. Langsam geht es aufwärts mit ihm. Alexandra immer an seiner Seite, sie bietet ihm Halt und Hoffnung, eine Zukunft. Ihre Begeisterungsfähigkeit und Lebensfreude beschämen ihn und spornen ihn gleichzeitig an. Und auch sein ältester Freund sucht wieder den Kontakt zu Bernd, fragt nach, versucht zu begreifen.

Währenddessen beendet Alexandra ihre Ausbildung. Nach ein paar Jahren hat Bernd sich stabilisiert, die beiden führen tatsächlich so etwas wie eine normale Beziehung, beinahe unbelastet von Wahn und Angst. Mitte der Neunziger gibt Bernd seine Stellung auf, die Arbeit langweilt und unterfordert ihn. Er beginnt, hochwertige Fotoalben zu fertigen, die er auf Kunsthandwerkermärkten verkauft. Schließlich fühlt er sich so stabil, dass er wieder mit dem Kiffen beginnt. Vorsichtig und umsichtig zu Anfang, gibt er den Drogen nach und nach wieder Raum in seinem Alltag. Sie sind die Eintrittskarte für die Zauberwelt, die Bernd so lange schmerzlich vermisst hat. Ein schwerer Fehler, wie sich später herausstellen wird.

Und er schreibt wieder. Nicht nur Gedichte, dieses Mal versucht er, seine Psychose zu einem Roman zu verarbeiten. Möglich, dass es ihm dann leichter fällt zu verstehen. Und sich den

Menschen in seinem Umfeld zu erklären. Die Psychose, erkennt er, ist nicht nur Krankheit und Bedrohung. Sie ist auch eine Art Schatz, ein Potenzial, von dem er zehren kann.

Er sucht einen Weg, seiner Krankheit etwas Positives abzugewinnen, sie zu nutzen. Vielleicht eine Form von Verarbeitung. Aber sie birgt auch ein Risiko – wenn er zu tief eintaucht in die Erinnerung, in den Rausch der Psychose, läuft er Gefahr, sich erneut darin zu verlieren.

1998 schließlich ist es so weit. Bernds zweite Psychose wird wieder durch einen LSD-Trip ausgelöst. Wieder hört er Stimmen, wird von Wahnvorstellungen beherrscht, kann nicht zwischen Realität und Halluzination unterscheiden. Der Schub hatte sich angekündigt – schon im Jahr zuvor hat Bernd wieder begonnen, mit LSD zu experimentieren. Hat Stunde um Stunde geschrieben, war völlig in seine Erinnerung, in die Fantasiewelten von damals abgetaucht. Am Ende ist er wieder der Auserwählte, muss die Welt retten. Er rast mit seinem Wagen auf der A1 nach Hamburg, tritt das Gaspedal voll durch. Nichts darf seine Mission verzögern. Nicht einmal im Baustellenbereich, wo eine Höchstgeschwindigkeit von sechzig Kilometern angezeigt wird, geht er vom Gas. Die Tachonadel zittert bei 160. Die entgegenkommenden Fahrzeuge hupen und blenden auf. »Die freuen sich alle, dass ich komme«, denkt Bernd, den Fuß auf dem Gaspedal, und blinkt erfreut zurück.

In Hamburg stellt er seinen Wagen am Straßenrand ab, irrt durch die Stadt, bis seine Fußsohlen von blutgefüllten Blasen übersät sind. Er darf nicht stehen bleiben, sonst bleibt die Welt stehen. Er vergisst seinen Wagen, macht sich spät in der Nacht zu Fuß auf den Rückweg. Läuft über die Bahngleise, Kilometer um Kilometer, Güterzüge preschen an ihm vorüber. Wie durch ein Wunder bleibt er unverletzt.

Die Polizei greift ihn auf, weist ihn in die offene Psychiatrie ein. Am nächsten Tag verlässt Bernd die Klinik. Er irrt weiter wahnverloren durch die Welt, Hannover, Lüneburg, Hamburg, Berlin. Wieder gefangen in einem Traum, aus dem er nicht aufzuwachen vermag. Auf dem Höhepunkt seines Wahns trennt er sich von Alexandra. Mit einem Mal ist der Gedanke in seinem Kopf, übermächtig, er muss es tun, jetzt sofort.

Nach der Trennung ist niemand mehr da, der Bernd bei der Hand nimmt in den psychotischen Phasen, die folgen. Anfangs übernimmt seine Mutter diese Rolle. Für sie ist er der hilflose Sohn, der Führung braucht. Wenn Bernd bei ihr Zuflucht sucht, begibt er sich wieder in eine Abhängigkeit, wird unmündig. Aber sie ist mittlerweile im Rentenalter, hat nicht mehr die Kraft, den Sohn auf Schritt und Tritt zu überwachen und ihm nachzujagen, wenn er wieder durch die Lande irrt. Nach und nach lernt Bernd, selbst die Verantwortung für seine Krankheit und sein Leben zu übernehmen. Ein langwieriger, zäher Prozess. Einer, der für sein weiteres Leben von großer Bedeutung ist, regressives Verhalten und Versorgungsanspruch sind laut Meinung der Psychiater ein Teil seiner Krankheit, den er lernen muss zu überwinden. Es wird Jahre dauern, aber am Ende wird er aus eigenem Entschluss die Hilfsprogramme für psychisch Kranke wahrnehmen, auf Frühwarnsymptome achten, sich selbst in die Klinik einweisen.

In den kommenden Jahren rutscht er noch drei weitere Male in eine Psychose. Die nächste, mittlerweile die dritte, nimmt ihren Anfang im Dezember des Jahres 1999. Bernd trifft in einem Café in der Innenstadt von Hannover ein junges Mädchen. Sie ist Anfang zwanzig und zierlich, rotblondes Haar, braune Augen, die warm und hell zu leuchten scheinen. Bernd hat noch nie zuvor ein so schönes Mädchen gesehen. Er verliebt sich, als er sie das erste Mal sieht. Dieses Gefühl überschwemmt ihn, hüllt ihn völlig ein, löscht alles andere aus, jeden Gedanken, jeden Wunsch, jede Vernunft. Berauscht ihn. Bernd versinkt in diesem Zustand wie Jahre zuvor im LSD-Rausch, verliert sich darin. In seiner Fantasie ist dieses Mädchen eine Göttin, perfekt, unfehlbar. Er ist ihrer unwürdig, aber alles in ihm schreit danach, ihr nahe zu sein, sie zu berühren, lieben zu dürfen. Er spricht sie an, sie verabreden sich auf einen Kaffee und besuchen gemeinsam eine Varieté-Vorstellung.

Sein Enthusiasmus schmeichelt ihr, sie zeigt Interesse. Aber Bernd verunsichert sie auch, sie hält ihn ein wenig auf Abstand. Bernd dagegen verliert jedes Gefühl für Distanz, seine Sehnsucht und das Gefühl der Verliebtheit verweben sich untrennbar mit wild wuchernden Fantasien und Tagträumen. Er entfernt sich immer weiter von der Realität. In seiner Vorstellung erwartet ihn das Paradies auf Erden in ihren Armen. Nichts anderes hat mehr Bedeutung. Er schreibt diesem Mädchen Briefe, Seite um Seite, dazu hunderte von Gedichten. Macht ihr teure Geschenke, ruft mehrmals täglich bei ihr an, bedrängt sie. Irgendwann geht sie nicht mehr ans Telefon, ruft nicht mehr zurück, wenn er Nachrichten auf dem Anrufbeantworter hinterlässt. Bernd sitzt ganze Nächte alleine in seiner Wohnung, raucht einen Joint nach dem anderen und unterhält sich endlose Stunden mit seiner abwesenden Traumfrau.

Einige Monate später, im Juni 2000, weist Bernd sich selbst in die Klinik ein. Viele Jahre lang wird er sich unfähig fühlen, eine Beziehung einzugehen. Zu hell strahlt das wahngeborene Bild seiner Traumfrau in seinem Gedächtnis, jede reale Frau verblasst neben ihr zu einem grauen Schatten.

2001 ist es wieder das Haschisch, das die Psychose auslöst, seine vierte. Bernd sitzt in seiner Wohnung, raucht einen

Joint. Mit geschlossenen Augen inhaliert er den Rauch. Als er die Augen wieder öffnet, hat er sich verwandelt. Ist eine Figur aus einem Comic geworden, bunt und zweidimensional. Die Schwerkraft vermag ihn nicht mehr zu halten, er schwebt durch seine Wohnung, gleitet an der Zimmerdecke entlang, blickt hinunter auf die Möbel, die in ihrer Dreidimensionalität merkwürdig aussehen. Er spürt einen Tritt. Dreht sich um. Und sieht eine Schar seltsamer Wesen, Comicfiguren wie er selbst. Geflügelte Teufelsgestalten in schwarzer Lederkluft, mit blutroten, verzerrten Fratzen, zähnefletschend. Sie treten ihn mit riesigen, flammenumtosten Feuerschuhen. Bernd flieht, die Höllenengel jagen hinter ihm her, ihrerseits gejagt von riesigen Hunden mit Klauen und spitzen Fängen. Stimmen dringen aus den Wänden. »Wir haben ihn«, frohlocken sie, schneidend und böse. »Jetzt ist er in der Hölle!«

Die Höllenengel verschwinden. Bernd stürzt zum Fensterbrett, klaubt Erde aus den Blumenkübeln. Steckt die Erde in seine Hosentasche. Versucht, sich zu erden, den Kontakt zum Boden, zur Welt wieder herzustellen. Nur nicht in die Hölle, er zittert am ganzen Körper. Doch die Erde in seiner Tasche verleiht ihm nicht genügend Sicherheit. Er reißt sich die Kleidung vom Körper, lässt kaltes Wasser in die Wanne, setzt sich hinein, sucht Schutz vor dem Höllenfeuer. Die Stimmen werden lauter und lauter, jetzt dringen sie aus seinem Radio, sie verhöhnen und beschimpfen ihn. Er kann sie nicht mehr ertragen, diese Stimmen. Verlässt die Wanne, will das Radio ausschalten, die Stimmen zum Verstummen bringen. Aber sobald er sich dem Radio nähert, scheint sein Körper in Treibsand zu stecken, ein Weiterkommen unmöglich. Er reißt die Wohnungstür auf, stürzt nackt auf die Straße.

Die frische Luft und das Licht klären kurz seine Gedanken. Er sieht an seinem unbekleideten Körper hinunter, denkt: »Ich bin nackt. Wenn ich nicht wieder reingehe, ruft bestimmt jemand die Polizei.« Wieder zurück in der Wohnung kämpft er sich bis zu seiner Stereoanlage vor, es gelingt ihm, das Radio auszuschalten. Aber die Stimmen verstummen nicht. Bernd kann das Stakkato der Schmähungen und Beleidigungen, die in seinen Ohren hämmern, nicht mehr ertragen. Er reißt zwei Kabel aus der Stereoanlage und verknotet sie zu einer Schlinge. Befestigt das Kabel an einem Haken in der Decke. Steigt auf eine Lautsprecherbox und legt die Schlinge um seinen Hals. Springt. Aber der Knoten der Schlinge löst sich. Bernd fällt zu Boden.

»Das sollte dir eine Lehre sein«, schreien ihn die Stimmen an, in einem trommelfellzerfetzenden, mehrstimmigen Chor, »jetzt geh in die Klinik und lass dich heilen!« Bernd gehorcht den Stimmen und weist sich selbst in die Psychiatrie ein.

Zwei Jahre lang schweigen die Stimmen. Dank der Medikamente, die Bernd täglich nimmt. Aber die Dosierung ist so hoch, dass er unter Nebenwirkungen leidet. Er fühlt sich abgestumpft und apathisch, jeder Gefühlsregung beraubt, seine Fantasie, seine Leidenschaft, alles versandet. Als er den Zustand nicht mehr erträgt, verringert er ohne Absprache mit seinem Arzt die Dosis. Und rutscht 2003 in die fünfte Psychose, seine bisher letzte. Wieder schreibt er im Wahn Gedichte, Tag und Nacht. Schreibt für die Rettung der Menschheit. Seine Werke schickt er an Xavier Naidoo, Herbert Grönemeyer und Heinz Rudolf Kunze, schwere Pakete voller Gedichte, Fotos, Disketten, persönlicher Gegenstände. Nach seinem sechshundertsten Gedicht hat er seine Mission erfolgreich abgeschlossen und lässt sich in eine Klinik einweisen. Einzig Xavier Naidoo schickt Bernd seine Schriften und persönlichen Besitztümer zurück. Der Rest bleibt für immer verloren.

»Da ist das Hotel Maritim«, sagt Bernd Vogel und weist mit der linken Hand aus dem Autofenster, die rechte hält das Lenkrad des roten Citroën. Seit unserem ersten Treffen ist beinahe ein Jahr vergangen. »In meiner Psychose habe ich dort eine Viertelstunde im Foyer Klavier gespielt, bis die Polizei mich abgeführt hat. Obwohl ich nie Klavierspielen gelernt habe.«

Erinnerungen laden Straßen und Gebäude auf mit Bedeutung, verleihen ganz banalen Orten einen besonderen Zauber. Die Städte und Dörfer, an denen wir aufgewachsen sind, sind durchzogen von solch magischen Orten – der Wald, in dem wir unser Baumhaus gebaut haben, der Park, in dem wir unseren ersten Kuss bekommen haben, das Jugendzentrum, in dem wir unseren ersten Joint geraucht haben, die Straße, in der unsere erste Liebe wohnte. Bernds Stadtplan von Hannover hat die Psychose gezeichnet. Die Topografie des Wahns.

Einige Straßen weiter die Marktkirche. »Da habe ich die Bibel von der Kanzel gestohlen und verbrannt. Ich dachte, ich sei Jesus, und wollte die Bibel vernichten aus Rache für die Qualen, die ich erleiden musste«, sagt er und lächelt ein wenig wehmütig. Wir verlassen den Stadtkern von Hannover, fahren durch die Außenbezirke, dann über Landstraßen durch Wiesen und Wälder. Mit jedem Kilometer verblassen die psychotischen Bilder, die tief in sein Gedächtnis eingebrannt sind. Hier sind die Straßen wieder nur einfach Straßen, die Häuser nur Häuser.

Der Wagen gehört Marion, Bernds Freundin. Marion ist 29 Jahre alt und Erzieherin. Sie haben sich Ende vergangenen Jahres kennen gelernt, in der Tagesklinik. Im vorausgegangenen Herbst, wenige Wochen nach unserem ersten Treffen, hatte Bernd nach einem schweren depressiven Schub wieder die Hilfe der Ärzte und Therapeuten gesucht. Eine gemeinsame Urlaubsreise mit seiner Mutter nach Ostdeutschland, wo sie ihre Kindheit verbracht hatte, war der Auslöser. »Es war wieder alles zu viel für mich«, sagt Bernd. »Mir ging es schon Monate vorher nicht gut, ich hatte wieder Depressionen und manische Phasen. Sonst hätte ich es wohl nie gewagt, mein Manuskript zu verschicken.«

Auch Marion wurde in der Tagesklinik wegen ihrer Depressionen behandelt. Sie hat sich schnell in Bernd verliebt, und mit ein wenig Geduld gelang es ihr bald, ihn aus seinem Schneckenhaus zu locken. Marion hat die Initiative ergriffen, hat ihn eingeladen, für ihn gekocht. Ihn in seiner Wohnung besucht. Langsam und geduldig hat sie sich einen Platz in seinem Leben erobert. Der Fantasiegestalt, die so lange sein Denken und Fühlen beherrschte, Platz abgerungen. Das Bild seiner Traumfrau, das bisher alle realen Frauen und Beziehungen nach Alexandra überstrahlt hat, ist blasser geworden in diesen Monaten. Bernd denkt immer noch ab und zu an sie, aber die alles verzehrende Sehnsucht ist verweht. »Ich liebe diese Traumfrau nicht mehr, ich liebe Marion«, sagt er. »Ich hätte nie gedacht, dass so etwas für mich noch möglich ist – eine reale Frau zu lieben statt der Fantasie, die ich all die Jahre angehimmelt habe. Ich war davon überzeugt, dass ich bis zu meinem Lebensende alleine bleiben würde.«

Anfang April ist Bernd zu Marion gezogen, nach W., zwanzig Kilometer außerhalb von Hannover. Ein kleiner, überschaubarer und geordneter Zipfel der Welt. Das Dorf, in dem Bernd aufgewachsen ist, liegt nur wenige Kilometer entfernt. Erinnerungen auch hier, aber die Bilder, die sie heraufbeschwören, sind weniger gefährlich. Vielleicht ist es kein Zufall, dass Bernd seine Zukunft so nahe an seiner Vergangenheit gefunden hat.

Alexandra, seine Ex-Freundin, wohnt im Nachbardorf, zusammen mit ihrem Mann und ihrer kleinen Tochter. »Als Bernd mir damals erklärt hat, dass er mich nicht mehr lieben würde, war ich ziemlich erschüttert«, erinnert sie sich. »Aber auf der anderen Seite habe ich eine große Erleichterung empfunden. Endlich fiel der ganze Druck von mir ab. Ich war gerade Mitte zwanzig, ich habe mir gewünscht, mit meinem Freund normale, schöne Dinge zu tun: bei sonnigem Wetter an einem See liegen, ins Kino gehen, mich bei ihm anlehnen, wenn ich traurig bin. Nicht ständig von einer Psychiatrie in die nächste rennen, mir dunkle, bedrohliche Geschichten anhören und immer Stärke zeigen und Verantwortung übernehmen.« In dem Moment, als er Schluss machte, sagt sie, sei ihr endgültig klar geworden, wie sehr diese Jahre an ihrer Kraft gezehrt hatten und wie sehr sie das Ende dieser Beziehung herbeigesehnt hatte. Dennoch habe sie sehr gelitten unter der Trennung, dem Ende ihrer ersten großen Liebe. Und sie selbst hätte es wohl auch damals nicht fertig gebracht, ihn zu verlassen. Im Gegenteil, sie habe all die so genannten Freunde, die sich in den schwierigen Zeiten von Bernd abgewandt hatten, für ihren Mangel an Loyalität und echter Zuneigung verachtet. »Ich wollte für ihn da sein, konnte ihn nicht auch noch im Stich lassen, so alleine, wie er war«, sagt sie. »Genau darum geht es doch in einer Partnerschaft.« Außerdem habe sie sich als Teenager selbst von ihren Eltern im Stich gelassen gefühlt. Das konnte sie Bernd nicht antun.

»Seine Psychose und alles, was er in diesem Zustand getan und gesagt hat, habe ich ihm nie vorgeworfen. Er war ja krank«, sagt sie. »Manchmal denke ich, dass mir Bernds Krankheit auch geholfen hat, mich von meinem Elternhaus zu lösen und erwachsen zu werden. Ich musste sehr früh in meinem Leben klare Strukturen entwickeln, lernen, mich durchzusetzen, Verantwortung übernehmen. Nicht nur für mich, auch für den Menschen, den ich liebte. Trotzdem frage ich mich heute noch oft, wie ich das so lange durchgehalten habe.« Sie schweigt, ergänzt dann: »Was ich ihm allerdings lange Zeit übel genommen habe, war, dass er auch später nie danach gefragt hat, wie ich das alles erlebt habe, wie es mir damit ging. Und manchmal hatte ich das Gefühl, dass er mich benutzt hat, die Verantwortung für sein Leben auf mich abgeschoben hat.«

Wenn Bernd heute Alexandra und ihre kleine Familie besucht, auf einen Kaffee oder zum gemeinsamen Grillen im Garten, ist seine Krankheit nicht mehr das alles beherrschende Thema. Und die Erinnerung hat einiges von ihrem Schrecken verloren. Jetzt kann Alexandra sogar über das gemeinsam Erlebte lachen. »Manchmal war er in seinen Psychosen auch ganz schön komisch.«

Am Tag zuvor, erzählt Bernd, habe er seinen Job gekündigt. Nach seinem Klinikaufenthalt hat er wieder für vier Monate als Fahrer gearbeitet, an fünf Tagen in der Woche hat er je drei Stunden Krebskranke zur Bestrahlung gefahren und Zuckerkranke zur Dialyse. Die Arbeit erschien ihm bald als zu monoton. Jetzt bastelt er wieder Fotoalben, die er auf Kunsthandwerkermärkten verkaufen wird. Im Keller hat er sich eine Werkstatt eingerichtet. Wenn alles gut läuft, verdient er damit genauso viel wie mit seinem Fahrerjob. Und er schreibt, jeden Tag bis zu zwei Stunden an Marions Computer. Kurzgeschichten, Gedichte, auch die Arbeit an seinem biografischen Roman hat er wieder aufgenommen.

»Wenn es mir gut geht, erinnere ich mich glasklar an beinahe jede meiner Wahnvorstellungen«, sagt Bernd, »das ist selten bei Psychotikern.« Diese Erinnerung möchte er mitteilen. »Das Gefühl, Gott zu sein, ist schier unbeschreiblich. Solche Erfahrungen machen nicht viele Menschen.« Er hofft, irgendwann einen Verleger zu finden für seine Werke. Ein wenig Geld verdienen damit, das wäre großartig. »Ich halte mich nicht für besonders intelligent oder besonders belesen«, sagt er. »Daher sind meinem Schreiben wohl auch enge Grenzen gesetzt. Aber es lesen ja nicht nur Intellektuelle Bücher. Hauptsache, man langweilt seine Leser nicht. Und mein Leben, die Geschichten, die ich davon erzählen will, sind alles andere als langweilig.«

Schreiben ist heute ein wichtiger Teil seiner Tagesstruktur, es gefährdet seine geistige Gesundheit nicht mehr. »Zum ersten Mal in meinem Leben kann ich schreiben, ohne den Boden unter den Füßen zu verlieren«, sagt er. »Früher habe ich mich immer völlig in dem verloren, was ich geschrieben habe. Jetzt schreibe ich zwei Stunden, und danach esse ich mit Marion ein Stück Kuchen oder sehe mir ein Fußballspiel im Fernsehen an.«

Wenn er sich dem Zugriff der Krankheit einmal nicht vollständig entziehen kann, wenn er für ein oder zwei Tage wieder in der Depression versinkt und sich ins Bett flüchtet, hat er in Marion eine Partnerin, die solche Symptome aus eigenem Erleben kennt und damit umzugehen weiß. Von Beginn an haben die beiden häufig über ihre Krankheit geredet, sich bemüht, den anderen zu begreifen und Strategien festzulegen für den Umgang mit möglichen Symptomen.

Seit seinem letzten Klinikaufenthalt nimmt Bernd zudem ein neues Medikament, fühlt sich zum ersten Mal optimal eingestellt. Das Medikament stabilisiert ihn, schützt ihn zuverlässig vor psychotischen Schüben und der Manie, ohne seine Fantasie und sein Gefühlsleben völlig zu beschneiden. Erregungszustände, Glück und Trauer nimmt er wahr, nur dass die Ausschläge auf der Gefühlsskala kleiner sind als zuvor in der Krankheit. Es war ein langer Weg dorthin. Bernd Vogel hat in all den Jahren mit sieben verschiedenen Medikamenten experimentiert, Kombinationen getestet, Dosierungen verringert und erhöht, im Selbstversuch, unterstützt von seinem Psychiater. Letztlich der einzige Weg. Und seit einigen Monaten besucht er zusätzlich eine Psychotherapeutin, die seine Depression behandelt. Bernd hat gelernt, die Warnsignale zu lesen, und weiß, wie er gegensteuern kann.

Auch das Verhältnis zu seiner Mutter hat sich entspannt, seit sie vor einigen Jahren einer Selbsthilfegruppe für Angehörige von psychisch Kranken beigetreten ist. Vom Tod seines Vaters hat er vor mehr als zehn Jahren zufällig erfahren, aus der Zeitung. Bernds Stiefmutter hat ihn und seine Schwester nicht zur Beerdigung eingeladen. Wieder ist ihm der Abschied verwehrt geblieben.

Aber das Bild seines Vaters verfolgt ihn nicht mehr. Wenn Bernd heute in den Spiegel sieht, erkennt er darin nur das eigene Gesicht. Die Platten von Marius Müller-Westernhagen hat er verkauft. Musik hört Bernd kaum noch, nur im Auto läuft das Radio. Drogen nimmt er keine mehr, hin und wieder ein Glas Wein zum Essen.

Auch die Stimmen in seinem Kopf schweigen seit Jahren, Zwiesprache mit Gott hält Bernd nur noch im Gebet. Er tut alles dafür, dass es so bleibt. »Mein größter Wunsch ist es, mit Marion Kinder zu haben und meine Familie ernähren zu können«, sagt er. »Im Moment geht es mir so gut wie schon sehr lange nicht mehr. Ich führe ein normales Leben, habe eine wunderbare Beziehung mit einem echten Menschen, der mich versteht, und wohne in einer schönen Wohnung. Das einzige Tier, mit dem ich spreche, ist unser Kater. Und solange er mir nicht antwortet, habe ich keine Probleme.«

Axel, Student, gestorben mit 19 Jahren in Kalifornien

Einfach aufhören geht nicht

Die Frau steht auf einer provisorischen Bühne. Immer wieder muss sie ihre Rede unterbrechen, weil ihre Stimme bricht und sie gegen Tränen kämpft. Marilies Schöpflin ist Anfang sechzig, groß und schlank. Ihr braunes Haar trägt sie kurz, die kalifornische Sonne hat ihre Haut gebräunt. Schmerz und die Trauer haben Falten in ihr Gesicht gegraben. Aufrecht steht sie da und müht sich tapfer durch ihre Ansprache.

Vor ihr sitzen drei Dutzend Männer und Frauen in Abendgarderobe, in der ersten Reihe ihr Mann Hans und dessen Geschwister, Albert Schöpflin und Heidi Junghanss. Genaugenommen ist Hans Marilies Ex-Mann, sie sind seit acht Jahren geschieden, ihre Ehe hat die Katastrophe, über die Marilies Schöpflin an diesem Tag spricht, nicht überlebt. Trotzdem sagt Marilies Schöpflin noch »mein Mann«. Und für Hans Schöpflin ist Marilies auch heute noch »meine Frau«.

Die Bühne steht am Kopfende eines großen, hellen Raumes mit Parkett und hohen Decken, der Bühne gegenüber führt eine große Flügeltür in den weitläufigen Garten. Früher, als Hans Schöpflin und seine Geschwister hier aufgewachsen sind, hat dieser Raum als Wohnzimmer gedient. Damals bot Hans Schöpflin senior mit dem »Großversandhaus Schöpflin« den Deutschen Konsumgüter aus dem Bestellkatalog an und legte den Grundstein zum Wohlstand der Familie. Heute dient das ehemalige Wohnzimmer der »Villa Schöpflin – Zentrum für Suchtprävention« als Raum für Publikumsveranstaltungen. Im

Herbst 2002 hat Hans Schöpflin mit Unterstützung der Familie die Stiftung ins Leben gerufen, ihr die mondäne Villa in Lörrach überschrieben und sie mit Startkapital ausgestattet. Drei Pädagogen und eine Verwaltungskraft beschäftigt die Stiftung, an diesem Nachmittag sollen unter den Geschäftsleuten der Region Spenden gesammelt und Förderer gefunden werden. Im Anschluss an die Rede von Marilies Schöpflin sind noch eine Lesung und ein Podiumsgespräch zum Thema »Sucht und Prävention« geplant.

Ein zweijähriges Mädchen mit blonden Zöpfen und einem hellblauen Kleidchen zappelt in den Armen seiner Mutter und wuselt durch die Stuhlreihen, ein Farbtupfer zwischen all den Anzügen und Kleidern in gedeckten Tönen. Ihr Rennen und Quietschen hellt die Stimmung im Raum auf. Das Mädchen ist Marilies' und Hans Schöpflins Enkeltochter. Die Familie ist beinahe vollzählig an diesem Tag, obwohl niemand von ihnen mehr hier wohnt, auch Isabel, die älteste Tochter, ist da. Marilies und Hans leben seit Jahrzehnten in den USA, Isabel mit Mann und Tochter in London. Sie alle sind eigens für diese Veranstaltung angereist. Lisl, die jüngste Tochter von Hans und Marilies, fehlt. Sie lebt ebenfalls in den USA, in Oakland. Sie arbeitet dort für eine Umweltorganisation, für eine Europareise fehlte ihr die Zeit.

Auch der Mensch, ohne den die heutige Veranstaltung wohl nicht stattgefunden hätte, kann nicht hier sein. Trotzdem ist seine Präsenz spürbar. »Als wir diese Stiftung gegründet haben«, sagt Marilies Schöpflin, »hatten wir die Hoffnung, anderen Eltern die Erfahrungen ersparen zu können, die wir machen mussten. Oder zumindest, ihnen einen Ort zu geben, an dem sie Hilfe in ihrer Not finden können.« Hilfe, die sie, ihr Mann und ihre Kinder nicht gefunden haben, damals, vor zehn Jahren, als

Marilies' einziger Sohn Axel im Alter von neunzehn Jahren an einer Überdosis Heroin in ihren Armen starb.

»Axel war ein ganz lieber Bub«, sagt die gebürtige Wienerin Marilies Schöpflin einige Monate später, ihr Dialekt dringt bisweilen durch den amerikanischen Akzent. In ihrer Zweitwohnung im neunzehnten Wiener Bezirk steht ein Foto von Axel auf der Fensterbank. Es zeigt einen jungen Mann mit wachen, braunen Augen und einem sympathischen Lächeln, seine dunkelblonden Haare fallen ihm in Wellen in den Nacken. »Von unseren Kindern war Axel immer der Sensibelste«, sagt Marilies Schöpflin. »Ihm ist alles immer sehr nahe gegangen, er wollte immer allen helfen und alles zum Besseren wenden.« Als Axel noch ein kleiner Junge war, erinnert sie sich, sei sie einmal mit dem Wagen liegen geblieben, weil ihr das Benzin ausgegangen war. Ein freundlicher Tankwart sei schließlich mit einem Ersatzkanister gekommen und habe sie aus der Misere befreit. »Wenn ich groß bin, werde ich Tankwart«, habe Axel da gesagt. »Dann kann ich auch den Leuten helfen.«

Doch es gibt Momente, in denen diese tröstenden Erinnerungen verblassen. Momente, in denen sie sich fragt, was sie damals hätte anders machen können. Welche Fehler sie begangen hat, welche Warnsignale übersehen? Deshalb, sagt sie, sei die Arbeit der Villa Schöpflin so wichtig. »Eltern brauchen einen Ort, an dem sie verstanden werden und Unterstützung finden«, sagt sie. »Einen Ort, an dem ihnen geholfen wird, die Alarmzeichen zu erkennen und mit ihnen angemessen umzugehen. Diesen Ort hat es für mich damals leider nicht gegeben, wie viele Eltern war ich mit dem Problem überfordert. Ich halte mich in vielen Belangen für eine durchaus intelligente Frau, aber in welchem Maße ich damals den Kopf in den Sand gesteckt habe und das Naheliegende nicht sehen konnte oder wollte, erscheint mir heute erschreckend.«

Als Marilies Schöpflin ihren Sohn Axel am 28. Februar 1976 zur Welt bringt, ist sie Anfang dreißig. Sie ist eine elegante, kluge und schöne Frau mit guten Umgangsformen. Ein Kind des Wiener Großbürgertums, sie hat die besten Schulen besucht, Germanistik und Theaterwissenschaften studiert und ist in Künstlerkreisen verkehrt. Als sie Anfang zwanzig war, hat der Maler Friedensreich Hundertwasser ihr den Hof gemacht. Seit 1975 lebt sie mit ihrem Mann Hans und der dreijährigen Tochter Isabel in La Jolla, einem Vorort von San Diego an der amerikanischen Westküste.

Marilies Schöpflin hat vor der Geburt ihrer Kinder an der Universität von Nancy Deutsch und Theatergeschichte unterrichtet und nebenher für einen Wiener Theaterverlag als Lektorin gearbeitet. Seit der Geburt ihrer ersten Tochter Isabel ist sie Hausfrau und Mutter, dreieinhalb Jahre nach Axels Geburt bringt Marilies noch ihre jüngere Tochter Lisl zur Welt. Marilies Schöpflin lebt in materieller Sicherheit, in einem weitläufigen Haus am Meer, ihr Mann sammelt moderne Kunst. Sie liebt die Literatur und klassische Musik, Haydn und Mozart.

Auch Axel begeistert sich schon früh für Kunst, Literatur, und Musik, für die Klassik genauso wie für Rock der sechziger und siebziger Jahre; Bach und Bob Dylan, Beethoven und Jim Morrison. An seiner High School gehört er zu den Besten, nach dem Abschluss wird er sich seine Universität aussuchen können. Axel ist neugierig und begeisterungsfähig, wenn im Unterricht ein Buch besprochen wird, liest er auch alles andere, was er von diesem Autor oder zu diesem Thema findet, und alle Sekundärliteratur, die im Anhang erwähnt wird. Auch wenn der Junge mit seiner Wissbegier und häufig auch Besserwisserei manchen Lehrern auf die Nerven geht, heißt es auf den Elternabenden, endlich ein Schüler, der wahre Leidenschaft für den Stoff zeigt. Axels Interessen sind vielseitig, Kunst, Philosophie, Literatur und alles, was die Grenzen zwischen Natur- und Geisteswissenschaften überschreitet. Marilies' Beziehung zu ihrem Sohn ist innig. Axel lässt sie teilhaben an seinem Leben, sie ist seine Stütze und seine Vertraute.

Mit der gleichen Leidenschaft, mit der er sich in der Schule auf den Unterrichtsstoff stürzt, gibt Axel sich auch seinen Tagträumen und Fantasien hin; mit fünfzehn trifft er sich einmal in der Woche nach der Schule mit seinen Freunden an einer Lichtung hoch oben über der Küste von La Jolla; ein schattenspendender Baum über ihren Köpfen und ein weiter Blick über die Klippen auf das Meer. Hier sitzen sie, fünf, sechs Jungs zwischen fünfzehn und siebzehn, sehen die Sonne untergehen, lesen Rilke, Freud, Schopenhauer und reden sich die Köpfe heiß. Jungs, die Intellektuelle, Künstler oder Philosophen sein wollen, beseelt von heiligem Ernst und Selbstgewissheit, wie sie wohl nur Teenager kennen. Axel ist der Anführer, er wählt die Bücher aus und schlägt die Themen vor. Später am Abend spielt er auf seiner Gitarre, Stücke von Bob Dylan und erste Eigenkompositionen.

Axel kleidet sich extravagant, wie ein Künstler – ein abgewetzter Samtanzug aus dem Secondhandladen, ein altmodischer, schwarzer Bowler, wie ihn die Fiaker in Wien tragen. Ein wenig sieht er aus wie Bob Dylan in den Siebzigern. Viel Geld gibt er für Kleidung nicht aus. Er kauft von seinem Taschengeld hauptsächlich Bücher und CDs. Und seit kurzem auch Drogen. Aber dass Axel und seine Freunde sich neben Büchern und Theorien auch für Drogen interessieren, erzählt er seinen Eltern nicht.

Als Axel sechzehn ist, fragt Marilies ihren Sohn besorgt, ob er schon Erfahrungen mit Marihuana habe. Axel wiegelt ab. »Weißt, Mama«, sagt er, den Dialekt seiner Mutter hat er übernommen, »Marihuana ist doch blöder Kinderkram.« Seine Mutter ist stolz auf ihn, denkt: »Was habe ich doch für einen gescheiten Sohn. Schon in dem Alter ist ihm klar, dass Drogen nehmen dumm ist.« In Wahrheit fühlt er sich ganz besonders gescheit: Haschisch ist für ihn nur noch Kinderkram. Er bevorzugt Heroin.

So innig die Beziehung zwischen Marilies und ihrem Sohn ist, so schwierig ist von Anfang an das Verhältnis von Hans Schöpflin zu ihm. Der Geschäftsmann ist häufig unterwegs, sehr viel Zeit verbringen Vater und Sohn nicht miteinander. Nur wenn sie im Urlaub Skilaufen, sind sie sich nahe. Besonders als Teenager äußert Axel seiner Mutter gegenüber häufig das Gefühl, er könne den Ansprüchen seines Vaters nicht genügen. Manchmal flößt dieser starke und zielstrebige Mann mit seinen klaren Strategien und Lebenskonzepten dem Jungen regelrecht Angst ein. Auch den Geschäftssinn des Vaters scheint Axel nicht geerbt zu haben; Wirtschaft und Finanzen interessieren ihn nicht.

Hans Schöpflin protegiert vielversprechende Studenten der Wirtschaftswissenschaften, manchmal bringt er einen der jungen Männer abends zum Dinner mit nach Hause. »Gell, Mama«, sagt Axel eines Abends, nachdem der Besuch sich verabschiedet hat, »so einen Sohn hätte der Papa wohl gerne.« Marilies Schöpflin ist entsetzt. »Nein, Axel«, sagt sie, »der Papa will genau so einen Sohn, wie er ihn hat.« Überzeugen kann sie ihn nicht.

So sehr wie an seiner Mutter hängt Axel auch an seiner kleinen Schwester. Die dreieinhalb Jahre jüngere Lisl verehrt den großen Bruder, der sie anleitet und beschützt. Axels Verhältnis zu seiner älteren Schwester ist komplizierter. Isabel, eine geradlinige und ehrgeizige junge Frau, erscheint Axel erschreckend perfekt; eine, die nie Fehler zu machen scheint, die kritisch ist und ihren Bruder zurück auf den Boden zu zwingen versucht, wenn er wieder Luftschlösser baut und sich in seinen Plänen und Fantasien verliert. Dann ist sie Axel auch ein wenig lästig. »Ich brauche keine zweite Mutter«, beschwert er sich häufig bei Marilies, »ich habe doch eine!« Als Isabel zum Studium nach Stanford zieht, fühlt er sich befreit. Trotzdem vermisst er die große Schwester.

»Wann genau Axel angefangen hat, Drogen zu nehmen, weiß ich nicht«, sagt Marilies Schöpflin. Sie atmet schwer und spricht leise. Die Erinnerung scheint sie anzustrengen. »Leider«, ergänzt sie. »Vielleicht wäre es heute leichter für mich, wenn ich die Gründe und den genauen Ablauf seiner Drogensucht besser kennen würde.« In den vergangenen Jahren hat sie immer wieder nach Antworten gesucht. Sie hat viel gelesen und vor allem das Gespräch gesucht, mit Familienangehörigen, Therapeuten, ehemaligen Abhängigen und besonders mit früheren Freunden und Freundinnen ihres Sohnes. »Ich denke, was Axel an den Drogen vor allem fasziniert hat, war tatsächlich die Möglichkeit, seinen Geist zu erweitern, neue, andere Erfahrungen zu machen und so auch zu neuen Erkenntnissen zu gelangen. Er wusste ja, dass viele der Literaten, Künstler und Denker, die er so verehrte, mit Drogen experimentiert hatten, zum Teil sehr intensiv. Und er hat die Gefahr dieser Experimente einfach völlig unterschätzt.« Sie selbst, sagt sie, habe wohl den Einfluss von Axels Freunden unterschätzt. »Vielleicht hätten wir stärkeren Einfluss darauf nehmen müssen, mit wem er seine Zeit verbringt.«

Axel ist sechzehn, als er die Droge mitbringt in das Haus seiner Eltern. Sein Freund P. ist drei Jahre älter, ein sensibler, intelligenter junger Mann, in den ersten High-School-Jahren hatte er zwei Klassen übersprungen. Außerdem ist P. ein talentierter Maler. Und ein Junkie. In den vergangenen Jahren hat sein Heroinkonsum ihm diverse Schulverweise eingebracht, mittlerweile haben seine Eltern ihn hinausgeworfen und die Unterstützung gestrichen.

An diesem Tag nimmt Marilies zum ersten Mal die Existenz der Droge in der Welt ihres Sohnes wahr. Sehr besorgt ist sie nicht, sie vertraut ihrem Sohn. Axel will seinem neuen Freund helfen. »P. ist ein Genie«, sagt er. »Wir müssen ihm helfen, von den Drogen loszukommen.« So kennt Marilies Schöpflin ihren Sohn, hilfsbereit, engagiert und voller Leidenschaft. Sie unterstützt das Hilfsprojekt, lädt P. häufig zum Essen ein. Einige Wochen später bringt Axel seinen Freund für einen methadongestützten Drogenentzug in eine nahe gelegene Klinik.

Im Frühling des Jahres 1994, Axel ist achtzehn und steht kurz vor dem Abschluss der High School, spürt Marilies Schöpflin eine seltsame Unruhe. Ihr Sohn ist im Badezimmer, hat sich dort eingeschlossen, eine Ewigkeit schon, scheint es ihr. Wieso diese simple Tatsache sie so sehr in Unruhe versetzt, kann sie nicht sagen.

Seit einigen Wochen schwelt in ihr ein vages Misstrauen. Das Verhalten ihres Sohnes hat sich verändert, oft wirkt er abwesend und unnahbar. Und sein Freund P., hat sie erfahren, hat seinen Klinikaufenthalt nach kurzer Zeit abgebrochen. Der junge Mann kommt jetzt seltener in ihr Haus, aber jedes Mal, wenn sie ihn trifft, fragt sie sich, ob er die Woche wohl überleben wird, so abgezehrt sieht er aus. Sie hat den Eindruck, dass die meisten Freunde ihres Sohnes mittlerweile ein wenig aussehen wie der junge Maler. Einer ist erst kürzlich nach einer Überdosis Heroin auf der Intensivstation gelandet und anschließend in ein Rehabilitationscamp für Jugendliche eingewiesen worden. Als Marilies davon erfahren hat, hat sie ihren Sohn gefragt: »Axel, sei ehrlich, nimmst du auch Drogen? Du musst keine Angst haben, wir helfen dir. Aber sag mir bitte die Wahrheit.« Axel hat beinahe empört reagiert. »Mama, hältst du mich für einen Idioten?«, hat er gesagt. »Ich bin doch nicht blöd, ich werde mir doch nicht mit Drogen mein Gehirn ruinieren. Ich will noch so vieles erreichen im Leben! Glaubst du, ich will in der Gosse enden?« Damals hat ihr diese Antwort genügt. Axel wirkte sehr überzeugend, und er hatte nie gut lügen können. Als Kind war er immer knallrot geworden bei jedem Versuch zu schwindeln.

Aber ein Rest von Unruhe ist geblieben. Und dieser Rest wächst an diesem Tag, wird so groß, dass sie ihn nicht mehr ignorieren kann. Sie klopft an die Badezimmertür. Nichts geschieht. Sie klopft erneut, wieder keine Antwort. »Axel, mach sofort auf, ich weiß, dass du da drin bist.« Ihr Sohn antwortet nicht. Was soll sie jetzt tun? Ihr Mann ist auf einer Geschäftsreise, sie ist allein mit Axel und Lisl. Niemand da, der helfen kann. »In Ordnung«, sagt sie, »da du nicht antworten kannst, geht es dir wohl nicht gut. Ich rufe dann jetzt den Rettungsdienst.« Axel reagiert immer noch nicht.

Der Rettungswagen kommt nach wenigen Minuten, begleitet von einem Einsatzfahrzeug der Polizei. Als einer der Polizisten energisch gegen die Tür klopft, öffnet Axel. »Wieso Polizei«, sagt er verwirrt, sein Blick ist verschleiert, seine Stimme scheint aus weiter Ferne zu kommen. »Wir brauchen doch keine Polizei, hier ist alles in Ordnung.« Die Rettungssanitäter untersuchen den apathisch wirkenden jungen Mann, die Polizisten halten sich im Hintergrund und verschwinden schließlich. Die Sanitäter bestätigen Marilies' Verdacht. »Sieht nach einer hohen Dosis Heroin aus«, sagt einer und injiziert Axel ein Medikament, das ihn ausnüchtern soll. Dann verabschieden sie sich.

Der Trubel vor dem Badezimmer hat auch Lisl angelockt. Marilies will nicht, dass die Vierzehnjährige ihren geliebten großen Bruder so sieht. »Besser, du gehst in dein Zimmer und machst Hausaufgaben«, sagt sie. »Nein, Mama«, bittet Axel. »Lass sie bitte da, ich brauch die Lisl jetzt.« Das kleine Mädchen hockt sich neben den großen Bruder, der teilnahmslos mit dem Rücken an die Wand gelehnt auf dem Fußboden hockt, und nimmt seine Hand. Marilies setzt sich auf die andere Seite, der Schock und die Angst lassen sie am ganzen Körper zittern. Sie versucht, mit ihrem Sohn zu reden, aber es gelingt ihr kaum, durch das Heroin zu ihm durchzudringen. Immer wieder fallen Axel die Augen zu, und sein Kopf sinkt auf die Brust.

Irgendwann beginnt das Medikament der Sanitäter zu wirken. Marilies sucht Antworten. Sie will, sie muss ihrem Sohn helfen. Aber bevor sie helfen kann, muss sie verstehen. Warum hat er das getan? Wie lange nimmt er schon Drogen? »Das war das erste Mal«, sagt Axel, »und es wird das letzte Mal bleiben. Das war doch nur ein Versuch, viele der gescheitesten Menschen der Welt haben mit Drogen experimentiert. Aber ich weiß jetzt, dass ich einen großen Fehler gemacht habe. So etwas wird nie wieder vorkommen, das musst du mir glauben.«

Marilies will ihm glauben, unbedingt. Ihr kluger, sensibler, talentierter Sohn kann doch nicht so dumm sein, sich sein Leben mit Drogen zu ruinieren. Es gibt doch keinen Grund. Sie nimmt Axel in den Arm. Jetzt nur keinen Streit, der den Sohn noch weiter wegtreiben könnte. Er soll spüren, dass sie für ihn da ist, auch wenn er Fehler macht. Alles wird gut werden.

Hans Schöpflin reagiert anders. Seine Angst und Hilflosigkeit schlagen um in Wut. Er schreit seinen Sohn an, droht mit Strafe. Danach nur Sprachlosigkeit. Hans Schöpflin findet keine Worte. Dass dieses Schweigen den Vater genauso schmerzt, ahnt Axel nicht. Hilflosigkeit, Angst, so etwas passt nicht in das Bild, das er sich von seinem Vater gemacht hat.

»Ich denke, mein Mann und ich haben damals beide falsch reagiert«, sagt Marilies Schöpflin. »Hans war nur wütend und hat wochenlang nicht mit Axel gesprochen, und ich habe meinem Sohn einfach blind vertraut. Ich war als Mutter in der Erziehung nie sehr konsequent. Vielleicht war das ja ein Fehler. Und vielleicht war es auch ein Fehler, dass ich Axel immer alles geglaubt habe. Möglicherweise hätte es geholfen, wenn ich strenger mit ihm gewesen wäre.« Noch immer quälen sie diese Fragen nach Schuld, Verantwortung und Versäumnissen. »Obwohl ich nicht weiß, wie ein sensibler Junge wie er auf Strenge reagiert hätte. Vielleicht hätte ich ihn dann schon viel eher verloren.« Immer noch fällt es ihr schwer, mit all diesen »Vielleichts« zu leben. Obwohl sie weiß, dass für Erziehung kein verbindliches Rezept existiert und Teenager oft Entscheidungen treffen, auf die der Einfluss der Eltern sehr begrenzt ist; obwohl ihr klar ist, dass alle Selbstvorwürfe, alle Fragen nach Schuld und Verantwortung eher quälen als nutzen, kann sie sich nicht frei machen davon. Trost, immerhin, den gibt es: »Ich weiß, dass Axel mich sehr geliebt hat«, sagt sie. »Freunde von ihm haben mir nach seinem Tod Briefe gezeigt, die er ihnen geschrieben hat. Darin stand, dass er unter anderem von den Drogen wegkommen will, weil er mir dieses Leid nicht antun will.« Aber sie wirft sich vor, die Situation damals nicht richtig eingeschätzt zu haben. »Wir hätten die Droge noch viel ernster nehmen und uns professionelle Hilfe holen müssen.«

Marilies Schöpflins erster Kontakt mit dem Drogenhilfesystem in den USA war wenig ermutigend. Dort sei sie barsch abgefertigt worden, erinnert sie sich. »Ich war völlig verunsichert und suchte Hilfe, aber die Frau dort war nur gestresst«, sagt sie. »Zuerst hieß es nur: ›Kommen Sie morgen wieder, ich habe keine Zeit.‹« Dabei sei es ihr beim ersten Mal schon schwer gefallen, dorthin zu gehen. Dann hatte die Frau wissen wollen, welche Drogen Axel nehme. »Als ich ihr dann erzählt habe, dass er Heroin nimmt, hat sie nur geantwortet: ›Dann ist es eh schon zu spät.‹ Danach bin ich dort nie wieder hingegangen.« Ihre eigenen negativen Erfahrungen mit der Drogenhilfe, sagt sie, seien ein weiter Grund dafür, dass sie die Arbeit der Villa Schöpflin unterstützt.

Axel besteht die Abschlussprüfungen an der High School als Klassenbester und wird mit Preisen ausgezeichnet, unter anderem für die Literaturzeitschrift, die er geleitet hat. Auch das Familienleben im Hause Schöpflin geht mittlerweile wieder seinen gewohnten Gang. Marilies sieht keinen Grund, sich zu sorgen. Sie hat gelesen, dass Drogenabhängige in der Regel durch rapiden Leistungsabfall und soziale Verwahrlosung auffallen. Nichts davon bemerkt sie bei ihrem Sohn. Im Gegenteil, seine schulische Karriere läuft beispielhaft, gerade hat er die Zusage für einen Studienplatz in Physik und Philosophie an der renommierten Chicagoer Universität bekommen.

Für den nächsten Monat hat die gesamte Familie eine ausgedehnte Reise durch Südamerika geplant, Marilies' Halbbruder Pedro wohnt in Brasilien, dort soll die Reise enden. Isabel ist gemeinsam mit ihrem Freund aus Stanford angereist. »Papa, Mama«, sagt sie wenige Stunden nach ihrer Ankunft im elterlichen Haus, bei einem gemeinsamen Essen mit ihrem Freund

und ihren Eltern in einem nahe gelegenen Restaurant. »Wir glauben, dass der Axel auf Drogen ist.« Marilies fühlt sich wie paralysiert. Nur einige Stunden mit Axel haben ausgereicht, das Misstrauen ihrer Tochter zu wecken. Ihr selbst, die den Sohn Tag für Tag, Woche für Woche viele Stunden um sich hat, ist nichts aufgefallen. Wie ist das möglich? Ist sie tatsächlich so verblendet, sieht sie nicht, was für alle anderen offensichtlich ist, nur weil sie es nicht sehen will?

Hans ist außer sich vor Wut. Zu Hause stellt er seinen Sohn zur Rede. Axel leugnet. Sein Vater glaubt ihm nicht. »Ich will, dass Axel einen Drogentest macht«, sagt er zu seiner Frau. »Sofort! Fahr bitte mit ihm in ein Krankenhaus und lass ihn untersuchen.« Die Stunden, die folgen, sind die schrecklichsten, die Mutter und Sohn in ihrem bisherigen Leben zusammen verbracht haben. Axel soll im Krankenhaus eine Urinprobe abgeben, unter Aufsicht eines Pflegers. Seine Blase verweigert den Dienst, die Anspannung, die Blicke des fremden Mannes, das alles setzt ihn zu sehr unter Druck. Er fühlt sich gedemütigt und ausgeliefert. Seine Mutter begleitet ihn in den Garten des Krankenhauses, Axel muss erst einmal zur Ruhe kommen.

Marilies fragt ihren Sohn, wieder und wieder. »Axel, wir erfahren es nach dem Test sowieso, du kannst es mir sagen, wenn du Heroin genommen hast.« Axel leugnet, immer noch. Marilies kann es nicht begreifen. Wieso vertraut Axel sich ihr nicht an? Sie will ihm helfen, für ihn da sein. Das muss er doch spüren. Verzweifelt klammert sie sich an einen letzten Rest Hoffnung. Vielleicht sagt er ja die Wahrheit. Aber wenn sie ehrlich ist, glaubt sie nicht mehr wirklich daran. Sie ahnt, welches Ergebnis der Test haben wird. Axel nimmt ihre Hand. »Mama, eines musst du wissen – was immer auch passiert, ich hab dich lieb. Das habe ich immer, und das werde ich immer.« Er will seine Mutter trösten. Ihre Ahnung verdichtet sich zur Gewissheit. Sie sieht ihren Sohn lange an. Er wirkt jämmerlich in diesem Moment, klein und hilflos. Sie nimmt ihn in die Arme. »Axel, geh jetzt da rein und bringe es hinter dich«, sagt sie. »Danach fahren wir nach Hause und fangen von vorne an. Das ist nicht das Ende der Welt.« Axel gibt die Urinprobe ab. Das Warten beginnt.

Trotz ihrer aufmunternden Worte ist Marilies verzweifelt. Was soll sie tun, wenn das Testergebnis die Befürchtungen bestätigt? Wenn alle seine Beteuerungen und Einsichten nur Lügen waren? Wie soll sie umgehen mit diesem Sohn, der Drogen nimmt und sie belügt? Was kann sie tun, wenn ihre bedingungslose Liebe, seine Bildung und seine ästhetische Erziehung ihn nicht vor der Droge bewahren konnten? Wenn alles Vertrauen und die Nähe keine Bedeutung mehr zu haben scheinen? Ihrer Welt droht der Kollaps.

Der Drogentest bringt am Vormittag des darauffolgenden Tages das erwartete Ergebnis: Axel hat Heroin genommen. Am Nachmittag sucht die Familie Rat und Hilfe bei einem Psychologen. Axel sitzt nur stoisch da und lässt alles kommentarlos über sich ergehen, sein Vater schimpft, seine kleine Schwester weint unentwegt, seine Mutter sieht ihn nur ratlos an und versucht, irgendwie zu vermitteln. Sie fragt sich, ob der seltsam unbeteiligt wirkende Sohn schon wieder unter Heroin steht.

Die Worte des Therapeuten helfen niemandem. Vielleicht hört keiner wirklich zu, alle sind zu sehr mit sich selbst beschäftigt, mit ihrer Wut, ihrer Angst, ihrer Enttäuschung. Vielleicht hat der Psychologe aber auch tatsächlich nichts beizutragen. Am Ende verschreibt der Arzt Axel ein Kodein-Präparat, das seine Entzugssymptome lindern soll. »Das brauche ich nicht«, sagt Axel bockig. Marilies holt das Medikament trotzdem aus der

Apotheke. Axel soll auf der bevorstehenden Südamerikareise keine Schmerzen leiden.

In den Tagen vor der Abreise überwacht die Familie Axel rund um die Uhr, auch während der Reise lassen sie ihn nicht aus den Augen. Axel schläft in einem Zimmer mit den beiden Schwestern, jede wache Minute verbringt er mit den Eltern. In den ersten Tagen stellen sich Entzugssymptome ein, er schwitzt, fühlt sich schwach, leidet unter Durchfall und Schlafstörungen. Doch schon nach wenigen Tagen geht es ihm sichtlich besser, auch seine Stimmung hellt sich auf.

»Mama, ich höre auf damit, ganz bestimmt«, sagt Axel in der zweiten Woche ihrer Reise zu seiner Mutter. »Bitte lasst mich auf die Uni gehen, das ist alles, was ich will.« In Chicago studieren, das bedeutet auch eine eigene Wohnung, weit weg von seinen Eltern. Hans und Marilies sind sich nicht sicher, ob sie dieses Risiko eingehen können. Ohne ihre Zustimmung und finanzielle Unterstützung wird Axel nicht in Chicago studieren können, auch wenn er mittlerweile volljährig ist.

Mit seinem Vater kann er nicht reden. Hans Schöpflin ist wie einbetoniert in seiner Wut und seiner Enttäuschung, sein Sohn ist gefangen in Unsicherheit und Scham. Tage und Wochen reden die beiden nur das Nötigste miteinander. Sie wandern in einer Gruppe durch Ecuador, fernab der Zivilisation, bereiten ihre Mahlzeiten über offenem Feuer und übernachten in Zelten. Das Schweigen zwischen Axel und seinem Vater ist hier wie ein eigener Laut, in dem die Anklage und der Vorwurf und eine nicht benennbare Sehnsucht umso vernehmlicher sind.

Am Ende der Reise wohnt die ganze Familie im Haus von Marilies' Bruder Pedro in Brasilien. Pedro ist siebzehn Jahre älter als Marilies, seine Enkeltochter ist sechs Jahre alt, ein braungebrannter Wirbelwind mit dunkelbraunen Augen. Abends sitzt die

Familie zusammen bei Kerzenschein auf der Terrasse, Axel spielt auf der Gitarre, und das kleine Mädchen singt dazu.

»Mama, jetzt ist es endgültig vorbei für mich mit den Drogen«, sagt Axel später am Abend zu seiner Mutter. »Da kannst du ganz sicher sein.«

»Wieso kann ich sicher sein?«, fragt Marilies.

»Das hier, das ist es, was ich für mein Leben will, das weiß ich jetzt«, sagt Axel. »Solche Kinder, solche Schönheit. Nicht die Drogen.« Marilies schließt ihren Sohn in die Arme. Es gelingt ihr kaum, die Tränen zu unterdrücken.

Zurück in San Diego verordnet Hans Schöpflin Axel zunächst eine Arbeitstherapie. Bevor er seinen Sohn nach Chicago entlässt, muss der sich bewähren. Hans Schöpflin baut zu dieser Zeit gerade ein Haus auf einem Nachbargrundstück, hier soll Axel mit anfassen. So hat sein Vater ihn unter Kontrolle, und das Schwitzen wird Axel gut tun. Die geplante Europareise, ein Ritual amerikanischer High-School-Absolventen vor dem Wechsel an die Universität, wird gestrichen. Stattdessen also schuften auf dem Bau, von sieben Uhr morgens bis nachmittags um drei. »Das wird wohl der grauenhafteste Sommer meines Lebens«, sagt Axel zu seiner Mutter. Aber er fügt sich, die Universität ist jetzt das Wichtigste.

Dass der Sommer dann nicht ganz so schrecklich wird, liegt vor allem an Heather. Heather ist die beste Freundin von Axels Schwester Isabel, während der Südamerikareise der Familie hat sie das Haus gehütet. Heather ist 21 Jahre alt, klug und schön. Sie kennt Axel seit vielen Jahren, aber bisher war der drei Jahre jüngere Junge für sie immer nur der kleine Bruder ihrer Freundin. Die beiden verlieben sich heftig ineinander. Heather, die in Berkeley studiert, bleibt die gesamten Sommerferien in San Diego.

Tagsüber arbeitet Axel auf der Baustelle, die Abende und Nächte verbringt er mit ihr. Er ist glücklich, zu Hause in La Jolla zu sein, Europa hätte nicht schöner sein können. Hans und Marilies sind froh über die junge Liebe, Heather, glauben sie, übt einen guten Einfluss auf Axel aus. Außerdem erledigt der Junge seine Arbeit gewissenhaft, und er besucht regelmäßig einen Therapeuten. Alles läuft gut. »Weißt du, Mama, ich habe gedacht, das wird der schrecklichste Sommer meines Lebens«, sagt Axel, kurz bevor er zu Semesterbeginn nach Chicago abreist. »Aber es ist der glücklichste geworden.«

Nach Axels Umzug im September 1994 besucht Marilies ihren Sohn häufig in Chicago. Sie muss mit eigenen Augen sehen, dass es ihm dort gut geht. Er lebt sich schnell ein, findet neue Freunde, augenscheinlich keine Junkies, und an der Universität gehört er bald zu den Besten. Und auch sonst fällt Marilies nichts Ungewöhnliches an ihrem Sohn auf. So oft es sich einrichten lässt, besucht Axel Heather in Berkeley oder sie ihn in Chicago. Und P., Axels Freund, für Marilies die Verkörperung der Droge und Ursache allen Übels, ist weit weg in San Diego. Im Laufe der Wochen und Monate schwindet ihre Angst.

Auch Hans besucht seinen Sohn in Chicago. Zaghaft beginnen Vater und Sohn, sich einander anzunähern, das erste Mal seit Jahren. Gemeinsam besuchen sie das Museum of Contemporary Art, Axel ist beeindruckt vom Fachwissen und Kunstverstand seines Vaters. »Manchmal kann man mit Papa tatsächlich gut reden«, sagt er später seiner Mutter. »Er weiß ja wirklich auch eine Menge interessanter Dinge.«

Im März des darauffolgenden Jahres stirbt Andre, einer von Axels ältesten und engsten Freunden in San Diego, an einem Hirntumor. Der Tod seines Freundes ist ein schwerer Schock für Axel. Sie waren unzertrennlich gewesen, und obwohl Axel wusste, dass die Krankheit seines Freundes tödlich enden konnte, hatte er doch nie wirklich daran geglaubt.

Als Marilies von Andres Tod erfährt, fliegt sie nach Chicago. »Axel, ich bin so stolz auf dich, dass du es geschafft hast, von den Drogen loszukommen«, sagt sie kurz vor ihrem Rückflug. »Andere brauchen dafür Jahre und mehrere Therapien, du hast es ganz alleine geschafft. Das ist wirklich toll.« Zu diesem Zeitpunkt spritzt Axel längst wieder Heroin.

Die Semesterferien verbringt er im Haus seiner Eltern in La Jolla. Am Vormittag des 12. Juni 1994 sitzt Marilies Schöpflin in ihrem Arbeitszimmer im Obergeschoss des Hauses. Ein sonniger Frühsommertag, sie hat die Fenster geöffnet, vom Meer her weht ein lauer Wind. Die Stimmung in der Familie ist harmonisch. Lisl ist überglücklich, dass der geliebte Bruder wieder da ist. Hans und Axel sind ein paar Tage zuvor Essen gegangen, allein. Beinahe sechs Stunden waren die beiden unterwegs, und als sie nach Hause kamen, wirkten sie entspannt und aufgekratzt. Vor allem Hans strahlte vor Glück. »Aus Axel ist ein toller junger Mann geworden«, sagte er am Abend zu seiner Frau.

Gegen elf Uhr klopft es an Marilies' Zimmertür. Es ist Florencia, die spanische Haushaltshilfe. »Wissen Sie, wo Axel ist?«, fragt sie. »Ich kann ihn nirgends finden. Ich würde gerne sein Zimmer sauber machen.« Marilies schaut in Axels Zimmer, sieht im Wohnzimmer nach, im Garten. Keine Spur von ihm. Sie ruft ihren Sohn. Keine Antwort. Das Schweigen macht ihr Angst. Sie eilt zum Badezimmer. Die Tür ist verschlossen. Sie rüttelt an der Tür. »Axel, bist du da drin? Mach bitte auf.« Niemand antwortet. Was soll sie tun? Hans ist nicht im Haus, nur Lisl. Marilies muss in dieses Badezimmer gelangen, irgendwie. Das Badezimmerfenster ist zwar von außen mit einem mexikanischen Schmiedeeisengitter verziert, aber vielleicht gelingt es

Lisl, sich durch die Lücke hindurchzuzwängen. Marilies ruft die fünfzehnjährige Tochter zu Hilfe. Lisl hat eine bessere Idee. Es gelingt ihr, die Badezimmertür mit einem Kleiderbügel zu entriegeln. Öffnen lässt sie sich dennoch kaum, etwas Schweres blockiert die Tür von innen. Es ist Axel, der am Boden liegt. Mit vereinten Kräften schieben Marilies und Lisl die Tür auf. Marilies nimmt den regungslosen Sohn weinend in die Arme, bettet seinen Kopf auf ihren Schoss. Immer wieder ruft sie seinen Namen. Aber Axel antwortet nicht. Kein Laut, keine Bewegung, kein Atemzug. »Ruf den Notarzt, schnell.« Lisl eilt zum Telefon. Wählt die Notrufnummer, dann die Büronummer ihres Vaters. Anschließend holt sie aus dem Zimmer ihres Bruders den Hut, den Axel so gerne getragen hat. Sie setzt sich neben ihre Mutter und den Bruder und wartet auf die Sanitäter, den Hut wird sie tagelang nicht mehr aus der Hand legen.

Hans Schöpflin trifft kurz vor dem Rettungswagen ein. Als er seine Frau dasitzen sieht, den reglosen Sohn in den Armen, beginnt er zu schreien, laut und gequält. Die Sanitäter können wenige Minuten später nur noch den Tod durch eine Überdosis Heroin feststellen.

»Als Axel in meinen Armen lag, hatte ich das Gefühl, da ist noch Leben in ihm«, sagt Marilies Schöpflin, ihre Stimme bricht. Sie wischt die Tränen aus ihren Augen. »Aber da war er wohl schon tot.« Den Schmerz fühlt sie noch heute. »Ich war in seiner Nähe, als er sich die Überdosis gespritzt hat, nur durch ein Stockwerk von ihm getrennt. Ich habe das damals nicht verstehen können. Wieso habe ich nicht gespürt, was mit ihm geschieht?«, sagt sie und knetet ihre langen, schlanken Finger, bis die Haut auf den Knöcheln rot wird. »Wenn zwei Menschen sich so nahe stehen, wenn man jemanden so lieb hat, muss man doch spüren, wenn er nur wenige Meter entfernt stirbt.« Ihre Tochter Lisl habe sie damals getröstet: »Mama, ich glaube, in dem Moment wollte Axel dir gar nicht nahe sein, im Gegenteil. Er wusste, mit dem, was er tut, verletzt er dich. Er wollte nicht, dass du das spürst.«

In den vergangenen Jahren hat Marilies Schöpflin immer wieder mit Axels Freunden geredet, um so das unvollständige Puzzle seines Todes zu einem schlüssigen Bild zusammenzufügen. Sie hat erfahren, dass ihr Sohn seinen Rückfall in das Heroin nach dem Tod seines Freundes Andre sehr bald bereut habe. »Er hat sich dann in Chicago einen Therapeuten gesucht und versucht, mit Methadon wieder von Heroin wegzukommen«, sagt Marilies Schöpflin. »Damals hat er Heather in einem Brief geschrieben, dass er mit mir nicht über seine Drogenprobleme reden kann, weil er denkt, es wäre zu schmerzhaft für mich. Er hatte einfach Angst, mir wehzutun.«

Am Ende des Schuljahres, als Axel wieder nach San Diego kam, soll er dann schon wieder runter gewesen sein vom Heroin. »Als er wieder zu Hause war, hat er seinen Freunden erzählt, dass er kein Heroin mehr nimmt«, sagt sie. Einer habe ihn dann zu einem finalen Schuss überredet: »Einfach so aufhören geht nicht.« Keiner von Axels Freunden kann oder will sich erinnern, wer das war, wahrscheinlich ist es besser für alle, die überlebt haben, wenn der Name vergessen bleibt. »Man muss den Abschied von der Droge würdig begehen«, habe er zu Axel gesagt. »Das Ende muss zelebriert werden mit einem letzten, fetten Druck.«

Diesen Druck hat Axel sich dann am nächsten Morgen im Badezimmer seiner Eltern gesetzt. »Ich glaube nicht, dass Axel sich umbringen wollte«, sagt Marilies. »Er war nicht suizidal veranlagt. Außerdem hat er noch am Tag zuvor mit seinem Professor in Chicago telefoniert und sich für ein Projekt im kommenden Semester angemeldet.« Wenige Wochen nach Axels Tod hat Marilies Schöpflin zudem in der »New York Times« gelesen, dass in diesem Monat eine Lieferung von sehr reinem Heroin an der amerikanischen Ost- und Westküste eingetroffen war. Dieses Heroin habe in dem Monat, in dem ihr Sohn starb, an beiden Küsten die Zahl der Herointoten drastisch ansteigen lassen.

Axels Überdosis begreift Marilies Schöpflin als tragischen Unfall. Er hat die Familie auseinandergerissen. »Axels Tod war für uns eine wahnsinnige Belastung«, sagt sie. »Eine Belastung, mit der Hans und ich nicht zurechtgekommen sind.« Zum einen, weil es auf beiden Seiten Vorwürfe und Schuldzuweisungen gab, unausgesprochen zwar, aber quälend. »Wieso war Hans nie da, wenn Axel ihn gebraucht hätte? Warum war er so hart zu dem Jungen?« Und Hans Schöpflin hat sich lange gefragt, ob alles anders gekommen wäre, wenn seine Frau nicht immer so weich, rücksichtsvoll und vertrauensselig gewesen wäre. Trost beim anderen zu finden war ihnen nicht möglich. Nicht einmal reden konnten sie miteinander über den Schmerz und den Verlust.

»Nach Axels Tod ist zwischen uns beiden eine Eiszeit ausgebrochen«, sagt Marilies Schöpflin. »Wir beide sind völlig unterschiedlich mit Axels Tod und unserer Trauer umgegangen. Jeder hat auf seine Weise versucht, irgendwie weiterzuleben.« Ihr Mann hat seinen Schmerz und seine Verzweiflung in Wut gekleidet. Für einen Mann, der sein Leben lang Probleme angepackt und gelöst hatte, waren dieser Verlust, der nicht rückgängig zu machen oder auszugleichen war, diese Hilflosigkeit und das Gefühl der Niederlage nicht anders auszuhalten. Ihm blieb nur die Enttäuschung und die Wut, auf seinen Sohn, der sich davongestohlen hatte, erst in die Droge, dann in den Tod.

Marilies dagegen hat sich zurückgezogen, unerreichbar für

ihren Mann. Sie wollte den Sohn betrauern und dabei vor allem sein Andenken in Ehren halten. Die glücklichen, gemeinsamen Momente im Gedächtnis bewahren, seine Stärken und Qualitäten. Sie hat sich eingemauert in der Erinnerung. Den Ärger des Ehemannes auf den toten Sohn konnte sie nicht ertragen.

»O.K., Axel hatte Mist gebaut und sein Leben weggeworfen, mag sein«, sagt sie. »Aber ich wollte damals kein böses Wort über ihn hören, völlig gleichgültig, ob es berechtigt war oder nicht. Ich wollte nicht hören, was Axel falsch gemacht hat. Niemand durfte in meiner Gegenwart nur die leiseste Kritik an ihm äußern.« Damals hat sie ihrem Mann gesagt, er solle aufhören, mit ihr zu reden, wenn er nur schimpfen könne und sonst nichts zu sagen hätte. Stattdessen hat sie Trost in der Religion gesucht. »Ich war schon immer ein gläubiger Mensch«, sagt sie. »Nach Axels Tod hatte ich das Gefühl, dass Gott mich durch das Leid trägt. Ich weiß, das klingt sehr pathetisch, aber für mich war dieses Gefühl sehr real. Ich kann mir nicht vorstellen, dass seine Seele und die Liebe, die wir füreinander empfunden haben, so einfach aufhört zu existieren. Nicht einmal in der Physik verschwindet Energie einfach so, sie wird nur umgewandelt.«

Das hilflose und anklagende Schweigen zwischen den Eheleuten war für beide nicht lange zu ertragen. »Es war, als würden wir beide in einem schlimmen Sturm mitten auf dem Ozean treiben. Jeder in einem eigenen kleinen Ruderboot, inmitten turmhoher Wellen, die Strömung trieb uns auseinander. Und unsere Boote hatten beide ein Leck. Wir konnten einander nicht helfen, wir konnten nicht einmal zueinander gelangen.« Einige Monate lebten sie noch so nebeneinander, aber das Ende ihrer Ehe war nicht mehr aufzuhalten.

Marilies fand das Verständnis, das sie suchte, bei ihren Töchtern. Isabel, deren Abschlussfeier an der Universität in die gleiche Woche fiel wie der Tod ihres Bruders, zog für ein halbes Jahr zurück nach La Jolla in das Haus ihrer Eltern. Lisl reagierte mit der gleichen Ablehnung auf die Wut des Vaters wie ihre Mutter. Als gegen Jahresende die Trennung der Eltern unvermeidlich wurde, verlangte sie den Auszug des Vaters noch vor den Weihnachtsfeiertagen. Hans Schöpflin hatte seine gesamte Familie verloren.

Zwei Jahre nach Axels Tod wurde die Ehe von Hans und Marilies Schöpflin geschieden. Hans Schöpflin zog nach San Francisco. Streit oder schmutzige Schlachten um Geld habe es allerdings keine gegeben. Das, sagt Marilies Schöpflin, sei damals beiden wichtig gewesen, auch aus Rücksicht auf die beiden Töchter. »Heute verstehen wir uns wieder sehr gut. Wenn Hans geschäftlich in San Diego zu tun hat oder zu Besuch kommt, wohnt er bei uns«, sagt sie. »Aber das hat lange gedauert.« Beide hat der Tod des Sohnes verändert, und im Laufe der Jahre haben diese Veränderungen sie wieder näher zueinander gebracht. Marilies hat gelernt, auch Axels Schwächen und Fehler zu sehen und zuzuhören, was ihr Mann zu sagen hatte.

Irgendwann hat Hans Schöpflin begonnen, über seine eigene Rolle in dem Familiendrama nachzudenken, er hat Konsequenzen aus der Vergangenheit gezogen. In den vergangenen zehn Jahren hat er sein Talent als Geschäftsmann vor allem in den Dienst der Allgemeinheit gestellt. Er betreibt verschiedene gemeinnützige Projekte, widmet sich dem Umweltschutz und hat im Jahr 2002, gemeinsam mit seiner Familie, die Stiftung »Villa Schöpflin« ins Leben gerufen und der Stiftung den Familienstammsitz in Lörrach überschrieben. Er beschäftigt sich intensiv mit den Lehren des Buddhismus. Es ist fast so, als würde er das Erbe seines Sohnes weiterführen.

Auch das Leben von Lisl Schöpflin hat Axels Tod nachhaltig beeinflusst. Sie hat begonnen, Theaterstücke zu schreiben. Für ihr erstes Stück, das von einer Bruder-Schwester-Beziehung handelt, wurde sie als Sechzehnjährige beim »California Young Playwrights Contest« ausgezeichnet. Nach der High School studierte sie an der Universität von Pennsylvania Anthropologie und Theaterwissenschaften, während ihres Studiums arbeitete sie ein Jahr in San Salvador mit Straßenkindern. Ihr nächstes Theaterstück erzählte die Geschichte dreier befreundeter junger Männer und eines jungen Mädchens. Einer der Jungs stirbt an einem Hirntumor, einer an einer Überdosis. Zur Zeit arbeitet sie ehrenamtlich mit jungen Strafgefangenen, sie inszeniert mit ihnen in den Gefängnissen Theateraufführungen.

Die Familie hat wieder zueinander gefunden, unter anderem im gemeinsamen Engagement für die Villa Schöpflin. Häufig verbringen Marilies und Hans Schöpflin den Urlaub gemeinsam mit den Töchtern und deren Familien in San Diego oder Europa.

Marilies Schöpflin unterhält auch heute noch einen engen Kontakt zu einigen Freunden von Axel, manche schauen an den Wochenenden zum Frühstück vorbei, oft bringen sie ihre Freundinnen mit. Wenn er in San Diego ist, kommt auch P., der ehemals heroinabhängige Maler. Er ist mittlerweile clean und lebt in New York, seine Bilder verkaufen sich gut. Axels Überdosis war ein schwerer Schock für den jungen Mann, kurz danach hat er sich in Therapie begeben. In den Monaten nach Axels Tod hatte Marilies in ihm noch den Teufel gesehen, den Verführer, der die Droge in Axels Leben gebracht hat. Doch als P. sie nach seiner Therapie um Verzeihung und ein klärendes Gespräch bat, hat sich Marilies Schöpflin mit dem jungen Mann ausgesöhnt.

»Mir bringt es doch nichts, wenn ich dem jungen Mann sein Leben mit Schuldzuweisungen ruiniere«, sagt sie. »Im Gegenteil, ich bin froh, dass es ihm heute gut geht und Axels Tod neben all dem Leid auch Positives bewirkt hat.« In P's Atelier in New York steht ein großes Gemälde, ein Portrait von Axel. Das Bild ist unverkäuflich, P. hatte es der Mutter seines toten Freundes schenken wollen. Marilies Schöpflin hat abgelehnt. Das Bild des Sohnes, das sie in ihrer Erinnerung und in ihrem Herzen bewahrt, ist größer und deutlicher.

Hans Schöpflin hat sich entschieden, nicht selbst über den Tod seines Sohnes zu reden. Die Erinnerung sei noch immer zu schmerzhaft für ihn.

Georg, 40, Theaterregisseur aus Wien

Gehirn wegsprengen

Georg steht auf einem Balkon, hoch oben über den Dächern von Stuttgart. Er sieht hinaus in die Nacht. Die gesamte Welt scheint sich in Schwärze zu verlieren. Die Sterne aufgefressen, die Straßen und Gebäude ohne Konturen. Dunkelheit und Dunst, so kommt es ihm vor, haben sich wie ein Schmutzfilm erst auf die Straßen gelegt und nun auf seine Haut, dringen in seinen Körper, in sein Gehirn, lähmend, klebrig, kalt. Rauben ihm die Luft zum Atmen, ersticken allen Mut, alle Kraft, alle Ideen.

Ein Wohnviertel im Zentrum von Stuttgart. Die Straße hinauf Häuser aus der Gründerzeit, Rundbögen, Erker, steingewordene Bürgerträume der Jahrhundertwende. Die Straße hinunter Mietshäuser aus den sechziger Jahren, Läden, Kneipen und ein paar Sex-Shops. Georg hasst diese Stadt, er fühlt sich fremd hier wie auf dem Mond. Er hasst ihre Behäbigkeit, die Banalität.

Georg zündet seine Pfeife an. Er darf in der Wohnung nicht rauchen, für jeden Zug muss er hinaus auf den Balkon, hinaus in die Kälte und Dunkelheit der Dezembernacht. Er friert, die Kälte hat sich in seinem Inneren festgebissen, lähmt jeden Gedanken, jede Bewegung. Unten auf der Straße torkelt ein Betrunkener im Licht der Straßenlaterne. Er schwankt von einer Seite des Gehsteiges auf die andere, stürzt beinahe, als er in den Rinnstein tritt. Georgs Herz schlägt schneller, sein Mund ist wie ausgetrocknet.

Wut gärt in ihm. Die Wut ist nichts anderes als eine Maske für den Neid, der seit Wochen an ihm frisst. Neid auf die Passanten auf der Straße, Männer und Frauen auf dem Weg zu ihrem Feierabendbier vor dem Fernseher oder der Flasche Wein im Restaurant. Neid auf die Schauspieler, mit denen er arbeitet, die nach der Probe auf den Fortschritt der Arbeit anstoßen; Neid auf die Gäste des Clubs, in dem er mit seinen Schauspielern täglich probt.

Georg ist 39 Jahre alt. Seit mehr als zwanzig Jahren arbeitet er am Theater, zuerst als Schauspieler, seit Mitte der neunziger Jahre hauptsächlich als Regisseur. Er lebt in Wien. Seit sechs Wochen arbeitet er in Stuttgart, bis zum 13. Januar 2005, dann wird das Stück, das er im Auftrag des Stuttgarter Staatstheaters inszeniert, Premiere feiern, und er wird zurückkehren nach Wien, zu seiner Freundin und seiner dreijährigen Tochter. Für wenige Tage, bis sein nächstes Engagement in Zürich beginnt.

Er schließt die Balkontür hinter sich. Die Kälte lässt sich nicht ausschließen. Das Mansardenzimmer, ein Gästezimmer in der Wohnung eines Theatermitarbeiters, ist zugig, die Heizung arbeitet nur auf niedriger Stufe. Die Dachschrägen sind in fleckigem Weiß gestrichen, ein Bett, ein Schreibtisch, sonst nichts.

Neben dem Bett ein Stapel Bücher, Stephen King, Michel Houellebecq und William Burroughs. Seit Wochen versucht Georg, sich in diesen Büchern zu verstecken. In der Wohnung gibt es keinen Fernseher und keinen Computer. Das Zimmer ist ihm zum Gefängnis geworden, er ist eingekerkert in seiner Angst.

Am Abend hat er in einem Club in der Stuttgarter Innenstadt die Proben zu »Lass mich die Nacht überleben« geleitet. Er selbst hat mein Buch einige Monate zuvor zu einem Theaterstück umgearbeitet. Die Uraufführung soll in einem ehemaligen Striptease-Club stattfinden, der seit Jahren als Kneipe und Veranstaltungsort für Konzerte, Lesungen und DJ-Auftritte genutzt wird. Friedrich Schirmer, Intendant des Stuttgarter Staatstheaters, der Georg für diese Inszenierung verpflichtet hat, nutzt den Club zusätzlich an einem Tag in der Woche als Spielstätte.

Georg hatte sich für diesen Stoff entschieden, weil ihm die Geschichte sehr vertraut ist. Eine Geschichte von Rausch, Sucht und Elend. Von Doppelleben, dem verzweifelten Kampf darum, der Sucht noch einen letzten Rest Leben abzutrotzen und die berufliche Existenz nicht der Abhängigkeit zu opfern. Jede Szene, jeder Satz der Schauspieler aber wecken seine Erinnerung. An die eigenen Abstürze, an Alkoholvergiftungen, Entzugsschmerzen, Wahnvorstellungen, Panikattacken. An Scham, Schuld und Selbsthass, an all das, was seine Sucht füttert. Die Dämonen, die er besiegt glaubte in den vergangenen Monaten, sind wieder da.

Vor zwei Jahren noch hätte er versucht, die Gespenster im Alkohol zu ertränken, mit jedem Schluck aus der Flasche, jedem Glas wären Angst und Verzweiflung kleiner geworden. Zwei Jahre zuvor hat Georg sich eingestanden, dass er Alkoholiker ist, ein halbes Jahr später hat er mit dem Trinken aufgehört. Seit dieser Zeit ist er trocken, aber der Kampf gegen die Sucht dauert noch an. Manchmal kann er es kaum glauben, dass es ihm endlich, nach den unzähligen Versuchen, tatsächlich gelungen sein soll, seine Abhängigkeit zu überwinden. Manchmal wacht er nachts auf, mit rasendem Puls und schweißverklebter Haut, braucht Stunden, um das beängstigende Gefühl von Taubheit loszuwerden, das der Alkohol sogar in seinen Träumen auslöst.

Aber in diesem Winter 2004 scheinen ihm alle gewonnenen Schlachten, die vergangenen trockenen Monate nicht viel wert zu sein. In vierzehn Tagen beginnt ein neues Jahr, in fünf Wochen ein neues Lebensjahrzehnt. Am 20. Januar 2005 wird

Georg vierzig Jahre alt. Unmöglich, nicht über sein Leben nachzudenken. Alles, was sein Leben ausmacht, scheint ihm aus den Fingern zu gleiten. Seit Wochen hat er Monika, seine Freundin, und Anna, die gemeinsame Tochter, nicht mehr gesehen.

670 Kilometer sind es von Wien nach Stuttgart, aber ihn trennt mehr von seiner Familie. Sein Beruf hat ihn in den Monaten zuvor in weit entfernte Städte geführt, nach Bregenz und Hamburg, er war so selten zu Hause, seine Tochter hat sich jedesmal hinter den Beinen ihrer Mutter versteckt, wenn er sich für ein Wochenende freimachen konnte. Und wenn es ihm dann endlich gelungen war, die Distanz und die Scheu des Kindes zu überwinden, hatte er wieder abreisen müssen.

An diesen Wochenenden hat er auch gespürt, dass sogar die Frau, die er liebt, sich immer weiter von ihm entfernt. Wenn er nach Hause kam, war da nur eine Kälte, die alle Zärtlichkeit erfrieren ließ, von Sex gar nicht zu reden. Immer häufiger war es zum Streit gekommen, seine Freundin hatte ihm immer wieder vorgeworfen, dass die Art und Weise, wie er sein Leben lebe, seinen Beruf wahrnehme, eine Beziehung und ein Familienleben unmöglich mache. Kurz vor seiner Abreise nach Stuttgart hat sie sogar von Trennung gesprochen. Vor zwei Jahren hat sich Monika einer christlichen Gemeinschaft angeschlossen. Die Religion ist ihr in den vergangenen Monaten immer wichtiger geworden. Georg ist das fremd, bis heute.

Auch seine Arbeit leidet. Bisher war er in der Regel auf Jahre hinaus ausgebucht gewesen, oft hatte er sich seine Engagements aussuchen können. Zum ersten Mal in seiner beruflichen Laufbahn weiß er nicht, wie es im nächsten Jahr weitergehen soll.

Diese Gedanken zermürben ihn. Er wünscht sich, dass das Denken aufhört, dass Angst und Einsamkeit verschwinden.

Dass diese quälenden Fragen nach der Zukunft verstummen. Einen Hebel umlegen und das Hirn einfach ausschalten, das wär's. Früher einmal hat es ihn gegeben, diesen Hebel. In Flaschen abgefüllte Entspannung, Wodka, Bier, Wein, Schnaps. Eine Medizin, die allen anderen in seiner Umgebung zur Verfügung zu stehen scheint. Nur ihm nicht. In diesen dunklen Wintertagen kommt ihm die Flasche immer näher, so nah wie nie zuvor in den vergangenen Monaten. Und alles andere, was sein Leben ausmacht, ist so weit entfernt.

Sommer 2005, Georg sitzt auf seiner Terrasse hoch oben über den Dächern von Wien und raucht. »Vergangenen Winter in Stuttgart ging es mir zum ersten Mal, seit ich trocken bin, total elend«, sagt er. »Ich war mir nicht sicher, ob ich das durchstehen würde.« Auf der Terrasse ein Tisch und zwei Holzbänke. Sechster Stock, in der Ferne ist noch die Spitze des Stephansdoms zu sehen. Die Terrasse gehört zu einer großen, lichtdurchfluteten Dachgeschosswohnung im fünften Bezirk, sechs Zimmer, 197 Quadratmeter. Im Wohnzimmer liegen die Balken der Deckenkonstruktion frei, in der Spitze ist der Raum vier Meter hoch. Die Einrichtung ist puristisch, im Wohnzimmer ein großer Holztisch mit Stühlen und ein Sofa, an den Wänden großformatige Bilder von befreundeten Künstlern. An einem Balken baumelt eine Schaukel. An der Eingangstür ein Foto, es zeigt Georg mit seiner Tochter Anna an der Hand. An der Wand gegenüber weitere Kinderfotos, Anna auf den Schultern ihres Vater, mit ihrer Mutter im Park, mit beiden Eltern, den Großeltern.

Am Anfang erschien Georg sein trockenes Leben paradiesisch. »Das erste Jahr war die beste Zeit meines Lebens, privat und vor allem beruflich«, sagt er. »Die ersten trockenen Inszenierungen waren eine unglaubliche Erfahrung für mich, ich bin regelrecht geflogen bei der Arbeit.« Er hat damals für die Wiener Festwochen inszeniert und am Hamburger Thalia-Theater, das Publikum und die Kollegen waren begeistert. »Ich habe gedacht, es würde so weitergehen, mein Leben würde stetig besser und einfacher werden. Zu spüren, dass das Elend nicht gleichzeitig mit dem Alkohol aus meinem Leben verschwindet und es mir auch trocken so beschissen gehen kann, war ein extremer Schock.« Denn da war plötzlich ein Bruch, nach seinen ersten trockenen Inszenierungen blieben weitere Engagements zunächst aus.

»Natürlich ist es in meinem Beruf normal, nicht ständig ausgebucht zu sein«, sagt er. »Aber für mich war diese Erfahrung neu und frustrierend. Es schien mir ungerecht.« Mit solchen Frustrationen zurechtzukommen, ohne sich in den Alkoholrausch zu flüchten, hatte der Regisseur in seinem bisherigen Leben nicht gelernt. Und weil die Kritiken »extrem hämisch und persönlich« gewesen seien, habe er die Verrisse wie Schläge unter die Gürtellinie empfunden. Aber zu Boden gegangen sei er nicht, auch wenn früher weitaus geringere Anlässe genügt hätten, sich wieder in den Rausch zu flüchten. »Mir war klar geworden, wenn ich diese Kritiken zu wichtig nehme, kann ich mich gleich umbringen«, sagt er. Aber irgendwann war auch der Schwung der ersten trockenen Monate verschwunden.

»Im Dezember, während der Proben in Stuttgart, war ich dann tatsächlich kurz davor, wieder zu trinken. Alles erschien mir total verfahren und hoffnungslos, ich habe keine Perspektive mehr gesehen. Stundenlang habe ich nur in der Wohnung gesessen und an die Wand gestarrt, ich kam einfach nicht mehr raus aus diesem Zustand.« Ganz tief in seinem Inneren, sagt er, wurzele die Überzeugung, nur dann eine Existenzberechtigung zu besitzen, nur dann ein vollwertiger Mensch zu sein, wenn er erfolgreich sei, als Vater und Partner in seinem Privatleben und vor allem in seinem Beruf als Regisseur. »In diesem Winter sah mein Leben nach einer einzigen Niederlage aus. Das konnte ich kaum aushalten. Ich habe mir nichts sehnlicher gewünscht, als mein Gehirn wegzusprengen.«

Eigentlich sieht Georg wie ein Sieger aus. Er ist drahtig und durchtrainiert, regelmäßige Einheiten im Kraftraum, Yoga und Jogging haben seinen Körper in Form gebracht, die Sommersonne hat seine Haut gebräunt. In seinem Sweatshirt und der Army-Hose sieht er deutlich jünger aus als vierzig, auch wenn in seinem kurzen schwarzen Haar die ersten grauen Strähnen zu sehen sind. Seinem Gesicht sind die Strapazen und das Leid der vergangenen Jahrzehnte kaum anzumerken, nur um die Augen haben die zahlreichen Abstürze und der Schmerz ihre Spuren hinterlassen.

Im Herbst vergangenen Jahres haben wir uns kennen gelernt. Damals hatte Georg mich in Hamburg besucht und mir sein Konzept für eine Bühnenadaption meines Buches vorgestellt. Und er hat von seinem eigenen Doppelleben erzählt, von seinem jahrzehntelangen Alkoholismus und dem Kampf mit der Sucht.

Georg hat lange darüber nachgedacht, ob er seine eigene Suchtgeschichte öffentlich machen will. »Vielleicht hilft es mir, diese Tür zu öffnen, um sie anschließend endgültig schließen zu können«, sagt er. Auf dem Tisch liegt eine Schreibmappe. Seite um Seite hat Georg in den vergangenen Tagen mit Notizen und Daten gefüllt, er hat sich akribisch auf dieses Gespräch vorbereitet. So, wie er sich auf jede Inszenierung vorbereitet.

Georg kommt am 20. Januar 1965 auf die Welt. Seine Mutter führt eine Apotheke, die sich seit Generationen in Familienbesitz befindet, sein Vater ist Chirurg. Seit dreizehn Generationen hat es in dieser Familie immer einen Arzt gegeben. Die Familie bewohnt eine große Altbauwohnung im fünften Bezirk von Wien, Parkett, Stuck, Designermöbel, Kunst an den Wänden. Georgs Zimmer ist groß und hell, hinter seinem Balkon liegt ein Park. Er bleibt das einzige Kind, seine Mutter widmet ihrem Sohn trotz ihrer Arbeit in der Apotheke viel Zeit und Aufmerksamkeit. Seinen Vater sieht Georg selten, der junge Arzt arbeitet viel. Nach zermürbenden Doppelschichten im Operationssaal fehlt ihm abends die Kraft, dann sinkt er erschöpft in seinen Schaukelstuhl vor dem gekachelten Kamin, eine Zigarette in der einen Hand, ein Glas Rotwein in der anderen, die Flasche immer in Griffweite, die Stereoanlage spielt Wagners »Meistersinger«. Hin und wieder enden diese Abende in einem Vollrausch.

An den seltenen freien Wochenenden verbringt Georgs Vater seine Zeit mit dem Sohn. Die beiden nehmen Hörspiele auf, basteln im Advent Krippen und denken sich Abenteuer aus, die sie mit Georgs Big-Jim-Figuren nachstellen; wenn sie Cowboy und Indianer spielen, darf Georg seinen Vater an den Marterpfahl fesseln.

Georg wird früh gefördert, seine sportliche Begabung ist auffällig. Im Alter von fünf Jahren beginnt er mit Judo-Training, Jahre später wird er zweimal in Folge österreichischer Jugendmeister. Er ist auch ein talentierter Reiter, mit zehn Jahren beginnt er zu Voltigieren, wird auch hier zweimal österreichischer Meister mit seiner Mannschaft. Er spielt Rugby in der nationalen Jugendauswahl und segelt im Sommer mit seiner Jolle auf dem Mattsee. In dem Urlaubsort in der Nähe von Salzburg hat seine Mutter als Mädchen die Kriegsjahre verlebt, dort verbringt die Familie häufig Ferien und freie Wochenenden, als Stammgäste in einer noblen Pension mit Swimmingpool und geräumigen Zimmern.

Georg ist ein sehr guter Schüler. In der Volksschule wird er in ein Programm zur Begabtenförderung aufgenommen, nach der vierten Klasse wechselt er an ein Elitegymnasium. Das Theresianum in Wien ist zu dieser Zeit eine reine Jungenschule. Die Schulleitung legt großen Wert auf Leistung, die Schüler werden in regelmäßigen Abständen in Leistungsstufen eingeteilt. Auch sportliche Erfolge tragen zum Prestige der Schüler bei. Mit sechzehn wird Georg zum besten Sportler der Schule gewählt. Seine Eltern sind sehr stolz, auch Lehrer und Mitschüler mögen und respektieren ihn. Georg wird immer wieder zum Klassensprecher gewählt, später zum Schülersprecher.

Seine Begeisterung für das Theater entdeckt er früh. Er ist elf, als das Wiener Burgtheater Kinderdarsteller für ein Weihnachtsmärchen sucht. Seine Lehrerin liest die Anzeige und erinnert sich, dass Georg einige Monate zuvor mit einer Kasperltheatervorführung die gesamte Klasse unterhalten und selbstvergessen noch weit über das Klingeln der Schulglocke hinaus gespielt hatte. Eine Woche lang werden Kinder aus ganz Wien gecastet. Georg wird schließlich unter hundert Jungs für die A-Besetzung ausgewählt und darf bei der Premiere von »Die verzauberten Brüder« auf der Bühne stehen.

Als er das erste Mal dort oben steht, die Blicke des Publikums spürt, die beinahe elektrische Spannung in der Luft, den Zauber der Kostüme und Bühnenbilder, fühlt er sich berauscht. Er versinkt in seinem Spiel, die Welt außerhalb des Theaters verblasst; es fühlt sich so ähnlich an wie all die Abende, in denen er seinen Freunden in seinem Kinderzimmer mit den Big-Jim-Puppen Abenteuer vorgespielt hat. Aber das hier ist besser. Besser auch als Reiten, besser als alle Pokale, die er beim Judo errungen hat. Erst recht, als nach der Aufführung der Applaus aufbrandet, ihn zu umhüllen und hinaufzutragen scheint. Von diesem Tag an spielt Georg in weiteren Aufführungen, an verschiedenen Wiener Theatern. Es ist, als hätte er seinen Platz in der Welt schon gefunden.

Mit vierzehn darf Georg in »Spiel der Mächtigen« am Burgtheater den Prince of Wales spielen. Es ist eine Adaption der Königsdramen von William Shakespeare, bearbeitet und inszeniert von Giorgio Strehler. Eine wilde, moderne Inszenierung, Kostüme aus schwarzem Leder, minimalistisches Bühnenbild, Georg darf einen Degen tragen und hat sogar eine sehr körperliche Szene mit einer sehr attraktiven, älteren Schauspielerin. Mittlerweile bekommt er Honorare für seine Auftritte, vier- bis fünfhundert Schilling pro Aufführung. Viel Geld in diesem Alter.

Das Theater verändert seine Sicht auf die Welt. Georg rebelliert gegen die großbürgerliche Welt seiner Eltern, zum ersten Mal. Es ist vor allem sein Vater, mit dem er seine Auseinandersetzungen führt, er wirft ihm ein antiquiertes Kulturverständnis vor, die Verehrung für die Musik von Richard Wagner und die politisch konservative Gesinnung. Georg fühlt sich zu einem wilden, jungen Theater hingezogen, sein Vater verkörpert das Alte, Tradierte in der Kunst, für Georg nur ein Synonym für Stillstand und Langeweile. Er lehnt auch die immer wiederkehrenden Besäufnisse des Vaters ab, manchmal bis zum Delirium, im Schaukelstuhl vor dem Kamin oder an den Wochenenden beim Heurigen am Mattsee, wenn der Vater nach seinem Absturz nur mit dem Schlafanzug bekleidet in der Wohnung sitzt, ein Glas Whisky in der Hand, und sich zurück ins Leben trinkt.

Die Erinnerungen an seinen Vater fördern unterschiedliche Bilder zu Tage. Da ist der weiche, liebevolle Mann, der Stunde um Stunde mit seinem Sohn in fantasievolle Spielwelten abtaucht.

Ein Mann, von dem Georg heute sagt: »Wenn er Zeit für mich hatte, konnte ich mir keinen besseren Vater vorstellen.« Aber da sind auch beängstigende Bilder des Chirurgen, der in blutbeschmierter Kleidung von der Arbeit nach Hause kommt und als Erstes nach der Zweiliterflasche Wein greift, dem Doppler, und sich in den Rausch verabschiedet. »Das Geräusch, mit dem er die Flasche öffnet, habe ich heute noch in den Ohren«, sagt Georg. »Als ich zehn, elf Jahre alt war, habe ich dieses Geräusch hassen gelernt. Alkohol und Zigaretten haben mich in den ersten Teenagerjahren geradezu abgestoßen.« Da wurde die Kluft zu seinem Vater immer größer. »Als ich anfing, gegen meinen Vater zu rebellieren, hatte ich das Gefühl, dass er sich von mir abwendet«, sagt Georg. »Natürlich war ich auch sehr arrogant und selbstherrlich, habe alles verachtet, was ihm wichtig war, aber ich denke, das ist das Vorrecht der Jugend.«

Echten Streit und eine wirkliche Auseinandersetzung, sagt er, habe es damals nicht gegeben, stattdessen nur Vorwürfe und Enttäuschung auf beiden Seiten. In dieser Phase seines Lebens, in der ihm die Anerkennung und Zuneigung seines Vaters versagt geblieben ist, sei dann die Beziehung zu seiner Mutter besonders eng gewesen. »Meine Mutter habe ich als sehr strenge, dominante Frau erlebt«, sagt Georg. »Ich hatte sehr früh in meinem Leben das Gefühl, mir Liebe und Akzeptanz durch Leistung verdienen zu müssen. Ich war von klein auf extrem leistungsorientiert, für mich ging es immer darum zu siegen. In der Schule, beim Sport. Das war aber lange kein Problem für mich, ich wollte diese Erwartungen erfüllen. Siegen macht Spaß. Und weil mir das meistens gelungen ist, war ich sehr selbstsicher.« Seine Eltern haben seine Siege in einem Fotoalbum konserviert. Die Bilder darin zeigen einen strahlenden Jungen, mit Pokalen und Medaillen.

Möglich, dass Georg süchtig geworden ist, noch bevor er den ersten Schluck Alkohol getrunken hat. Süchtig nach Anerkennung, nach Applaus. Abhängig von den Menschen und ihrem Urteil. Eine Sucht, die viel schwerer aus seinem Denken und Fühlen zu verbannen ist als der Alkohol aus seinem Alltag. »Dieser Zwang, siegen zu müssen, ist immer noch ein wichtiges Thema für mich«, sagt er heute. »Glücklicherweise hat sich das in den vergangenen Jahren entspannt. Ich habe gelernt, gelassener mit mir und der Kritik umzugehen. Mittlerweile ist die Beschäftigung mit den Schauspielern und dem Stück für mich wichtiger.«

An einem Freitagnachmittag im Frühjahr 1982 steigt Georg nach Schulschluss auf seine dunkelblaue Vespa und fährt zum Donnerbrunnen, einem Platz in der Wiener Innenstadt. Dort trifft er sich mit seinen Freunden, wie beinahe jeden Nachmittag. Der Siebzehnjährige ist beliebt bei den Jungs und kommt gut an bei den Mädchen; charmant, gut aussehend, schlank und durchtrainiert, einer von denen, die meist vorwegstürmen und die ein unsichtbares Sicherungsseil über die Abgründe des Lebens zu tragen scheint. Georg trägt einen grünen Parka, auf den Rücken ist der Union Jack gestickt, ein Polo-Hemd von Fred Perry und zweifarbige Boots, die aussehen wie Bowlingschuhe. Georg ist ein Mod.

Ungefähr zwei Dutzend Mods sitzen auf den Stufen oder auf ihren Vespas. Sie sind zwischen fünfzehn und neunzehn Jahren alt, reden, lachen, flirten, aus einem Ghettoblaster dröhnt »That's Entertainment« von »The Jam«, »Our House« von »Madness« und »My Generation« von »The Who«, Flaschen mit Bier, Wein und Schnaps kreisen. Eine Szene wie aus dem britischen Film »Quadrophenia«. Georg und seine Freunde bewundern die Mods in diesem Film, gut gekleidete und extrem lässige Jungs aus der Arbeiterschicht, die auf chromblitzenden Rollern durch die Stadt jagen, ein hübsches Mädchen auf dem Soziussitz, Drogen nehmen, sich betrinken und mit Rockern und Polizisten prügeln. Seit mehr als einem Jahr ist Georg ein Mod. Auch wenn er aus einer völlig anderen Welt stammt als die britischen Mods und sein Zimmer ungefähr so groß ist wie die komplette Wohnung einer Arbeiterfamilie in England.

Georgs Vater kann die Musik, die sein Sohn hört, nicht ertragen, und Georgs Kleidungsstil ist ihm peinlich. Zum ersten Mal schämt er sich für seinen Sohn. Wenn sie gemeinsam in der Stadt unterwegs sind, weist er seinen Sohn an, die andere Straßenseite zu benutzen.

An einem Abend feiert einer der Mods aus Georgs Klasse eine Party, zwei Dutzend Jungs und Mädchen fahren auf ihren Motorrollern im Pulk durch die Stadt. Die meisten von ihnen haben Alkohol in den Taschen, Bier, Wein, Schnaps. Georg hat eine Flasche Pfefferminzlikör gekauft. Den trinken auch seine Eltern oft nach dem Abendessen. Georg trinkt jetzt häufig selbst Alkohol, an diesem Abend hat er schon Wein getrunken, und der Pfefferminzlikör ist schon halb leer. Er ist so betrunken, dass er Schlangenlinien fährt. Er fühlt sich wild und unbesiegbar. Hinter ihm auf der Vespa sitzt Alexandra, seine Freundin, sie ist sechzehn, hat ein fein geschnittenes Gesicht, kurze, dunkle Haare und eine gute Figur, sie erinnert ihn an Cleopatra im Asterix-Comic. Georg wechselt seine Freundinnen häufig, jede Eroberung ist ein Sieg. Mit der Treue nimmt er es nicht so genau.

Die Straße ist nass, am Morgen hat es geregnet. Einem von Georgs Freunden rutscht in einer Kurve auf dem Kopfsteinpflaster der Hinterreifen weg. Die Vespa schlittert über die Fahrbahn, knallt gegen einen Laternenpfahl. Der Fahrer wird über den Lenker geschleudert, seine Freundin von der Vespa eingeklemmt. Ihr Haar verfängt sich in der Schwungscheibe des Motorrollers.

Georg fährt kurz hinter den beiden, es gelingt ihm im letzten Moment zu bremsen. Er stellt seinen Roller ab und hastet zu seinen Freunden. Der Fahrer ist bis auf ein paar blaue Flecken und Prellungen scheinbar wohl auf, aber das Mädchen wimmert vor Schmerz. Ihr langes Haar hat sich im Antrieb des Rollers verfangen. Einer von Georgs Freunden zückt sein Taschenmesser und schneidet ihre Haare ab. Georg stellt sich in die Mitte der Straße, breitbeinig und schwankend, und versucht, den nachfolgenden Verkehr um die Unfallstelle herumzudirigieren.

In der Ferne ertönen Sirenen. Ein Anwohner hat die Polizei gerufen. Schnell steigen Georg und seine Freunde wieder auf ihre Vespas. Georg gibt Vollgas. Er muss weit weg sein, wenn die Polizei eintrifft. Einige Straßen weiter hält er an. Das Adrenalin rauscht durch seine Adern, er fühlt sich wie ein Outlaw, der gerade dem Sheriff entkommen ist. Seine Freundin strahlt ihn an, sie küssen sich. Auf die gelungene Flucht trinken sie einen Schluck Pfefferminzlikör. Georg setzt die Flasche an, reicht sie an seine Freundin weiter. Nach dem zweiten tiefen Schluck wird plötzlich alles schwarz, dann scheppert es laut, und eine Sirene heult auf. Georg ist rückwärts in eine Schaufensterscheibe gefallen. Er ist kaum bei Bewusstsein, sitzt inmitten der Scherben, das Schrillen der Sirene fräst sich durch seinen Kopf. Seine Freundin rüttelt an ihm, schreit ihn an: »Wir müssen hier weg, steh auf.« Er reagiert kaum. Sie zerrt ihn hoch, muss ihn stützen, seine Beine tragen ihn kaum mehr. Glücklicherweise ist Georg eher klein und schlank, mit seinen 1,68 Meter wiegt er sechzig Kilo. Alexandra wuchtet ihren Freund auf den Soziussitz und wirft den Roller an. Georg gelingt es gerade noch, die Arme um seine Freundin zu schließen.

Auf Schleichwegen fährt Alexandra ihren Freund nach Hause. Die Wohnung ist leer, Georgs Eltern sind über das Wochenende verreist. Alexandra fischt die Schlüssel aus Georgs Tasche und öffnet die Tür. Sie schleppt ihren bewusstlosen Freund ins Bett. Georg liegt da wie tot, bewegungslos und sehr blass. Sie ist nicht sicher, ob er überhaupt atmet. Sein Anblick macht ihr Angst. Sie stürmt aus dem Haus und bittet den Nachbarn um Hilfe. Der versucht, Georg Kaffee und Salz einzuflößen, damit der Junge den Alkohol auskotzt. Ohne Erfolg. Der Notarzt stellt eine Alkoholvergiftung fest und pumpt Georg den Magen aus.

Als Georg am Morgen aufwacht, fühlt er sich schwach und elend. Aber das vergeht. Schon am nächsten Tag wird er wieder in die Schule gehen, als sei nichts gewesen; am Abend wird er beim Krafttraining schwitzen und am Tag darauf auf der Theaterbühne stehen. Er ist siebzehn, gesund und durchtrainiert. Das Komatrinken am Wochenende wirft ihn nicht aus der Bahn, solche Zusammenbrüche sind es wert, Exzesse, Grenzen überschreiten, Intensität, all das gehört zu seiner Vorstellung vom Leben. Alkohol ist keine Bedrohung, sondern ein Teil seines Lebens, ein willkommener Teil.

Einige seiner Freunde treiben es noch wilder – ein guter Freund, hoch begabter Sohn eines Architekten, ist praktisch an jedem Tag der Woche betrunken, ständig baut er mit seinem Roller Unfälle, und auf Partys legt er sich schon mal im Vollrausch in die gefüllte Badewanne, im Anzug und mit seinen italienischen Schuhen. Anfang des Jahres ist er der Schule verwiesen worden, im nächsten Jahr wird er sich erhängen, an einem Baum direkt vor dem Eingang einer Kneipe, in der Georg und seine Mod-Freunde verkehren – und so erst recht Heldenstatus erreichen.

Als Georgs Eltern am nächsten Tag nach Hause kommen und

von der Alkoholvergiftung erfahren, nimmt der Vater seinen Sohn mit auf einen langen Spaziergang, einige mahnende Worte von Mann zu Mann, das muss genügen. Der Junge hat halt mal über die Stränge geschlagen, aber das gehört wohl dazu in diesem Alter. Solange es bei vereinzelten Abstürzen bleibt, besteht kein Grund zur Sorge, schließlich gehört Georg in der Schule und beim Sport noch immer zu den Besten.

Als das Volkstheater in Wien Mitte der Achtziger seine Schauspielschule eröffnet, die erste in Österreich, die an ein renommiertes Haus angeschlossen ist, bewirbt sich Georg dort. Seine Eltern sind einverstanden.

Von den dreihundert Bewerbern werden zehn aufgenommen. Georg ist einer von ihnen. Die folgenden Jahre gehören zu den glücklichsten seines Lebens. An der Schauspielschule fühlt er sich von Beginn an wohl. Hier gehört er hin, hier kann er seine Begeisterung und Leidenschaft ausleben. In seiner Freizeit verbringt er jeden Abend in den Theatern der Stadt, sieht sich beinahe jedes Stück an, das in Wien gespielt wird.

Georgs Eltern finanzieren seine Ausbildung, die Großmutter hat ihm zur Belohnung für seine bestandene Matura eine Wohnung geschenkt, drei Zimmer, Altbau – sein eigenes, luxuriöses Nest.

Gemeinsam mit seinen Freunden führt er ein Boheme-Leben. Einige in dieser Clique sind Schauspieler, andere schreiben, fotografieren, malen. Sie begreifen sich als Künstler, lesen Genet, schießen Fotos auf alten Friedhöfen, veranstalten Lesungen und Ausstellungen in ihrem Stammlokal mit dem Namen »Die Krise« oder führen auf einer Baustelle ihre eigene Version der Passionsspiele auf, natürlich unangemeldet und ohne Genehmigung, die Flucht vor der Polizei gelingt ihnen im letzten Moment. Georgs

Leben ist ein einziger Rausch. Und der Alkohol gehört immer dazu. Bier, Wein, Tequila – das ist der Brennstoff, der ihre Kreativität, ihren Schaffensdrang und ihr Selbstwertgefühl befeuert. Außerdem hilft der Alkohol ihm dabei, Mädchen zu erobern.

Kurz nachdem er mit seiner Ausbildung begonnen hat, lernt er Eva kennen. Sie ist neunzehn, Abiturientin aus Salzburg, die, wie Georg auch, das Wochenende am Mattsee verbringt. Sie ist groß, schlank, hat langes, blondes Haar, ein Model-Typ. Georg lernt sie bei der Wahl zur Miss Mattsee in einer Disko kennen, sie gewinnt. Er will sie haben und lädt sie und ihre Freundinnen in die Ferienwohnung ein, seine Eltern sind abgereist. Sie trinken Champagner, ziemlich viel. Schon am nächsten Tag schläft sie mit ihm.

Eva überragt ihn um mehr als zehn Zentimeter. Seit ein paar Jahren schon leidet er unter seiner Größe, er ist nur 1,68 Meter groß, früher war er immer einer der Größten, bevor sein Körper mit vierzehn das Wachsen eingestellt hat. Georg versucht, seine geringe Körpergröße zu kompensieren, im Beruf, im Sport und vor allem durch seinen Erfolg bei den Frauen. Mit jedem Zentimeter, den die Frau, mit der er schläft, ihn überragt, scheint er selbst zu wachsen.

Georg verliebt sich, wie noch häufig in seinem Leben, mit einer Intensität in Eva, die an Besessenheit grenzt. Möglich, dass es diese Intensität, diese Besessenheit ist, die er sucht, mehr noch als die Zuneigung und den Sex. Eine Woche nach ihrer ersten gemeinsamen Nacht fliegt Eva mit ihren Eltern für zwei Wochen auf die Malediven. Georg schickt ihr pathetische Telegramme, liest bis tief in die Nacht Gedichte von Rilke, er denkt an Selbstmord. Bier und Wein sind seine Intensitätsverstärker in diesen Nächten.

Seit Georg in seiner eigenen Wohnung wohnt, seinem Beruf

nachgeht, sind die Revierkämpfe mit seinem Vater, das Aufbegehren gegen dessen Welt, nicht mehr nötig. Aber die alte Nähe, die sie in Georgs Kindheit verbunden hat, stellt sich nicht mehr ein. Georg sucht und findet seine Leitbilder jetzt anderswo. Schon im ersten Jahr an der Schauspielschule bekommt er eine Rolle am Volkstheater. In einem Einakter spielt er einen Todesengel. Der Regisseur gilt als Shooting Star und Enfant terrible der österreichischen Theaterszene. Tag und Nacht trägt er eine dunkle Sonnenbrille, ist ständig von schönen Frauen umschwärmt und inszeniert exzessiv, ohne Rücksicht auf die Erwartungen der Zuschauer und des Intendanten. Genauso exzessiv ist seine Arbeitsweise. Schon früh am Morgen, vor der Probe, die um zehn Uhr beginnt, trinkt er die ersten Gläser. Zehn »Gespritzte«, Wein mit Mineralwasser. Ein festes Ritual. Sobald er spürt, dass die Wirkung einsetzt, beginnt die Probe. Ab mittags dann ein Glas Fernet nach dem anderen, er arbeitet unter Hochspannung, oft bis tief in die Nacht. Am Ende des Arbeitstages ist er jedes Mal schwer betrunken.

»Was für ein cooler Typ«, denkt Georg. Genauso will er auch sein. Zu dieser Art Theater will er dazugehören, unbedingt. Georg freundet sich mit einem älteren Schauspieler an. Der erfahrene Kollege wird sein Mentor. Georg bewundert ihn, profitiert von seiner Erfahrung, seinem Talent und seiner Leidenschaft für das Theater. Zugleich wird der ältere Kollege Georgs Saufkumpan. Zusammen betrinken sie sich nach den Proben und auf Premierenfeiern. Dass der Mann manisch depressiv ist und schwerer Alkoholiker, erkennt Georg erst Jahre später.

Als Georg die Schauspielschule beendet hat, wird er am Schauspielhaus in Graz engagiert. Es ist wie in der Fabel vom Hasen und Igel – wo er auch hinkommt, der Alkohol ist schon da. Er freundet sich in Graz mit einem jungen Kollegen an, gemeinsam betrinken sie sich nach den Vorstellungen, meist flankiert von schönen Frauen. Wenn der nächste Tag spielfrei ist, enden die Nächte häufig in der Bewusstlosigkeit. »Wegsprengen« nennt Georg diese Saufzüge. Da die beiden Jungschauspieler oft in Kinderstücken mitwirken, die am Vormittag aufgeführt werden, beginnt das Wegsprengen schon mittags. Georg genießt sein wildes Leben. Der Alkohol fügt sich störungsfrei in seinen Alltag ein. Die Besäufnisse enden irgendwann spät in der Nacht, und am nächsten Tag steht er wieder auf der Bühne. Wenn der Kater ihn zu sehr martert, kuriert er ihn mit ein, zwei Bier am Morgen. Der Alkohol ist seinem Körper vertraut, ein paar Gläser Bier und Wein am Morgen und zwischen den Vorstellungen können seinen Verstand kaum trüben.

»Während der Jahre in der Schauspielschule und vor allem dann in Graz habe ich ziemlich heftig gesoffen«, sagt Georg. »Aber ich habe den Alkohol nicht als Belastung empfunden, im Gegenteil, er war meine Entspannungsmedizin.« Diese Medizin hat allerdings schon damals unangenehme Nebenwirkungen. »Ich habe durch das Saufen ungefähr zehn Kilo zugenommen, obwohl ich die gesamte Zeit über sehr viel trainiert habe. Ich sah aus, als würde ich einen Fettanzug tragen.«

Dass sein Freund und Kollege in Graz als das größere Talent galt, die interessanteren Rollen und die besseren Kritiken erhielt, war ein Angriff auf das Ego des ehrgeizigen Schauspielers. »Auch diese Verwundung habe ich weggesoffen. Trotzdem hatte ich damals nicht das Gefühl, dass das Saufen mein Leben oder meine Arbeit gefährdet.«

Im Sommer 1990 tritt ein neuer Intendant am Schauspielhaus in Graz an. Georg ist zu dieser Zeit seit mehr als zwei Jahren dort engagiert. Am frühen Nachmittag lädt der neue Intendant den Schauspieler zu einem persönlichen Gespräch. Schon in der Nacht vorher betrinkt Georg sich heftig, der Termin macht ihm Angst. »Was kann der von mir wollen?«, fragt er sich. Die Unsicherheit bekämpft er mit Alkohol, säuft bis zur Besinnungslosigkeit. Am nächsten Morgen erwacht er verkatert. So kann er unmöglich zu diesem Treffen. Er trinkt ein Bier, ein zweites, ein drittes. Jetzt fühlt er sich besser. Bevor er das Büro des Intendanten betritt, lutscht er noch zwei Fisherman's Friend.

»Ich muss Ihnen mitteilen, dass wir Ihr Engagement nicht verlängern werden«, sagt der Intendant. Nichts Ungewöhnliches am Theater, jeder neue Intendant verändert das Ensemble nach seinen Vorstellungen. Aber Georg treffen die Worte hart. Wieso er? Die Beleidigung und Erniedrigung kann er kaum ertragen – er wird ausgemustert, ist es nicht wert, weiter an diesem Theater zu arbeiten. Georg ist 25 Jahre alt. Er hat nicht gelernt, mit Kränkungen und Niederlagen umzugehen. Ihm ist, als sei er auf dem Ozean ausgesetzt, ein Spielball der Wellen, das Ertrinken nur eine Frage der Zeit.

Er ruft seinen Freund an. Sie treffen sich in einer Kneipe, nur wenige hundert Meter vom Theater entfernt. Gemeinsam trinken sie, Stunde um Stunde, Bier und Schnaps, immer im Wechsel. Irgendwann spürt er den Schmerz nicht mehr, nur noch ein stumpfes Pochen.

Am gleichen Abend steht Georg auf der Bühne, zum ersten Mal in seinem Leben im Vollrausch. Shakespeares »König Johann«, er spielt den Dauphin von Frankreich, den Sohn des Königs. Eine größere Nebenrolle, Georg steht nicht im Mittelpunkt der Aufmerksamkeit, kann sich halbwegs durch das Stück retten. Bis zu der großen Schlussszene. Er sitzt nackt in einer Badewanne auf der Bühne, bewaffnet mit einem Schwert, und führt ein Rededuell mit seinem Bühnen-Vater. Am Ende soll er aufstehen und sein Schwert mit Wucht in den Wannenboden rammen. Aber Georg rammt sich die stumpfe Schwertspitze in den eigenen Fuß. Das Blut läuft aus der Platzwunde, beschmiert den Bühnenboden. Georg humpelt von der Bühne. Sein Blut hinterlässt leuchtend rote Schlieren auf der weißen Bühne.

Georg lässt den Fuß verbinden und humpelt sofort in die Gaststätte, bestellt eine Flasche Sekt, zwei, drei, trinkt, bis der Wirt ihn hinauswirft. Seine Welt, sein Bild von sich selbst, alles droht einzustürzen. Das Gefühl der Niederlage, das ist das Schrecklichste. Er trinkt dagegen an, in dieser Nacht, am nächsten Tag und in den Wochen, die folgen. Zwar gelingt es ihm unter großen Mühen, auf der Bühne halbwegs nüchtern zu sein, aber nach der Vorstellung gibt es kein Halten mehr. An spielfreien Tagen beginnt der Vernichtungsfeldzug gegen den Schmerz schon nach dem Aufwachen.

Etwas Entscheidendes in seinem Leben beginnt sich zu verändern. War Erfolg einige Jahre zuvor noch an konkrete Ergebnisse geknüpft und Leistung klar messbar, bei sportlichen Wettkämpfen etwa oder in der Schule, so sind diese Maßstäbe und Strategien jetzt, für den Schauspieler, weitaus weniger eindeutig und schwieriger zu finden. Im Judo konnte er einen Kampf mit einem gekonnten Schulterwurf für sich entscheiden. Eine Technik zu finden, mit der es ihm gelingt, zuverlässig Publikum und Kritiker zu überwältigen, ist ungleich schwieriger. Nie zuvor war er so abhängig vom Urteil anderer, nie war dieses Urteil so unvorhersehbar, so schwierig zu beeinflussen.

Zudem ist in seinem Inneren ein empfindliches Gleichgewicht gestört. Die Welt des Spiels, in die er sich in seiner Kindheit hat zurückziehen können, die Welt, in der Leistung und Erfolg keine Bedeutung haben, ist zu seiner Arbeit geworden, jetzt umso rigider eingebunden in sein Leistungssystem. Im gleichen Maße gewinnt der Alkohol an Bedeutung. Alkohol wird das Bindemittel, das seine Persönlichkeit, seine Beziehungen zusammen, das Schmiermittel, das die Mechanik seines Lebens funktionstüchtig hält.

Im Herbst führt ihn ein Gastspiel nach Ungarn. Ganz in der Nähe nehmen seine Eltern an einem Ärztekongress teil. Der Kongress findet in einem Schlosshotel statt, Georgs Eltern wohnen auch dort. Spät am Abend, nach der Vorstellung, besucht er sie. Schon vor seinem Auftritt hat er eine Flasche Krimsekt getrunken, betrunken fühlt er sich nach einer Flasche Sekt schon lange nicht mehr. Als er das Schlosshotel erreicht, fällt es ihm schwer, gerade zu gehen.

Die Ärzte dort sind noch betrunkener als er. Sie wanken durch die Flure und Säle des Schlosses, trinken Champagner aus der Flasche und schütten Schnaps aus Wassergläsern in sich hinein. Immer wieder knallt einer gegen einen Türrahmen oder eine Säule, holt sich blaue Flecken oder Platzwunden, ohne es zu bemerken. Einige der Kongressteilnehmer torkeln barfuß durch den Schlosspark, das Hemd hängt ihnen aus der Hose. Als seine Eltern ihn zur Begrüßung umarmen, reißen sie ihn beinahe zu Boden. Auch sie sind betrunken. Szenen, die Georg an Orgien im alten Rom erinnern. Szenen, die sich in sein Gedächtnis einbrennen.

Ebenso wie in den Alkoholrausch stürzt sich der 25-Jährige auch in eine sexuelle Raserei. Als ein Grazer Gymnasium das Abschlussfest der Maturaklassen im Schauspielhaus feiert, mischt er sich uneingeladen unter die Feiernden, betrinkt sich innerhalb kürzester Zeit. Auf dem Höhepunkt der Party entjungfert er eine der Schülerinnen auf der Bühne, nur durch einen Vorhang von ihren feiernden Freunden getrennt. Eine zweite nimmt er Stunden später mit in sein Hotel. Entjungfert auch dieses Mädchen. Sie bedeuten ihm nichts, jede Eroberung ist ein Sieg, jeder Akt eine Genugtuung. Seine Freundin Eva wohnt und studiert noch in Wien. Die räumliche Trennung ist für Georg nur ein weiterer Grund, zu saufen und den Rausch sexueller Abenteuer zu suchen.

Egal, an welches Theater seine Arbeit ihn führt, Salzburg, Linz, St. Gallen, Wien oder Graz, der Alkohol scheint allgegenwärtig. Und häufig sind vor allem jene Schauspieler, Dramatiker und Regisseure, die Georg besonders bewundert, die härtesten Säufer. 1992 begegnet er dem Dramatiker Werner Schwab, als Erneuerer des modernen Theaters von Publikum und Kritik gefeiert. Schwab inszeniert in Linz sein Stück »Volksvernichtung oder Meine Leber ist sinnlos«. Nach einer Probe beobachtet Georg, wie der große, kräftige Mann eine Flasche Wodka ansetzt und in einem Zug leert. Anschließend fällt der Dramatiker stocksteif hinten über und kracht auf Stühle und Tische. Dass Schwab Mitte der neunziger Jahre in einer Silvesternacht an Alkoholvergiftung sterben wird, ahnt Georg nicht. Auch Georgs Besäufnisse werden heftiger, längst schon kann er den Rausch nicht mehr aus seinem Kopf und seinem Körper schlafen. Morgens bekämpft er den Kater mit Bier. »Runtertrinken« nennt er das. Wie ein Junkie, der seine Dosierung reduziert, verringert er die Menge an Alkohol in den Tagen nach dem Absturz. Anfangs gelingt es ihm noch in ein oder zwei Tagen, wieder halbwegs auf die Beine zu kommen und bei Proben und Vorstellungen nüchtern zu wirken.

Jede Beziehung beginnt im Suff und endet im Vollrausch. Als sich Eva nach vier Jahren von Georg trennt und eine neue Beziehung beginnt, verprügelt der gekränkte Schauspieler im Vollrausch seinen Nachfolger, verwüstet die Wohnung seiner

Exfreundin und versucht, sich in ein Samurai-Schwert zu stürzen. Im Jahr darauf verlobt er sich, als seine Verlobte die Bindung aufkündigt, verliert Georg wieder völlig die Kontrolle, zerschlägt sein gesamtes Arbeitszimmer mit einem Baseballschläger. Nebenher hat er ständig Affären und inszeniert immer wieder dramatische Eifersuchtsszenen. Jeder Streit ist eine willkommene Legitimation für den folgenden Absturz, sie häufen sich, er fällt tiefer und tiefer. Anschließend bestraft er sich selbst mit einem rigiden Trainings- und Ernährungsprogramm, versucht, den Alkohol aus dem Körper zu zwingen. Dann gelingt es ihm, den nächsten Absturz für Tage, Wochen oder gar Monate hinauszuzögern und sich auf wenige Gläser Bier oder Wein am Tag zu beschränken. Ganz ohne Alkohol hält er kaum einen Tag durch.

Er ist Ende zwanzig, als er beginnt, selbst Regie zu führen. Schon immer hat ihn dieser Aspekt der Arbeit am Theater, die künstlerische Auseinandersetzung mit den Stücken, die Möglichkeit, die Zuschauer gleichermaßen herauszufordern wie zu bannen, besonders fasziniert. Georg wirft sich in diese neue Arbeit mit mehr Leidenschaft und Engagement als jemals zuvor. Er vertieft sich in alle Aspekte einer Inszenierung, das Bühnenbild, die Kostüme, die Musik, er integriert Rocksongs und Videoinstallationen, verarbeitet Elemente aus Comics, arrangiert die Texte um, stellt sie in neue Zusammenhänge. Wenn ihm eine Inszenierung gelingt, wenn er ein schlüssiges Konzept, eine eigene Bildsprache findet, gerät er in einen Rausch. Ein Rausch, der ihn durch seine Arbeit trägt und die beteiligten Schauspieler, Bühnenbildner und Dramaturgen infiziert. »Wenn die Arbeit als Schauspieler wie schwimmen war«, sagt er, »dann ist das Regieführen wie fliegen.« Doch wer hoch fliegt, läuft Gefahr, tief zu fallen.

Auch die Angst wächst. Eine diffuse, alles verzehrende Angst, die viele Gesichter hat: Angst vor der Premiere, der Reaktion des Publikums, den Kritiken. Angst vor dem Verlassenwerden, der Einsamkeit. Angst davor, nüchtern zu werden. Angst, den eigenen Ansprüchen nicht zu genügen. Angst, keinen Schlaf und keine Ruhe zu finden ohne die tröstende Umarmung des Rausches. Häufig stürmt er mitten in der Nacht aus der Wohnung, in die Kneipe oder zur nächsten Tankstelle, der Gedanke, der Nacht ohne Alkohol zu trotzen, ist unerträglich. Dass seine Inszenierungen beinahe ausnahmslos von Kritik und Publikum bejubelt werden, ändert nichts. Egal, wie oft er sich sagt, dass alles in Ordnung ist, diese Angst, ausgebrochen aus den hintersten Reservaten seines Schädels, wo alle Bilder verblassen und das Denken aufhört, wird nicht kleiner. Georg trinkt, nach der Arbeit, am nächsten Morgen und auch während der Proben. In den Innentaschen seiner Jacke verwahrt er seine Notfallreserve, vier Flachmänner, kleine Schnapsflaschen der Marke »Leibwächter«.

Immer häufiger unterfüttert er den Alkohol mit Medikamenten. Er schluckt Antidepressiva, Schlaf- und Beruhigungsmittel, und in den Phasen, in denen er seinen Alkoholkonsum reduziert, rettet er sich mit Aktivanat über die ersten Entzugssymptome, einem Aktiv-Tonikum für Senioren, dem neben Lebertran, Vitaminen, Mineralstoffen und Koffein auch eine große Menge Alkohol zugesetzt ist. Spätestens am nächsten Morgen, wenn der Rausch vergangen ist, sind die Angst und das Elend größer und stärker als in der Nacht zuvor. Und irgendwann stellen auch die Promille keinen Schutz mehr dar. Selbst im Vollrausch überfallen ihn finsterste Depressionen.

Aber ist die Kunst nicht untrennbar mit dem Leid verwachsen? Was ist ein Künstler wert, der seine Arbeit nicht mit Schweiß, Blut und Tränen nährt? Wenn er ihn gewinnt, diesen qualvollen Kampf, dann fühlt er sich lebendig. Und er gewinnt häufig. Seine Inszenierung des Patrick-Barlow-Stückes »Der Messias« in Linz wird von der Kritik als »himmlisches Theater« gefeiert, und er wird zum Theaterfestival Impulse eingeladen, dem wichtigsten Theatertreffen der freien Szene im deutschsprachigen Raum. Noch hat der Suff keines seiner Projekte irreparabel beschädigt. Noch vermögen die Leidenschaft und Intensität, die Georg in seine Inszenierungen investiert, die sporadischen Ausfälle zu kompensieren. Der Alkohol ist Teil seiner Selbstinszenierung. Er fühlt sich bedeutend, ein Künstler, strahlender als all die anderen in ihren Wohnsilos mit Schrankwand und Fernseher, eingemauert in ihrem grauen Alltag, den sie Leben nennen.

»Damals war mir schon klar, dass ich zu viel trinke und dass ich meine Abstürze reduzieren muss«, sagt Georg, »aber ich habe mich noch nicht als Alkoholiker gesehen und hatte nicht den Anspruch, mit dem Alkohol ganz aufzuhören. Im Gegenteil – ich habe nie in Frage gestellt, dass das Trinken zu meiner Persönlichkeit und vor allem zu meiner Arbeit gehörte. Für mich war das damals klar definiert: Theater ist Rock'n'Roll. Ich war immer einer der wilden Hunde am Theater und habe mich in der Rolle auch ziemlich wohl gefühlt. Ich habe regelrecht gebrannt für das Theater, bin darin aufgegangen und habe mich zu hundert Prozent darüber definiert. Und der Alkohol hat den Kick, den die Arbeit mir verschafft hat, oft noch verstärkt. Warum also damit aufhören? Ich habe mich nie gefragt, wer ich jenseits der Arbeit eigentlich bin oder was ich sonst noch will. Ich liebe diese Arbeit, bis heute. Aber mein Problem war, dass ich immer geliebt werden wollte, natürlich auch beim Inszenieren. Von den Schauspielern, dem Publikum, der Kritik. Diese beschissene Abhängigkeit von Kritiken hat ja schon sehr früh in der Kindheit begonnen, schon damals haben meine Eltern immer die tollen Kritiken ausgeschnitten und gesammelt. Und als Regisseur war ich besonders abhängig von Meinungen und Kritikern, die dann später auch sehr persönlich und verletzend wurden. Mein ganzes Selbstvertrauen konnte innerhalb kürzester Zeit völlig zusammenbrechen oder sich zu einem totalen Größenwahn emporschwingen. Damals haben diese extremen, tagelangen Vernichtungssaufzüge begonnen.«

Georg schreckt aus dem Schlaf. Das Schlafzimmer in seiner Wiener Wohnung ist dunkel, auch hinter den geschlossenen Vorhängen noch kein Licht der Morgendämmerung zu erkennen. Die roten Leuchtdioden des Weckers neben seinem Bett zeigen 4.20 Uhr. Er atmet schwer. Sein Körper ist von kaltem, übel riechendem Schweiß bedeckt. Er würgt, hat Krämpfe im Magen, sein Herz schmerzt. Panik. Er weckt die Frau, die neben ihm schläft. Seine Hand krampft sich um ihren Unterarm. »Du musst mir Bier holen, sonst sterbe ich«, fleht er. Sie sieht ihn entsetzt an. Birgit ist 35 Jahre alt und stammt aus Feuchtwangen. Dort lebt sie mit ihrem siebenjährigen Sohn im Haus ihrer Eltern. Sie ist alleinerziehend.

Wenige Monate zuvor hat sie Georg kennen gelernt. Im Rahmen der Sommerspiele hat er in ihrem Heimatort gastiert, am dortigen Theater in »Der König und ich« einen charismatischen Schurken gespielt und parallel dazu in einer Inszenierung für Kinder. Sie hat sich schnell in den zwei Jahre jüngeren Mann verliebt. Schon damals hat er viel getrunken. Nach der Vorstellung haben sie häufig zusammen in den Wirtshäusern gesessen und auf den Erfolg angestoßen, aber so wie heute hat sie ihn noch nie erlebt. Dass Georgs Interesse an ihr schon nach kurzer Zeit eingeschlafen war und er die Beziehung nur aufrechthält, weil er das Alleinsein fürchtet, weiß sie nicht. Für Georg verkörpert sie einen Traum. Den Traum von Familie, von Geborgenheit, von Heimat. Diesen Traum will er nicht aufgeben. Er sehnt sich nach einem Zuhause. Aber er arbeitet seit Jahren in ständig wechselnden Städten. Doch worüber er mit Birgit reden soll, weiß er nicht. Noch ein Grund, in die Sprachlosigkeit des Suffs zu flüchten.

Am Abend zuvor hatte Georgs Inszenierung von Schillers »Die Räuber« am Metropolis-Theater in Salzburg Premiere. Birgit war eigens angereist. Als sie um fünf Uhr abends an Georgs Wohnungstür klingelte, war er schon völlig besoffen. »Ich bin so aufgeregt, das brauche ich jetzt«, hat er gesagt. Auf dem Weg zur Premiere bat er den Taxifahrer, kurz anzuhalten. Er öffnete die Wagentür und kotzte einen Schwall auf die Straße. Während der Premiere hat Georg weitergetrunken. Wodka und Sekt, ein Glas nach dem anderen. Als er am Ende der Vorstellung auf die Bühne musste, sich vor dem Publikum verbeugen, sah es kurz so aus, als würde er das Gleichgewicht verlieren und ins Publikum fallen. Seine Kollegen mussten ihn stützen. Als der ORF im Anschluss an die Aufführung ein Interview mit dem jungen Regisseur aufzeichnen wollte, saß Georg nur apathisch auf seinem Stuhl, eine dunkle Sonnenbrille im Gesicht, und lallte unverständliches Zeug. Mehr als »am Ende sind alle tot« wusste er zu seiner Inszenierung nicht zu sagen. Das Interview wird nie gesendet. Auf der anschließenden Premierenfeier hat Georg weitergetrunken. Später in der Nacht war er so weggetreten, dass es seiner Freundin nur mit Mühe gelang, ihn in sein Bett zu schaffen. Jetzt, am frühen Morgen, macht er ihr Angst.

Sie verlässt seine Wohnung, irrt durch die Stadt, bis sie einen Imbiss findet, und kauft zwei Flaschen Bier. Georg schüttet sie hinunter wie ein Verdurstender. Nach der zweiten Flasche verebbt der Aufruhr in seinem Kopf. Birgit legt sich wieder ins Bett, sie haben bisher nur wenige Stunden geschlafen. Georg findet keinen Schlaf. Nach einer Stunde kriecht die Angst in ihn zurück. Er spürt, wie der Entzug erneut nach ihm greift. Er steht auf, geht in der Wohnung auf und ab, schaltet den Fernseher im Wohnzimmer an, um sich abzulenken. Um sieben weckt er seine Freundin erneut.

»Hol mir bitte zwei Flaschen Jägermeister«, sagt er.

»Lass mich in Ruhe, ich will schlafen«, sagt sie. »Du spinnst doch, du hast doch schon dein Bier bekommen.«

Georg lässt nicht locker. Er kann nicht. Er braucht etwas zu trinken, unbedingt, jetzt gleich. Aber in diesem Zustand wagt er sich nicht auf die Straße, schon in der Wohnung scheinen die Wände auf ihn niederzustürzen, jedes Geräusch, jede Bewegung, jeder Gedanke eine Bedrohung, der er sich nicht gewachsen fühlt. Wie soll er mit dem Leben da draußen zurechtkommen? Er bettelt, droht, schreit, flüstert. »Nur noch diese eine Flasche, bitte«, fleht er. »Danach höre ich endgültig auf, versprochen.«

Irgendwann kapituliert sie, bringt den ersehnten Schnaps. Georg setzt die Flasche an, trinkt mehr als ein Drittel auf einmal. Der Kräuterschnaps brennt sich durch seinen Körper, scheint in seinem Magen zu explodieren. Im gleichen Moment löst sich die Klammer um seinen Kopf, der Alkohol zersetzt die Angst und den Schmerz. Endlich ist Frieden.

Es ist 7.30 Uhr, um elf hat er einen Termin mit Claus Tröger, dem Intendanten des Metropolis-Theaters. Aber er ist jetzt schon betrunken, wie soll er dieses Gespräch durchstehen? Nach der Premiere besoffen, o.k., das wundert niemanden am Theater. Aber am Vormittag schon wieder? Selbst in seinem benebelten Hirn dämmert ihm, dass sein desolater Zustand der vergangenen Wochen dem Intendanten nicht entgangen sein kann. Autofahren kann er in dem Zustand auch nicht, er hat im vergangenen Jahr schon einmal die Fahrerlaubnis wegen Trunkenheit am Steuer verloren. Am besten also zu Hause bleiben und sich im Alkoholrausch verbergen, weitertrinken bis zu gnädiger Bewusstlosigkeit.

Doch Birgit lässt nicht zu, dass er sich seinem Selbstmitleid ergibt. Sie macht ihm Mut, redet ihm zu wie einem Kind. Um 10.30 Uhr fährt sie ihren Freund zum Theater. Georg sitzt auf der Rückbank des Wagens, die zweite Flasche Jägermeister hält er mit eisernem Griff umklammert. Seine Medizin, sein Rettungsanker. Während der Fahrt zum Theater leert Georg die Flasche vollends. Als sie das Theater erreichen, bleibt er auf der Rückbank sitzen, sein umnebeltes Hirn sucht fieberhaft nach einer Erklärung, einer Entschuldigung.

Birgit steigt aus dem Wagen und kehrt mit dem Intendanten zurück. Der will wissen, was los ist. Georg ist völlig aufgelöst, erzählt ihm unter Tränen von einer Vergewaltigung, die er als Kind erlitten haben will, davon, wie die Erinnerung immer wieder in sein Bewusstsein kriecht, von Schmerz, Scham und der Angst, die er nur mit Alkohol im Zaum halten kann. Versucht mit dieser Lüge zu erklären, was für ihn nicht zu erklären ist. In den vergangenen Jahren hat sich Georg häufig in solche Lügengeschichten geflüchtet. Die Vergewaltigung in der Kindheit, ein guter Freund, der an Aids gestorben ist, je dramatischer, desto besser. Ob der Intendant die Lügengeschichte glaubt, kann Georg nicht sagen. Er selbst jedenfalls glaubt sie in diesem Moment. Es muss doch einen Schuldigen geben für all das Elend; oder zumindest einen Grund, einen, der außerhalb seiner selbst liegt. »Du brauchst Hilfe«, sagt der Intendant. »Wir bringen dich in ein Krankenhaus.«

Als Georg auf die Entzugsstation »Alkohol Intensiv« des Salzburger Krankenhauses eingeliefert wird, zum ersten Mal in seinem Leben, stellen die Ärzte bei der Eingangsuntersuchung einen Blutalkoholwert von 3,6 Promille fest. Die Pfleger wundern sich, dass er sich überhaupt noch auf den Beinen halten kann. Noch am gleichen Tag reist Georgs Vater aus Wien an. Der Arzt will dafür sorgen, dass die Kollegen seinen Sohn gut behandeln.

Schon am zweiten Tag verlässt Georg die Station wieder, vollgepumpt mit Medikamenten und kaum in der Lage, auf den Beinen zu stehen. Er hält es nicht aus dort, halluzinierende Bettnachbarn, mit Gurten fixiert, Pfleger, von denen er sich gleichgültig und herablassend behandelt fühlt. Hier wird er zu dem, was er auf keinen Fall sein will: Alkoholiker, Pflegefall, Versager. Hier nutzt ihm sein beruflicher Erfolg nichts, seine Herkunft, sein Charme, seine Bildung. Hier ist er ein Säufer unter vielen, gehört zu denen, die sabbernd an ihr Bett gebunden werden. Aber so einer ist er nicht. Das wird er allen beweisen, vor allem sich selbst. Wie besessen stürzt er sich in seine Arbeit. Für das Metropolis-Theater inszeniert er »Bartsch, Kindermörder«, ein Ein-Personen-Stück, entwickelt aus den Briefen und Verhörprotokollen des Verbrechers. Weil Georg keinen Darsteller gefunden hat, dem er diese Rolle zutraut, hat er sie selbst übernommen.

Doch schon eine Woche später, zwei Tage nach der Premiere, wird er erneut auf der Station »Alkohol Intensiv« eingeliefert. Dieses Mal werten die Ärzte seinen Absturz nicht, wie beim ersten Mal, lediglich als Alkoholmissbrauch. Dieses Mal legen sie Georg nahe, für einen mindestens zweiwöchigen Alkoholentzug zu bleiben.

Georg weigert sich und verlässt nach zwei Tagen das Krankenhaus, auf eigene Verantwortung. Was soll er denn dort? Was können die ihm schon sagen? Dass er zu viel trinkt, weiß er selbst. Helfen können sie ihm auf der Station auch nicht, sie können ihn nur wegsperren, bis er sich wieder erholt hat. Und das kann er besser zu Hause, gepflegt und beaufsichtigt von seinen Eltern, ohne respektlose Pfleger und die deprimierende Umgebung der Station. Und vor allem, das Wichtigste in seinem Leben ist schließlich seine Arbeit. Sie wird ihm helfen, die Kontrolle über sein Leben zurückzuerlangen.

Am Abend ist eine weitere Vorstellung angesetzt. Wenn es ihm gelingt, diese Vorstellung überzeugend zu spielen, dann, so denkt er, hat er es geschafft. Dann hat er die Intensivstation und die bedauernswerten Säufer dort endgültig hinter sich gelassen, ist nicht mehr einer von denen, sondern wieder Schauspieler und Regisseur.

»Bartsch, Kindermörder« wird nicht am Theater aufgeführt, sondern in den Katakomben unter der Stadt. Die Luftschutzbunker und Tunnelsysteme aus dem Zweiten Weltkrieg unterhöhlen große Teile von Salzburg; in drei der Höhlen hat der Techno Club »Cave«, der als Spielort dient, seine Räume. Während der Aufführung folgt das Publikum dem Darsteller durch das enge Höhlensystem, die dunklen Gänge sind nur von Kerzen erleuchtet. Georg ist noch wackelig auf den Beinen, im Krankenhaus haben sie ihn mit Medikamenten ruhiggestellt. Deren Wirkung spürt er noch, vermischt mit den ersten Entzugssymptomen. Es gelingt ihm, Angst und Schmerz für die Rolle zu nutzen. Eine der dichtesten Darstellungen seiner bisherigen Laufbahn als Schauspieler. Und einer der wichtigsten Siege seines Lebens; einer, der ihn in der Überzeugung bestärkt, die Kontrolle über sein Leben und seine Karriere noch nicht verloren zu haben. Ein trügerischer Sieg.

Am nächsten Morgen liegt er in seinem Bett. Er hört, wie sich das Fenster in seinem Schlafzimmer öffnet, und schlägt die Augen auf. Sieht, wie ein riesiger Rabe in das Zimmer fliegt und auf seiner Brust landet. Das Krächzen des Vogels schmerzt in seinen Ohren, die Krallen bohren sich in seine Brust. Dann beginnt der Vogel, ihn zu attackieren, hackt mit seinem spitzen Schnabel nach seinem Gesicht. Georg reißt die Arme hoch, schreit auf vor Schmerz. Mit einem Mal ist der Rabe verschwunden. Georg setzt sich in seinem Bett auf, der Schweiß trieft von seinem Körper, er atmet kurz und schnell. Er schaut sich um, das fahle Licht der Morgendämmerung dringt durch die Vorhänge. Georgs Blick bleibt an einer indianischen Holzmaske auf der gegenüberliegenden Wand hängen. Die Maske löst sich von der Wand. Ist nicht mehr nur Maske, da ist mit einem Mal ein Mensch, der die Maske trägt. Mensch und Maske bewegen sich auf ihn zu. Dieser Mann mit der Maske, erkennt Georg voller Entsetzen, das ist er selbst. Der maskierte Georg stürzt sich auf den Georg im Bett. Zerrt ihn hinunter auf den Fußboden, deckt ihn mit Schlägen und Tritten ein. Der Maskierte hat leichtes Spiel, der andere ist wehrlos, ausgeliefert, windet sich schluchzend mit geschlossenen Augen auf dem Boden, krümmt sich und versucht, mit den Armen seinen Kopf zu schützen. Irgendwann lässt der Maskenmann von ihm ab. Georg öffnet die Augen, sein gesamter Körper schmerzt. Er ist wieder allein im Zimmer. Er rappelt sich hoch. Dass Halluzinationen als Symptom fortgeschrittenen Alkoholismus gelten, wird er erst Jahre später erfahren. Er geht zum Kühlschrank und öffnet ein Bier.

Wenige Wochen später sitzt Georg im Zug von Salzburg nach Feuchtwangen. Er hat sich wie immer einen Platz im Speisewagen gesucht. Seit vier Jahren arbeitet er parallel in Linz und Salzburg, als Schauspieler und Regisseur, dazu kommen Gastspiele in Deutschland, Österreich, der Schweiz und Dreharbeiten für Rollen in »Kommissar Rex«, »Stockinger« und »Ein Fall für Zwei«. Die schier endlosen Stunden der Reise verbringt er mit Bier, Wein, Schnaps, häufig so viel, dass sich der Schaffner weigert, ihm weiteren Alkohol auszuschenken. »Amokläufe« nennt er selbst diese Reisen, an deren Ende er häufig so besoffen ist, dass er völlig derangiert zu Besprechungen und Proben erscheint. Manchmal schafft er es nicht einmal, diese Termine einzuhalten. Trotzdem gelingt es ihm immer wieder, sein Fehlen zu entschuldigen, seine Engagements zu erfüllen und Kollegen und Publikum mitzureißen und zu begeistern. Die Frage: »Wie viel kann ich trinken, ohne bei den Vorstellungen auszufallen?«, beherrscht seinen Alltag.

Auch auf der Fahrt nach Feuchtwangen trinkt er fast bis zur Besinnungslosigkeit. Als er spät in der Nacht bei Birgit eintrifft, ist er so besoffen, dass er nur noch ins Bett torkelt. »Betoniert« nennt er diesen Zustand. Wegsprengen, wegschießen, betonieren; Amoklauf, Vernichtung: Georg hat im Lauf der Jahre viele Begriffe für das Saufen gefunden.

Am frühen Morgen verlässt Birgit die Wohnung. Sie bringt ihren Sohn zur Schule und geht zur Arbeit. Ihren Freund lässt sie schlafen. Sofort, als Georg erwacht, ist die Angst wieder da. Er stürzt aus der Wohnung und kauft zwei Flaschen Jägermeister. Die eine trinkt er sofort, die andere versteckt er im Wäscheschrank. Damit er über den Tag kommt. Obwohl ihm schon die ersten Schlucke Erleichterung verschaffen, kann er nicht aufhören. Wie unter Zwang trinkt er weiter. Nur wenige Stunden später sind beide Flaschen leer, er kauft eine weitere Flasche. Nach Hause schafft er es nicht mehr. Auf einem Spielplatz, wenige hundert Meter vom Getränkemarkt entfernt, leert er die dritte Flasche. Und bleibt auf der Parkbank liegen, neben Schaukeln und einem Klettergerüst, auf dem Kinder spielen. Nichts davon nimmt er wahr. Er ist im Niemandsland zwischen Rausch und Bewusstlosigkeit. Ein Land, in dem die Angst und die Schmerzen keine Macht über ihn haben. Birgit findet ihn in ihrer Mittagspause. Sie schleppt ihren Freund zurück in die Wohnung und ruft dessen Eltern an.

Georgs Eltern verbringen das Wochenende auf dem Land, in einem Ferienhaus in Hinterbrühl, zwanzig Kilometer vor Wien. Ein milder Frühlingstag, das Grün der Wiesen strahlt satt und frisch. In diesen Jahren leben Georgs Eltern wie kurz vor Beginn eines Krieges. Eine unterschwellige Spannung ist allgegenwärtig, ständig erwarten sie die nächste Katastrophenmeldung. Schlimmer noch sind die Tage, an denen das Telefon nicht klingelt. Spätestens jeden zweiten Tag telefoniert die Mutter mit Georg, wenn seine Anrufe ausbleiben und ihre unbeantwortet, weiß sie, dass der Suff ihn wieder hat.

Direkt nach dem Telefonat steigt Georgs Vater in seinen Wagen. Die Fahrt nach Feuchtwangen dauert rund sieben Stunden. Georgs Eltern fungieren immer häufiger als Notarzt, Krankenpfleger und Alibi. Nach Premierenfeiern ist es häufig sein Vater, der den Sohn ins Auto lädt, einen befreundeten Arzt um Hilfe bittet, wenn Georg sich ins Delirium getrunken hat, um Medikamente oder ein Attest. Stunde um Stunde wachen die Eltern abwechselnd neben dem Bett des Sohnes, oft über Tage. Halten die Türen verschlossen und lassen Georg nicht aus den Augen.

Georg hasst diese Momente, die Entmündigung, den völligen Verlust der Privatspähre, seiner Würde und Souveränität. Besonders hasst er die mitleidigen Blicke der Eltern, die Art und Weise, wie sie ihn behandeln, irgendwie heuchlerisch; so gönnerhaft, von oben herab, dabei waren sie es, die ihm das

Trinken vorgelebt haben, und vor allem, weil sein Vater kaum besser mit dem Alkohol umgehen kann. Doch ohne die Unterstützung seiner Eltern und einiger Kollegen wäre das brüchige Gerüst, das mühsam den Anschein eines normalen Lebens und erfolgreicher Arbeit aufrechterhält, längst zusammengebrochen. Georg und seine Eltern sind gefangen in einem Gespinst von Sucht und Co-Abhängigkeit.

Am Abend lädt Georgs Vater seinen immer noch völlig betrunkenen Sohn auf die Rückbank des Wagens. Er will ihn in ein Krankenhaus bringen. »Bring mich einfach nur nach Hause«, sagt Georg. »Ich brauche nur etwas Ruhe, dann komm ich schon wieder auf die Beine.« Noch am gleichen Abend macht sich Georgs Vater auf den Rückweg, der Sohn auf der Rückbank fällt in einen unruhigen Halbschlaf, pendelt an der Grenze zur Bewusstlosigkeit.

Schon vor mehr als zehn Jahren hat eine befreundete Kollegin Georgs Vater darauf aufmerksam gemacht, dass er zu viel trinkt. Damals hatte er sich in die Behandlung eines Psychologen begeben, drei Wochen stationär in einem Krankenhaus. Der Psychologe hat ihm geholfen, seinen Alkoholkonsum einigermaßen zu kontrollieren. Ein Jahr war er trocken geblieben. Anschließend war es ihm immerhin gelungen, sich zumindest so weit zu zügeln, dass der Suff seine Arbeit als Chirurg nicht gefährdet hat. Das hatte ihm genügt. In eine Psychotherapie wollte er sich nicht begeben. Die Auseinandersetzung mit Kindheitserfahrungen und Gefühlen schien dem Mediziner nicht sinnvoll. Mit Organen kennt er sich aus, Geist und Seele sind für ihn abstrakt.

Der Vater hat keine Vorstellung davon, welche Rolle er im Suchtsystem seines Sohnes spielt. Sicher, Alkohol war immer selbstverständlicher Teil des Familienalltags. Aber das ist bei anderen Familien doch auch so. Vielleicht, denkt er, vielleicht trägt Georg ja sein genetisches Erbe, denn in seiner Familie gibt es zahlreiche Fälle von Alkoholmissbrauch. Die Macht der Gene erschließt sich ihm eher als Konzepte wie Übertragung oder soziales Lernen. Einen zwingenden Grund, sein Trinkverhalten zu ändern, vermag er nicht zu erkennen. Nur in den Stunden und Tagen, in denen er seinen Sohn pflegt und an seinem Bett wacht, trinkt auch der Vater keinen Tropfen.

Als sie weit nach Mitternacht das Ferienhaus in Hinterbrühl erreichen, hat sich Georgs Zustand deutlich verschlechtert. Er zittert am ganzen Körper, kann sich kaum auf den Beinen halten. Noch bevor er das Bett erreicht, übergibt er sich. Seine Mutter zieht ihm die besudelte Kleidung aus, wischt ihm das Erbrochene aus dem Gesicht und den Schweiß von der Stirn. Dann flößt sie ihm Medikamente und ein wenig Hühnersuppe ein. Der erwachsene Sohn, inzwischen 33 Jahre alt, ist wieder wie ein kleines Kind.

Wenige Stunden später erwacht Georg. Der Entzug ist nicht auszuhalten. Er steigt aus seinem Bett. Im Keller, das weiß er, steht eine Flasche Kräuterschnaps. Doch die Kellertür ist verschlossen. Dann eben der Likör im Küchenschrank. Aber auch der ist abgesperrt. Georg durchwühlt die Küche. Mit einer Schere gelingt es ihm schließlich, den Schrank zu öffnen. Er nimmt einen tiefen Zug aus der Flasche. Nicht einmal eine Stunde später schleicht er wieder in die Küche. Die Sonne ist noch nicht aufgegangen, das Ferienhaus liegt im nächtlichen Dunkel. Vorsichtig tastet er sich durch die dunklen Zimmer. In der Küche öffnet er den Küchenschrank, nimmt die Flasche, trinkt. Die Dunkelheit verbirgt seine Schwäche. Jedes Glas, jede Flasche, die er im Verborgenen trinkt, ist auf eine merkwürdige Weise nicht existent. Solange kein Lichtstrahl sein Trinken gnadenlos in die Welt malt, kann er sich und den anderen vormachen, abstinent zu sein.

Als seine Eltern am Morgen nach ihm sehen, finden sie die Schere und die leere Likörflasche neben seinem Bett. Seine Mutter spürt, wie eine Wut in ihr wächst. Wut auf den Jungen, seine Schwäche, sein Elend. Wut darüber, dass er ihr so viel Ärger und Sorgen bereitet. Wut auch auf ihren Mann, der dem Sohn das Trinken vorgelebt hat. Sie schämt sich für diese Wut. Warum tut er sich das an? Wieso gelingt es ihm nicht, einfach aufzuhören? Was kann sie tun, damit alles anders wird? Geliebt soll er sich fühlen, getröstet und aufgehoben. Schließlich ist das die Aufgabe einer Mutter. Aber Georg spürt die unausgesprochenen Vorwürfe und den Ärger. Für ihn fühlt es sich an wie Geringschätzung.

Auch seine Mutter findet keinen Trost. Freunde haben ihr immer wieder geraten, Georg ihre Unterstützung zu versagen. Nur so könne sie sich selbst schützen, nur so würde sie ihm wirklich helfen. »Abhängige muss man fallen lassen«, hat es geheißen. »Erst wenn sie ganz unten sind, sind sie bereit, sich aus der Abhängigkeit herauszukämpfen.« Aber den eigenen Sohn fallen lassen, das ist unmöglich. Die Eltern sammeln alles ein, was der Sohn als Werkzeug benutzen könnte, Schere, Messer, Schraubenzieher, und verstecken es in ihrem Schlafzimmer. Den ganzen Tag verbringen sie abwechselnd an Georgs Bett, kühlen seine Stirn, sprechen ihm, Mut zu. Solange jemand dort neben ihm sitzt, gelingt es ihm durchzuhalten. Er hat die Verantwortung für sein Leben abgegeben. Nachts, wenn seine Eltern zu Bett gegangen sind, übernimmt die Sucht wieder die Kontrolle. Er schleicht durch das Haus, auf der Suche nach Alkohol. Das Einzige, was er findet, ist eine Flasche medizinischer Spiritus im Arzneischrank. In den frühen Morgenstunden finden ihn seine Eltern auf dem

Küchenboden, kaum noch bei Bewusstsein. Der Rettungswagen liefert Georg in ein Krankenhaus ein.

Georg bleibt eine Woche im Krankenhaus; sein nächstes Engagement beginnt erst im nächsten Monat, der Absturz hat seine Arbeit nicht beschädigt. In Wien holt ihn Birgit vom Bahnhof ab. Schon auf der Zugfahrt trinkt Georg die ersten Biere, in seiner Wiener Wohnung geht das Besäufnis weiter. Am nächsten Tag reist Birgit wieder ab. In diesem Zustand kann sie ihren Freund nicht ertragen. Georg säuft weiter, jetzt erst recht. Selbstmitleid und Einsamkeit, mehr Legitimation braucht er nicht. Seine Wohnung verlässt er nur in der Nacht, wenn die Alkoholvorräte zu Ende gehen und der Pizza Service, bei dem er sein Bier bestellt, nicht mehr ausliefert. Immer wieder stört das Schrillen des Telefons die selbst gewählte Isolation, die Nachrichten auf der Mailbox bleiben unbeantwortet. Die Zeit verliert ihre Konturen. Alles beginnt in der Düsternis von Angst und Entzug und endet im besänftigenden Zwielicht des Rausches.

Als Georg im evangelischen Krankenhaus in Wien, einer Privatklinik, wieder zu sich kommt, ist mehr als eine Woche vergangen. Er ist am Vorabend dort eingeliefert worden, wer den Krankenwagen gerufen hat, weiß er nicht. Sein Blutalkoholwert lag bei 4,3 Promille. Für weniger trainierte Trinker wäre das tödlich. »Sie Arschloch, was tun Sie ihren Eltern an?«, schreit ihn der Arzt bei der Visite an. »Sie sollten auf den Titelseiten sein, nicht auf der Entzugsstation!«

»Damals war ich völlig am Ende«, sagt Georg. »1998 war das Jahr mit den extremsten Abstürzen und den häufigsten Krankenhausaufenthalten. Ich war bei jeder Probe mehr oder weniger besoffen und habe mich oft unter extremen Schmerzen ins Theater geschleppt. Und nach jedem Absturz musste ich mir das verlorene Terrain mit viel Einsatz zurückerobern. Gerade als Regisseur musste ich mir meine Autorität jedes Mal mühsam neu erkämpfen.« Nur weil er in den halbwegs nüchternen Phasen der jeweiligen Produktion so besessen gearbeitet habe, sagt er, hätten die Intendanten ihm das Vertrauen nicht entzogen. »Das Schlimmste waren die Scham und die Angst, das Gefühl, alle anderen riechen das schon.«

Im Februar 1999 schreibt Georg in großen Buchstaben »22. Februar 1999 – LAST TIME« auf ein Blatt Papier. Das Blatt heftet er an die Wand seines Arbeitszimmers, ein gut sichtbares Zeichen, das seinem Entschluss zusätzlich Gewicht verleihen soll. Jetzt muss Schluss sein, endgültig Schluss. Er hat es versaut, total versaut. Einen Monat zuvor hatte er sich für die Hauptrolle in »Feuergesicht« am Wiener Schauspielhaus beworben, ein hoch gelobtes Stück des jungen Autors Marius von Meyenburg. Das Wiener Schauspielhaus gilt zu dieser Zeit als das Mekka unter jungen Theaterschaffenden, hier arbeitet die aufstrebende Garde, hier werden Stücke von Schwab und Sarah Kane uraufgeführt. Ein Traumengagement für Georg. Ein Traum, für den er alle anderen Angebote abgesagt hat. Ein Traum, den der Suff ruiniert hat. An dem Tag, an dem die Proben beginnen sollten, lag Georg heulend auf dem Steinboden in seiner Wiener Wohnung, ersoffen in einem Meer von Alkohol, Scham und Selbsthass. Am nächsten Tag bekam er die Nachricht vom Schauspielhaus, dass sie die Rolle umbesetzt haben.

Er hat seine große Chance versoffen, zum ersten Mal hat der Suff sein berufliches Weiterkommen massiv behindert. Das hier, erkennt er, hat nichts mehr zu tun mit wildem, freiem Künstlerleben. Am gleichen Tag checkt er in einer Klinik in Kärnten ein, malerisch in den Bergen gelegen, inmitten von Wäldern und Wiesen. Den Aufenthalt zahlen seine Eltern. Seiner Freundin Birgit macht er vor, eine Therapie anzutreten. Tatsächlich ist es eine mondäne Kurklinik, hier wird statt therapeutischen Gesprächen Yoga, Tai Chi, Sauna und Wellness angeboten. Das ist es, was er braucht, glaubt Georg. Nicht irgendwelche Therapeuten, die ihm nur erzählen, was er eh weiß. Und vor allem nicht ein Haus voll von Säufern, oft aus den untersten sozialen Schichten, ohne Bildung und Kultur.

Zwei Tage vor Ende der Kur klingelt das Telefon in seinem Zimmer. Der Intendant des Wiener Schauspielhauses ist bereit, Georg eine neue Chance zu geben. Der andere Schauspieler hatte sich als Enttäuschung erwiesen. Sobald er die Kur beendet hat, soll Georg in die Proben einsteigen. Das Schicksal belohnt ihn für seine Abstinenz.

Am Schauspielhaus wird er freundlich aufgenommen, niemand macht ihm Vorwürfe. Nach den Proben, wenn die Kollegen noch in der Kantine oder in einer Kneipe bei Bier und Wein zusammensitzen, trinkt Georg Saft oder alkoholfreies Bier. Erst nach Wochen erlaubt er sich das erste Glas Wein, sorgsam darauf bedacht, dass es das einzige bleibt. Meist verabschiedet er sich als Erster und geht früh zu Bett. Die Tage beginnen mit ausgedehnten Läufen in den nahe gelegenen Parkanlagen des Belvedere, sie enden vor dem Fernseher, mit einem einzigen Glas teuren Weins. Die Beziehung zu Birgit beendet er wenige Wochen nach dem Ende seiner Kur.

»Die Absage vom Schauspielhaus war für mich die größtmögliche Katastrophe«, sagt Georg. »Damals wurde mir klar, dass es so nicht mehr weitergeht. Für die Zeit nach der Kur habe ich mir dann wieder ein Comeback verordnet.« Auch das ein Muster, das sich noch über Jahre ständig wiederholen wird, immer wieder aufs Neue. Ein Muster, für das er Bezeichnungen findet, die zum Alltag eines Bühnenkünstlers gehören – Absturz und Comeback. »In diesen Comeback-Phasen habe ich immer extrem viel Sport getrieben«, sagt er. »Sport war für mich immer gleichermaßen Therapie wie Bestrafung, ich habe mich regelrecht gequält beim Training. Und es hat funktioniert – das Gefühl für meinen Körper kam zurück, die Kraft kam zurück, schon nach wenigen Tagen. Mein Körper war immer schneller als mein Kopf. Die Angst blieb länger.«

Auch in den Phasen, in denen er sich damals als abstinent bezeichnet hat, den anderen und sich selbst gegenüber, hat er am Ende beinahe jeden Tag getrunken. »Mein abendliches Glas Rotwein vor dem Fernseher habe ich regelrecht zelebriert, darauf habe ich mich schon den ganzen Tag gefreut.« Trotzdem war er davon überzeugt, abstinent zu sein. »Im Vergleich zu früher war dieses Glas Wein für mich tatsächlich nichts. Obwohl spätestens nach einigen Monaten immer der nächste Absturz kam, hatte ich das Gefühl, so könnte es gehen. Ein Absturz alle zwei, drei Monate – das konnte ich noch jedes Mal irgendwie auffangen.«

Im Herbst 1999 lernt Georg Monika kennen. Sie ist 23 Jahre alt und studiert in Wien Veterinärmedizin. Ein zierliches Mädchen mit langem blondem Haar und leuchtenden Augen; schön, klug, schlagfertig und voller Neugier auf die Welt. Eine Prinzessin, die auch von ihrer Größe zu Georg passt, sie ist nur 1,56 Meter groß.

Monika stammt aus Steyr, einer Kleinstadt, 167 Kilometer von Wien entfernt. Nach dem Abitur ist sie zum Studium nach Wien gezogen. Ihre Tante, die dort am Theater arbeitet, hat ihr Georg vorgestellt, nicht ohne die Nichte vor dem Mann zu warnen. »Sei vorsichtig«, hat sie gesagt, »von mir aus geh mit ihm aus, aber verliebe dich besser nicht. Der hat ein schweres Alkoholproblem.« Monikas Tante und Georg sind befreundet. Sie hat schon einige seiner Abstürze miterlebt. Aber Monika lässt sich nicht abschrecken. Sie genießt seine Nähe, lässt sich von seinem Charme und seiner Intensität bezaubern; oft reden sie viele Stunden bis tief in die Nacht.

Beruflich läuft es für Georg weniger gut. Claus Tröger, der Intendant des Metropolis-Theaters in Salzburg, hatte ihn als künstlerischen Leiter verpflichtet, im Oktober sollte Georg seine Arbeit beginnen. Im Spätsommer wird der Intendant selbst Opfer eines Machtkampfes. Er wird entlassen, das Theater geschlossen, und Georg ist ohne Arbeit. Zu dieser Zeit haben alle interessanten Theater die Personalplanung für die erste Hälfte der Spielzeit längst abgeschlossen, nur ein Engagement als Hauptdarsteller in einer Hamlet-Inszenierung und eine eher tumbe Rolle als Liebhaber in einem Singspiel kann Georg noch ergattern. Trotzdem hält sich sein Alkoholkonsum in Grenzen.

Sein erster Absturz ist dann für Monika eher befremdlich denn bedrohlich – nach der Premierenfeier des Singspiels betrinkt sich Georg beim Heurigen so heftig, dass er irgendwann besinnungslos mit dem Kopf auf den Tisch knallt. Monika ist völlig konsterniert. Was soll sie jetzt tun? Sie kann ihn ja nicht dort liegen lassen. Unterstützt von zwei Kollegen wuchtet sie ihren Freund auf die Rückbank seines Autos, die Kollegen müssen ihr den Weg zu Georgs Wohnung weisen, da die junge Frau meist mit der U-Bahn unterwegs ist und sich im Wiener Straßenverkehr nicht zurechtfindet. Anschließend tragen sie ihn in sein Bett.

Vielleicht, denkt Monika, gehören solche gelegentlichen Abstürze zu einem Künstlerleben dazu. Sie verbringt die Nacht und den nächsten Tag bei ihrem Freund. Wacht an seinem Bett, redet mit ihm, kocht für ihn, und als er wieder auf den Beinen stehen kann, unternehmen sie lange Spaziergänge im Park. Georg ist anhänglich wie nie in diesen Stunden. Sie gibt ihm gerne, was er braucht. Auf gewisse Weise genießt sie diese Intensität und Nähe. Und sie genießt das Gefühl, gebraucht zu werden. Genießt es zu spüren, dass Georg, beinahe zwölf Jahre älter als sie, ein erfolgreicher Künstler, ihre Hilfe nötig hat. Als sie nach drei Tagen in ihre Wohnung zurückkehrt, fühlt sie sich stark und irgendwie mächtig. Natürlich wundert sie sich auch, dass sie sich gut fühlt, wenn es ihm schlecht geht. Aber sie schadet ihm ja nicht damit, im Gegenteil. Sie hat die ersten Schritte in die Co-Abhängigkeit getan, aber das wird sie erst Jahre später begreifen. Mit ihrer Hilfe gelingt es Georg, sich in wenigen Tagen wieder ins Leben zu kämpfen.

Abstürze wie diesen erlebt Monika immer wieder. Anfangs liegen Monate dazwischen, Monate, in denen Georg sein Trinken zu kontrollieren scheint, erfüllte, harmonische Monate, in denen sie gemeinsam ins Theater gehen, in den Parks von Wien joggen oder im Fitnesscenter trainieren. Nach dem Training trinken sie zusammen ein oder zwei Gläser Wein zum Essen, das war's.

Als Georg dann im Herbst 2000 für das Theaterfestival »Steirischer Herbst« engagiert wird und sich dort schon am zweiten Tag ins Koma säuft, kommt Monika, um ihn heimzuholen. In drei Tagen päppelt sie ihn so auf, dass er sein Engagement erfüllen kann. Wenige Wochen zuvor ist sie zu ihm in seine Wohnung gezogen. Monika übernimmt mehr und mehr die Rolle von Georgs Eltern, hilft ihm zurück ins Leben, verschafft ihm Ausreden und Alibis, wenn er Termine versäumt. Ohne Monika würde er tiefer stürzen, das wissen beide.

In Wien hat Georg im Frühjahr das Zweipersonenstück

»Shakespeare, Mörder, Pulp & Fiktion« von John von Düffel in Szene gesetzt und eine der beiden Rollen selbst übernommen, in Graz spielt er eine Hauptrolle in einer Inszenierung von William Goldings Roman »Herr der Fliegen«. Zur gleichen Zeit inszeniert er Georg Timber-Trattnigs »Hera-Clit«. Im Anschluss soll er »Café Tamagotchi«, ein Stück des österreichischen Autors Wolfgang Bauer, im Wiener Theater Rabenhof auf die Bühne bringen.

Obwohl die Frequenz seiner Abstürze stetig steigt, gelingt es ihm mit Monikas Hilfe, seine Aufträge zu erfüllen. Sein Leben scheint unter Kontrolle. Monika dagegen sitzt immer häufiger im Auto und pendelt als Nothelfer zwischen Graz und Wien. Das Schlimmste für sie sind ihre Hilflosigkeit und die Angst der ersten Tage. Geht es ihm gut, telefonieren die beiden täglich, mitunter mehrfach. Irgendwann bleiben seine Anrufe aus, und wenn sie versucht, ihn zu erreichen, antwortet ihr nur die Stimme auf dem Anrufbeantworter. Dann sitzt sie zu Hause, stiert auf das Telefon, Stunde um Stunde. Ausgehen, Freunde treffen, alles unmöglich. Die Sorge um Georg okkupiert sie. Sie fühlt sich ausgeliefert, abhängig von einer Sucht, die nicht die ihre ist und die sie kaum versteht, abhängig von einem Menschen, der keine Rücksicht auf sie zu nehmen scheint. Nach Tagen der quälenden Ungewissheit dann der erlösende Anruf. In dem Moment, in dem sie Gewissheit hat und handeln kann – losfahren, ihn holen, für ihn da sein –, geht es ihr besser. Wenn die Starre von ihr abfällt und sie wieder lebt. Die Dankbarkeit, mit der er ihre Hilfe annimmt, belohnt sie für ihre Sorge und Aufopferungsbereitschaft. Ohne sie würde sein Leben zusammenbrechen.

Manchmal schlägt die Sorge um in Wut. Wenn sie ihn im Streit als Alkoholiker beschimpft, wird er aggressiv. So will er sich nicht sehen. »Möglich, dass ich ein Alkoholproblem habe«, sagt er, »aber ich bin kein Alkoholiker.« Alkoholiker, das sind für ihn noch immer die anderen, die Gescheiterten, die Versager. Monika beginnt, seine Abstürze im Kalender zu notieren. Vielleicht wird sie ihn verlassen, wenn es ihm wieder besser geht. Aber nicht jetzt, das kann sie ihm nicht antun. Sie hat ihren festen Platz im System von Georgs Sucht. Er bemüht sich nach jedem Absturz aufs Neue um Disziplin, neben der Arbeit ist es die Beziehung, die er nicht gefährden darf. Diese Frau darf und will er nicht verlieren, erst recht nicht an den Alkohol.

Am 11. November reist Georg für ein eintägiges Gastspiel von »Shakespeare, Mörder, Pulp & Fiktion« nach Hall in Tirol. Monika ist in der Woche zuvor nach Griechenland geflogen. Georg hat sich schon am Abend zuvor schwer betrunken, genau genommen säuft er seit Monikas Abreise. Im Zug geht er in den Speisewagen, bestellt sich ein Bier. Er muss den Kater niedersaufen, das schlechte Gewissen wegspülen, zwei, drei Bier sollten genügen. Als der Zug nach acht Stunden Hall erreicht, ist er betrunken. Der Kollege, der die zweite Rolle in dem Stück spielt, holt Georg am Bahnhof ab. Es gelingt ihm gerade so, seinen desolaten Zustand zu verbergen.

Am gleichen Tag sterben bei einem Seilbahnunglück im nahe gelegenen Kaprun 155 Menschen. Aus Pietätsgründen sagen Georg und sein Kollege die Aufführung in Hall ab. Für Georg ein willkommener Vorwand – er ist schon am Nachmittag zittrig, und ständig bricht ihm der Schweiß aus. Möglich, dass er die Vorstellung am Abend gar nicht durchgestanden hätte.

Er säuft weiter, diesmal aus Erleichterung. Am Morgen, gegen vier Uhr, erwacht er schweißgebadet und mit rasendem Puls im Haus der Eltern seines Kollegen, wo er für die Zeit des Gastspiels untergekommen ist. Alles schreit nach Alkohol, sein Körper, sein Verstand, seine Seele. In Momenten wie diesem würde er alles tun für einen Drink, lügen, betrügen, stehlen, selbst ein Mord scheint ihm nicht ausgeschlossen. »Entzugswahnsinn« nennt er diesen Zustand. Im Dunkeln tastet er sich durch das fremde Haus. Im Wohnzimmer findet er die Schnapsbar, in einem hohlen Globus aus Holz, in der Speisekammer entdeckt er einen Kasten Bier. Er trinkt den Wahnsinn nieder. Legt sich wieder hin. Am nächsten Morgen, als die anderen frühstücken, trinkt er nur schwarzen Kaffee. Er hofft, dass niemand seinen Zustand bemerkt. Verstellen, verbergen, herunterspielen, darauf ist er trainiert. Zwischendurch schleicht er immer wieder unter einem Vorwand in die Speisekammer, zu dem Kasten Bier. Nüchtern werden ist unvorstellbar.

Nach dem Frühstück fährt ihn der Kollege zum Bahnhof in Innsbruck, Georg muss zurück nach Graz, dort sollen an diesem Abend die Proben zu »Hera-Clit« weitergehen. Und in einigen Tagen sind weitere Aufführungen von »Herr der Fliegen« angesetzt. Am Bahnhof steigt der Kollege aus dem Wagen, er will ein Zugticket kaufen für Georg, der dazu nicht mehr in der Lage ist. Als sein Kollege außer Sicht ist, steigt auch Georg aus. Diese Chance muss er nutzen und unbeobachtet eine Flasche Schnaps am Bahnhofskiosk kaufen. Doch so weit kommt er nicht, auf dem Bahnhofsvorplatz klappt er zusammen.

Im Krankenhaus kommt er wieder zu sich. Er liegt auf einem Bett, im Flur geparkt. In seinen Armen Nadeln, durch Schläuche mit zwei Plastikflaschen über seinem Kopf verbunden. Er sieht sich um, kein Arzt oder Pfleger in Sicht. Am Fuß des Bettes liegt seine Jacke, unten auf dem Boden stehen seine Schuhe. Er reißt die Infusionsnadeln aus seinen Venen, zieht sich an und schwankt aus dem Krankenhaus. Niemand hält ihn auf. Draußen steigt er in ein Taxi. In einer Tankstelle kauft er eine Flasche

Wodka, lässt sich anschließend ins nächst gelegene Hotel bringen. Nach dem Einchecken wieder mit dem Taxi zur Tankstelle, zwei weitere Flaschen, damit er Schlaf findet. Irgendwie muss er wieder runterkommen, das spürt er. Aber es gelingt nicht. Schlaf findet er keinen, auch nicht, nachdem er alle Flaschen geleert hat.

Zu Hause in Wien warten seine Eltern voller Angst auf ein Lebenszeichen, nachdem er nicht zu den Proben in Graz erschienen ist. Sie haben jeden angerufen, der etwas wissen könnte, aber nach Georgs Flucht aus dem Krankenhaus hat sich seine Spur verloren. Seine Mutter wähnt ihn schon tot im Inn treibend. Gegen fünf Uhr morgens verlässt Georg sein Hotelzimmer. Zu dieser Zeit sind in diesem Stadtteil von Innsbruck alle Kneipen geschlossen. Dann eben wieder die Tankstelle, Georg ruft ein Taxi.

»Was wollen Sie denn um diese Zeit an der Tankstelle?«, fragt der redselige Taxifahrer. Georg ist nicht an Konversation gelegen. »Überfallen«, brummt er nur. Georg kauft eine Flasche Schlehenwodka. Noch an der Kasse leert er sie zur Hälfte. Gegessen hat er seit zwei Tagen nichts mehr, seinem Körper fehlt die Kraft. Vor der Tankstelle setzt er sich auf den Bordstein, trinkt weiter. Ein Einsatzwagen der Polizei fährt vor. Die Beamten nehmen ihn in Gewahrsam, auf der Wache nehmen sie seine Personalien auf. Georg bricht zusammen, alles Elend bricht aus ihm heraus, er heult, zittert, Weinkrämpfe schütteln seinen Körper. Die Polizisten liefern ihn in die geschlossene Psychiatrie in Hall ein. Eine Station für die besonders schweren Fälle, psychisch Kranke, die eine Gefährdung für sich selbst oder andere darstellen, werden hier verwahrt. Die Fenster sind vergittert und die Türen verschlossen.

Georg muss seine Schnürsenkel und seinen Gürtel abgeben.

Er bekommt ein Bett zugeteilt, in einem großen, kahlen Raum, in dem noch rund ein halbes Dutzend anderer Patienten liegen. Auf dem Nachbarbett sitzt ein großer, schwerer Mann mit einer roten Baseballkappe auf dem Kopf. »Ich bin Jesus«, sagt er zur Begrüßung. Georg will wieder raus, sofort. Aber eine Einweisung durch die Polizei gilt als »Zwangseinweisung« und bedeutet eine Art temporäre Entmündigung – der Patient ist der Aufsicht und Entscheidungsgewalt des Arztes unterstellt. Der Arzt befindet über die Dauer des Verbleibs in der Klinik und die Art der Behandlung, seine Entscheidungen können notfalls gegen den Willen des Patienten durchgesetzt werden, besonders schwere Fälle werden mit Gurten fixiert. Eine Art medizinisches Gefängnis. Zudem kann der behandelnde Arzt eventuelle Folgebehandlungen anordnen. Bei vielfachen Zwangseinweisungen droht eine generelle Entmündigung. Tiefer kann ein Abhängiger kaum stürzen.

Georg legt sich auf sein Bett. Nach wenigen Minuten steht er wieder auf, ruhig liegen ist unmöglich, an Schlaf gar nicht zu denken. Er geht auf dem Gang auf und ab, Stunde um Stunde. Bei der Einlieferung durfte er seine Eltern verständigen, die beiden sind sofort zu seiner Rettung aufgebrochen. Wenn sie hier sind, wird alles gut werden. Sie werden ihn retten aus diesem Albtraum.

Die Fahrt von Wien nach Hall in Tirol dauert sechs Stunden, Georgs Eltern treffen am frühen Nachmittag ein. »Bitte nehmt mich mit«, fleht Georg. Aber trotz aller Zusicherungen der Eltern ist der diensthabende Arzt noch nicht bereit, ihn zu entlassen. Eine Nacht muss er noch in der geschlossenen Abteilung bleiben. Am nächsten Morgen wird er dann in die offene Psychiatrie verlegt, hier bleibt er bis zu seiner endgültigen Entlassung in Beobachtung.

Obwohl sein Vater dafür gesorgt hat, dass er in einem Einzelzimmer untergebracht wird, fühlt sich Georg dort wie in einer Folterkammer. Die Untersuchungen, die er über sich ergehen lassen muss, empfindet er als entwürdigend, ebenso das, wie er meint, respektlose Verhalten der Pfleger, die ihn von Beginn an duzen und von oben herab behandeln.

Als seine Eltern wieder abreisen, übergibt der Vater Georg in die Obhut seiner Tante, die in der Nähe lebt. Jeden Tag holt sie ihn für einige Stunden aus dem Krankenhaus und bringt ihn abends wieder zurück.

Irgendwann dann ruft Monika an, sie ist entsetzt, wirkt aber ungewohnt distanziert. Auf Kreta, unter der griechischen Sonne, erreicht sie sein Elend kaum, er vermag sie nicht wie sonst in sein Leid einzubinden. Georg spürt das. Es verunsichert ihn. Diese Distanz kann er kaum aushalten. Möglich, dass er sie endgültig verloren hat. Möglich auch, dass seine Engagements gefährdet sind – aufgrund der Zwangseinweisung mussten schon zwei Aufführungen in Graz abgesagt werden. Und die ersten Proben hat er auch versäumt. Irgendwann wird sich sein Zustand nicht mehr verheimlichen lassen, möglich, dass der eine oder andere ahnt, was passiert ist. Die Angst zerfrisst ihn schier. Er hasst sich selbst, für seine Schwäche, sein Unvermögen. Aber als Kranker fühlt er sich immer noch nicht.

Nach fünf Tagen wird er entlassen. Wie immer stürzt er sich in seine Arbeit, er muss aufholen, was er versäumt hat, das Versagen wett- und damit in gewisser Weise auch ungeschehen machen. In Graz spielt er hoch konzentriert, und als Monika aus Griechenland zurückkehrt, hofiert und umsorgt er sie. Den Alkohol meidet er. Zwei Wochen darauf bringt er »Hera-Clit« auf die Bühne, offiziell immer noch trocken. Monika begleitet ihn zur Premiere. Auf der Premierenfeier gönnt er sich wieder ein Glas Sekt, heimlich, vor allem Monika darf nichts davon wissen. In der Folgezeit bleibt es bei einigen wenigen Gläsern, getrunken im Verborgenen. Einen gemeinsamen Ski-Urlaub hält er ganz ohne Alkohol durch. Wenn er jede Stunde des Tages mit Monika verbringt, kann er es nicht riskieren zu trinken. Dann fällt es ihm auch leichter, auf den Alkohol zu verzichten. »Mensch, es geht ja«, denkt Georg, »ich kann mein Trinken kontrollieren.«

»Damals habe ich mal wieder gedacht, ich habe das Saufen im Griff«, sagt Georg. »Ich hatte ja bewiesen, dass ich es schaffe, für Tage und Wochen gar nichts zu trinken. Das war es, was ich wollte: Lernen, kontrolliert zu trinken.« Daher habe er sich nach solchen Phasen der Abstinenz und der intensiven Arbeit immer wieder das eine oder andere Glas erlaubt, meist sorgsam darum bemüht, es vor seiner Freundin zu verbergen. »Ich war davon überzeugt, sie merkt nichts davon, und was sie nicht weiß, macht sie nicht heiß«, sagt er. »So habe ich Auseinandersetzungen vermieden. Ein schlechtes Gewissen hatte ich dabei nicht, ich war davon überzeugt, das ist in Ordnung so, das funktioniert. Ich habe die Illusion, trocken zu sein, ziemlich lange aufrechterhalten.«

Im Mai 2001 sagt Monika ihrem Freund, dass sie schwanger ist. Eng umschlungen stehen sie da. In Georg breitet sich Wärme aus. Natürlich ist das Ganze auch ein wenig verwirrend, aber wunderbar. Georg ist 36, noch nie in seinem Leben schien die Erfüllung all seiner Träume so nahe. Es läuft gut für ihn. Im Januar war seine Inszenierung von »Hera-Clit« auch im Schauspielhaus in Wien aufgeführt und von der Kritik gepriesen worden, im März hatte seine Inszenierung von »Café Tamagotchi«

im Wiener Theater im Rabenhof Premiere. Ein noch größerer Erfolg, Publikum und Kritiker haben die Inszenierung gefeiert. Jetzt gilt er als Shooting Star der Theaterszene in Österreich, er ist sogar für den Nestroy-Preis nominiert, die höchste Theater-Auszeichnung des Landes. Und das Wiener Volkstheater, eine der wichtigsten Bühnen des Landes, hat ihn für die nächste Spielzeit verpflichtet. Gleich vier Stücke soll er dort inszenieren. Einen besseren Moment, Vater zu werden, kann es kaum geben. Und keine bessere Mutter. Monika erscheint ihm auch jetzt manchmal noch wie ein Fantasiegebilde.

Am 25. August 2001 ziehen sie in ihre große Dachgeschosswohnung, 197 Quadratmeter, sechs Zimmer und eine geräumige Terrasse mit Blick über Wien. Georg hat seine Altbauwohnung verkauft, den Rest des Preises der neuen Wohnung haben seine Eltern zugeschossen. Abstürze, natürlich, die gibt es. Aber in der Regel ist er nach wenigen Tagen wieder auf den Beinen. Monika hofft, dass die Aussicht auf ein gemeinsames Kind zusätzlich Stabilität in Georgs Leben bringt.

Die Hoffnung währt bis zum 11. September 2001. An diesem Tag sind es zwei Gläser Wein, die den nächsten Absturz einleiten. Georg trinkt sie beim Abendessen mit dem musikalischen Leiter des Theaters in Bad Hall, wo er gerade »Jesus Christ Superstar« inszeniert. Die Muster wiederholen sich – Georg erwacht mitten in der Nacht, von Angst gepeinigt. Sucht die Hausbar und schüttet eine Flasche Whisky in sich hinein. Am nächsten Tag liest Monika ihn dort auf. Mit ihrer Hilfe ist er schon am nächsten Tag wieder auf den Beinen. Trotz oder gerade wegen der vertrauten Abläufe ist dieser Absturz ein Schock für die werdenden Eltern. Georg beschließt vorzubeugen. Er lässt sich von seinem Hausarzt Colme-Tropfen verschreiben, ein Medikament, das bei Alkoholikern die Abstinenz sicherstellen soll, indem es eine allergische Reaktion auf Alkohol auslöst. Bei regelmäßiger Einnahme verursacht jeder Schluck Alkohol schwere Übelkeit, Schweißausbrüche und Erbrechen. Damit die Wirksamkeit gewährleistet ist, muss er die Tropfen täglich einnehmen. Die Verantwortung dafür überträgt er seiner Freundin. Monika übernimmt diese Rolle widerspruchslos, wieder einmal. Wenn sie am Morgen vergisst, ihm die Medizin zu verabreichen, rast die hochschwangere junge Frau mittags von Gewissensbissen gequält durch die Stadt und bringt ihrem Freund seine Ration ins Theater. Sie weiß nicht, dass Georg die klare Flüssigkeit in der Flasche schon nach wenigen Wochen durch Leitungswasser ersetzt hat, damit er heimlich weitertrinken kann.

Seine Strategien werden immer komplexer. Als sein Betrug auffliegt, bittet er unter Tränen um eine neue Chance und weist Monika an, die Tropfen in Zukunft vor ihm zu verstecken. Sie willigt ein. Schon am nächsten Tag macht er sich auf die Suche, findet die Flasche und tauscht den Inhalt abermals aus. Neben der Frage: »Wie viel kann ich trinken, ohne eine Aufführung zu ruinieren?«, ist es jetzt die Frage: »Wie kann ich trinken, ohne dass Monika etwas bemerkt?«, die sein Leben bestimmt.

Im Oktober wird ihm der Nestroy-Preis in der Kategorie »Beste Nachwuchs-Regie« verliehen, Monika begleitet ihn hochschwanger auf den Empfang. Georg sieht aus wie ein Sieger an diesem Abend, ein sportlicher Mann im teuren Anzug, der ausgelassen die begehrte Trophäe über dem Kopf schwenkt, an seiner Seite eine schöne junge Frau, die die gemeinsame Tochter unter dem Herzen trägt.

Am 28. Dezember 2001 wird Anna geboren. Georg weicht nicht von Monikas Seite in dieser Nacht. Diesen kostbaren, besonderen Moment will er nicht verpassen. Drei Stunden später verlässt er das Krankenhaus, um zehn beginnen die Endproben zu »Die Vögel«, Georg inszeniert das Stück nach einer Fabel von Aristophanes am Volkstheater. Eine der wichtigsten Arbeiten seines Lebens, sogar ein Angebot des Wiener Burgtheaters hat er zugunsten dieser Inszenierung abgelehnt. Er hat sich viel vorgenommen, verstörend und eindringlich soll dieses Stück werden. Jedem der Vögel, die auf der Bühne als Chor auftreten, hat er ein Krankheitsbild zugeordnet, Tourette-Syndrom, Inkontinenz, Autismus, ein Haufen halbnackter Irrer soll über die Bühne toben. Obwohl er keine Minute geschlafen hat in der Nacht zuvor, fühlt er sich, als würde er bersten vor Energie. Nichts in seinem bisherigen Leben hat ihn so aufgewühlt und euphorisiert wie die Geburt seiner Tochter.

Nach der Probe laden Georgs Eltern zur Feier anlässlich der Geburt ihrer Enkeltochter und stoßen mit ihrem zu dieser Zeit offiziell abstinenten Sohn auf das freudige Ereignis an. Ein Glas Champagner zur Feier das Tages, was kann das schon schaden? Als Monika im Krankenhaus davon erfährt, zweifelt sie am Verstand ihrer Schwiegereltern. Nimmt denn niemand außer ihr Georgs Alkoholprobleme ernst? Seit Jahren haben die Eltern Georgs Abstürze miterlebt, wollen oder können sie nicht begreifen, dass jedes Glas eines zu viel ist? Dass Georg schon seit Monaten heimlich trinkt, weiß sie nicht.

In den ersten Tagen des Jahres 2002 werden Monika und Anna aus dem Krankenhaus entlassen, am 20. Januar findet die Premiere im Volkstheater statt. Am Tag darauf wird Georgs Inszenierung von den Kritikern hingerichtet. »Die Aufführung hat die Qualität einer stinkenden Socke«, heißt es unter anderem. Das Publikum hat während der Premiere ähnlich entrüstet reagiert, beinahe die Hälfte hatte zur Pause die Vorstellung verlassen, und am Ende wurden Regisseur und Autor Gerd Jonke ausgepfiffen.

Unter dem Vorwand, joggen zu gehen, verlässt Georg am Morgen die Wohnung. Im »Wortner«, einer Gaststätte in der Nähe seiner Wohnung, liest er die Kritiken, ein ums andere Mal, vor ihm auf dem Tisch das dritte Weizenbier. Er telefoniert mit Freunden, die das Stück gesehen haben, Kollegen aus dem Theater, sucht Beistand, Trost, einen Strohhalm, an den er sich klammern kann. Aber nur sehr wenige loben seine Arbeit. Zu wenige, um sich daran aufrichten zu können. Seine größte Angst ist Wirklichkeit geworden; zum ersten Mal ist geschehen, wovor er sich all die Jahre gefürchtet hatte. Er hat nie gelernt, mit Niederlagen umzugehen, den Schmerz auszuhalten. Er trinkt, ein Bier, noch eines, mehr. Er muss die Niederlage ersäufen.

In den nächsten Tagen wird es nur noch schlimmer. Beinahe alle Angebote für die nächsten Jahre werden zurückgezogen, auch das Volkstheater, das ihm im Jahr zuvor drei weitere Stücke zugesagt hat, geht auf Distanz. Und zu Beginn der nächsten Vorstellungen von »Die Vögel« entschuldigt sich der Dramaturg sogar vorab beim Publikum und bietet allen, die die Aufführung verlassen möchten, stattdessen Karten für ein anderes Stück ihrer Wahl an. Die finale Demütigung.

Unter größter Anstrengung gelingt es Georg, sich wieder zu stabilisieren. Er verbringt viel Zeit mit Monika und Anna. Aber einfach ist auch das nicht, Anna ist noch so klein und auf die Mutter fixiert. Wirklich gebraucht wird er hier nicht. Ganz ohne Alkohol hält er nicht durch. Aber es gelingt ihm in den kommenden Monaten gerade so, schwere Abstürze zu vermeiden.

Im Mai dann beginnt er die Proben zu »Die Jagdgesellschaft« von Thomas Bernhard, wieder am Volkstheater. Diese eine Inszenierung haben sie ihm dort noch zugestanden. Seine große Chance auf Wiedergutmachung, ihm ist, als hinge seine Zukunft daran. Doch der Ballast ist zu groß. Wieder wird seine

Arbeit verrissen, dieses Mal sind die Kritiken noch bösartiger, beinahe hasserfüllt. Zwei Verrisse, zwei Flops in Folge.

Ende Juni, am Tag nach der Premiere, sitzt Georg vor dem Café, wenige Häuser von seinem Wohnhaus entfernt. Zwischen den Gläsern murmelt er vor sich hin: »Was wollt ihr denn alle von mir?«, immer wieder diesen einen Satz. Er trinkt weiter bis spät in die Nacht. Nach einigen wenigen Stunden unruhigen Schlafes kauft er an einem Kiosk die Tageszeitungen, einige Kritiken stehen noch aus, und eine Flasche Wodka.

Gegen Mittag findet ihn Monika auf einer Parkbank. Sie schiebt Anna im Kinderwagen vor sich her. Als sie ihren Freund so sitzen sieht, ersoffen im Elend, nimmt sie das kleine Mädchen aus dem Wagen und will es Georg in den Arm legen. »Schau sie dir an«, sagt sie, »das ist dein Kind. Sie ist wichtiger als alle Kritiken.« Als Georg Anna mit einer fahrigen Bewegung in die Arme schließen will, lässt er den Säugling beinahe fallen. Spät am Abend kehrt er in die Wohnung zurück, stürmt in sein Arbeitszimmer, nimmt den Nestroy-Preis aus dem Regal und schlägt blindwütig um sich. Zerschmettert die Bilder an den Wänden, die Scheiben einer Vitrine. Am Ende liegt sein Arbeitszimmer in Trümmern, so wie sein Leben. Monika verlässt mit Anna die Wohnung.

»Das war ein furchtbarer Moment«, sagt Georg. »Ich wusste, das, was ich tat, war totaler Wahnsinn, und ich habe mich Monika und Anna gegenüber schuldig gefühlt. Aber ich konnte mich nicht stoppen.«

Am 26. Oktober 2002 packt Monika früh am Morgen Kleidung für sich und ihre zehn Monate alte Tochter. Seit Wochen probt Georg eine eigene Dramatisierung von Franzobels Roman »Austrian Psycho« am Rabenhof. Tag und Nacht verbringt er am Theater oder zurückgezogen in seinem Arbeitszimmer, wie besessen arbeitet er an seiner beruflichen Rehabilitation. Für Freundin und Tochter bleibt keine Zeit. Auch der Alkohol hat sich wieder in seinem Alltag festgesetzt, während der Proben zu »Austrian Psycho« ist er mehrere Tage ausgefallen. Es ist nicht zu übersehen, dass er auf den nächsten großen Absturz zusteuert. Monika will von all dem nichts mehr hören und sehen. Sie ist jetzt in erster Linie für ihre Tochter verantwortlich, Georg muss alleine sehen, wie er klarkommt. Zudem glaubt sie, ihr Freund würde sie mit einer jungen Schauspielerin betrügen. Als sie die Wohnung verlässt, hält sie Anna auf ihrem Arm. »Sieh dir deine Tochter noch einmal gut an«, sagt sie zu Georg. »Du wirst sie so schnell nicht wiedersehen.«

Georg sitzt in seiner Wohnung, die ihm mit einem Mal entsetzlich leer erscheint, und starrt an die Wände, er hört »It's all over now, baby blue« und »The man in me« von Bob Dylan. Noch spürt er den Schmerz nicht, da ist nur eine seltsame Taubheit in seinem Inneren. Am Abend ist die Premiere von »Austrian Psycho«. Georg beginnt schon während der Vorstellung zu trinken. Nie gab es eine bessere Legitimation für den Absturz. Er ist von seiner Frau verlassen worden, sein Kind, seine Familie wurden ihm genommen. Die Inszenierung ist ein großer Erfolg, Georg säuft weiter, jetzt aus Erleichterung. Nach der Premierenfeier lädt er alle, die meinen, noch nicht genug getrunken zu haben, in seine Wohnung ein. Bis zum frühen Morgen feiern sie, ungefähr zwei Dutzend Männer und Frauen. Am nächsten Morgen ist die Wohnung verwüstet.

Georg schläft nur wenig, an die letzten Stunden der Party, die Sonne war lange aufgegangen, fehlt ihm nach dem Aufwachen die Erinnerung. Als er sich am Nachmittag mit dem Intendanten des Theaters zu einem Gespräch in einem Café trifft, ist er immer noch betrunken. Die ersten Kritiken im Radio sind gut, die beiden stoßen an auf den Erfolg. Nachdem der Intendant gegangen ist, bleibt Georg sitzen und trinkt weiter, Wein und Bier, als er geht, nimmt er eine Flasche Wein mit. Er darf nicht nüchtern werden, auf keinen Fall.

Am nächsten Morgen muss er einen Zug erreichen, am Nachmittag wird er am Stadttheater in Heilbronn zu einem Konzeptionsgespräch erwartet. Dort soll er »Hinter dem Spiegel« inszenieren, ein Musical nach Lewis Carroll, das sich mit Kindesmissbrauch beschäftigt. Irgendwo auf halber Strecke zwischen Wien und Heilbronn weigert sich der Kellner, ihm weiter Alkohol zu verkaufen. Georg wird ausfallend. Der Schaffner wirft ihn am nächsten Bahnhof aus dem Zug. Georg weiß nicht, in welcher Stadt er sich befindet. Aber das spielt auch keine Rolle, eine Gaststätte gibt es überall. Ein anderes Ziel als den Vollrausch hat seine Reise schon längst nicht mehr. Er trinkt, bis sie ihn auch dort hinauswerfen. Wankt über den Bahnhof, legt sich auf eine Bank.

Dort lesen ihn Mitarbeiter der Bahnhofsmission auf. Die informieren die Polizei, Beamte eskortieren Georg zu einer Psychologin. Aber er will nicht reden, er will trinken. Er ist auf der Flucht, die Promille sind sein Vorsprung, sollte er nüchtern werden, werden das Elend, die Scham und die Angst über ihn herfallen wie eine Horde Wegelagerer. Er flieht aus der Praxis der Psychologin. Torkelt in eine Telefonzelle, will anrufen, aber weiß nicht, wen. Sein Handy hat er mittlerweile verloren, und an Nummern erinnert er sich auch nicht. Die Wirklichkeit verschwimmt immer stärker. Er muss weitertrinken, nur das hält ihn in Bewegung.

Schließlich geht ihm das Geld aus. Die Geheimzahl seiner EC-Karte ist aus seinem Hirn gespült. Nach drei vergeblichen

Versuchen zieht der Automat die Karte ein. In einer Kneipe trifft Georg einen anderen Zecher. Der lädt ihn in seine Wohnung ein, dort soll es noch reichlich Schnaps geben. Georg folgt dem Mann. In die Wohnung und hinunter in den Keller, dort sei der Schnaps, heißt es. Der Mann fällt über Georg her, nestelt an dessen Hose, versucht, ihn zu vergewaltigen. Mit Mühe gelingt es Georg, den Mann abzuwehren. Er verlässt die Wohnung. Irrt durch die Straßen, irgendwann ist er in einem Wald. Er geht weiter, planlos, einfach geradeaus. Irgendwann steht er wieder am Bahnhof.

Er steigt in einen Zug ein. Wohin er fährt, spielt keine Rolle. Steigt wieder aus, wie viel Zeit vergangen ist, weiß er nicht. Er ist jetzt in Aschaffenburg. Er kann sich kaum noch auf den Beinen halten, will schlafen, der Drang wird übermächtig. Noch hat er seine Kreditkarte. Es gelingt ihm, in einem Hotel einzuchecken. Sofort leert er die Minibar. Schon wenige Stunden später setzt der Entzug ein. Kalter Schweiß bricht stoßweise aus seiner Haut. Angst, Krämpfe. Georg zittert, seine Zähne schlagen mit Gewalt aufeinander, einige brechen ab.

Am Morgen steht sein Vater in der Tür, er liefert Georg in der Entgiftungsklinik Kalksburg in Wien ein. Drei Tage bleibt Georg. Am Morgen des vierten Tages setzt er sich in den Zug nach Heilbronn. Das Theater dort hat das Angebot aufrechterhalten, die Trennung von Frau und Kind, da kann ein Mann schon mal den Boden unter den Füßen verlieren. Sein Rechtfertigungssystem funktioniert noch.

Der Entzug ist noch lange nicht vorüber, nur mühsam in Schach gehalten von Medikamenten, dazu die Angst vor dem Termin in Heilbronn, die Angst vor dem erneuten Versagen. Er übergibt sich auf dem Zugklo. Dann beginnt er zu arbeiten, schreibt wie im Wahn, um sein Leben, um seine Zukunft. Er braucht diesen Job, unbedingt. Braucht irgendetwas, das ihn verankert im Leben und der Welt. Die Fahrt nach Heilbronn dauert acht Stunden, er schreibt, ununterbrochen, bis seine Hand den Stift nicht mehr halten kann.

Er steht den Termin ohne Alkohol durch, das Aktivanat-Tonikum hält die Entzugsschmerzen in Schach, ebenso während der folgenden Nacht im Zug nach Wien, kein Alkohol, aber auch kein Schlaf. Am nächsten Morgen um acht beginnen Dreharbeiten für die TV-Produktion »Julia – Eine ungewöhnliche Frau«. Schon vormittags ist Georg mit seinen Kräften am Ende, sein Körper hat das Belastungslimit erreicht. Die Stunden bis Drehschluss dehnen sich endlos, er spielt an der Grenze zum Zusammenbruch, Stunde um Stunde.

Am Abend dann der ersehnte Anruf. »Anna und ich kommen zu dir zurück«, sagt Monika. »Aber nur, wenn du in eine Therapieklinik gehst und dich behandeln lässt.« Seine Mutter hat die junge Frau am Telefon ein ums andere Mal angefleht, zu ihm zurückzukehren. Dass Monika die stetigen Enttäuschungen längst müde ist, ahnt er nur. Aber das spielt auch keine Rolle in diesem Moment. Sie gibt ihm eine weitere Chance. Das ist das Einzige, was zählt. Noch am gleichen Tag meldet Georg sich erneut in Kalksburg an, dieses Mal nicht nur zur Entgiftung, sondern zu einer stationären therapeutischen Behandlung. Zu seinem Aufnahmetermin wenige Tage später fährt ihn sein Vater.

»In diesem Moment war ich wahnsinnig wütend auf meinen Vater«, sagt Georg. »Er hat mich dort regelrecht abgeladen, von oben herab.« Auch habe er große Angst davor gehabt, was ihn in der Therapie erwartet. »Die ersten Tage waren fürchterlich. Ich habe mich allein gefühlt, abgeschoben und fehl am Platz. Aber ab dem Moment, ab dem ich mich damit abgefunden hatte, dort zu sein, konnte ich die Zeit für mich nutzen.« Genau genommen hat er dort wieder nur Urlaub gemacht. »Ich wurde von der Arbeitstherapie befreit und durfte stattdessen an meinen Konzeptionen arbeiten. Ich habe viel gelesen, viel Sport getrieben. Körperlich habe ich mich dort gut erholt.« Die therapeutische Betreuung dagegen habe ihm nichts gebracht. »Das war nur so eine Art Küchenpsychologie, das konnte ich nicht wirklich ernst nehmen. Und in der Gruppentherapie musste man sich zwangsweise am kleinsten intellektuellen Nenner orientieren.« Er habe sich schlicht unterfordert gefühlt. Überhaupt sei das Therapieprogramm sehr begrenzt gewesen – zwei Gruppenstunden pro Woche und zusätzlich zwei Einzelgespräche von jeweils einer halben Stunde. Der Rest war Freizeit.

Nebenher konzipiert er zusammen mit seinem Bühnenbildner, einem engen Freund, der ihn in der Klinik besucht, die Aufführung in Heilbronn. Außerdem erteilt ihm die Klinikleitung die Erlaubnis, zu weiteren Drehterminen die Klinik zu verlassen. Solche Unterbrechungen sind im Therapieprogramm nicht vorgesehen. »Es war nicht schwierig, die zuständige Ärztin davon zu überzeugen, dass es für mich unerlässlich ist, meine berufliche Zukunft zu sichern, wenn ich trocken bleiben will.« Aber auch an den Tagen, an denen er die Klinik verlassen durfte, sei er seinem Abstinenzentschluss treu geblieben. Mit Hilfe der Klinikleitung gelang es Georg zudem, seinen Aufenthalt dort vor seinen Auftraggebern geheim zu halten. Trotzdem ist etwas geschehen in dieser Klinik. »Damals habe ich mir zum ersten Mal zaghaft eingestanden, dass ich möglicherweise Alkoholiker bin, zum ersten Mal habe ich den wirklich ernst gemeinten Entschluss gefasst, nicht mehr zu trinken. Zumindest für absehbare Zeit. Vor allem, wenn Monika und Anna mich besucht haben, war mir das völlig klar – wenn ich nicht alles verlieren will, darf ich nicht mehr trinken.«

Georg verlässt die Klinik nach sechs Wochen. »Austrian Psycho« läuft sehr erfolgreich, kurz nach der Entlassung aus der Klinik beginnen die Proben zu »Hinter dem Spiegel« in Heilbronn. Georg stürzt sich voller Enthusiasmus in die Arbeit.

Im Dezember bewirbt er sich am Stadttheater St. Gallen als Schauspieldirektor. Nicht gerade ein aufregender Job, aber einer, der für seine kleine Familie über einen langen Zeitraum den Lebensunterhalt sichern würde. Im Januar, einen Tag vor seinem Geburtstag, stellt er dort im Rathaus seinen Spielplan und seine Kalkulation vor, die Verhandlungen entwickeln sich gut. Seit Monaten hat er nichts getrunken, sein Leben läuft wieder in geordneten Bahnen, auch seine Karriere nimmt wieder Fahrt auf. Er hat es geschafft. Als die Stadtoberen ihm ein Glas Sekt anbieten, auf die erfolgreiche Präsentation, greift er zu. Was soll schon geschehen? Er hat sein Leben wieder in der Hand, sich die Kontrolle zurückerkämpft. Nur dieses eine Glas. Der Sekt scheint in seinem Kopf zu explodieren. Alle Schwere fällt von ihm ab, ein Gefühl wie Nachhausekommen am Ende einer langen, beschwerlichen Reise, in seinem Hirn nur ein einziger Gedanke: »Darauf kann ich nicht verzichten, absolut unmöglich!«

Zurück in Wien beginnt Georg, heimlich zu trinken. Ein oder zwei Weizenbier, wenn er sich unbeobachtet fühlt. Immer noch gibt er sich abstinent, seiner Freundin gegenüber, seinen Eltern, den Kollegen am Theater. All die heimlichen Biere verdrängt er sofort. Wenn Monika, die ihren Freund nur an den probefreien Wochenenden sieht, seinen Zustand bemerkt, behauptet Georg, er habe gekifft.

»Hinter dem Spiegel« bringt Georg in Heilbronn erfolgreich auf die Bühne. Im Anschluss beginnt er mit der Arbeit an einem Musical für das Raimund-Theater in Wien. Jetzt ist er täglich zu Hause. Sein Trinken zu verheimlichen wird schwieriger. Georg deponiert seine Bierflaschen in einem ungenutzen Briefkasten im Hausflur. Bevor er den Lift besteigt und hinauf in die Wohnung fährt, nimmt er eine Flasche aus dem Versteck und schleicht sich auf den Innenhof, hinter Mülleimern verborgen trinkt er gierig, einen tiefen Schluck, ein halber Liter auf Ex. Wie viele kann er riskieren, ohne enttarnt zu werden? Danach drei Fisherman's Friend und mit klopfendem Herzen hoch in die Wohnung.

Im Januar 2003 soll Georg in St. Gallen seinen Vertrag als Spielleiter unterzeichnen. Monika und Anna sind in Steyr, bei Monikas Familie. Am Flughafen trinkt Georg sein erstes Bier. Als er gegen zehn Uhr am Theater erscheint, teilt ihm die Sekretärin mit, dass der Termin mit dem kaufmännischen Direktor auf sechzehn Uhr verschoben wurde. Ob sie ihm ein Hotelzimmer buchen solle, dann könne er ausruhen und sich frisch machen? Georg hat nicht gefrühstückt am Morgen, bevor er im Hotel eincheckt, isst er noch eine Suppe. Und trinkt dazu zwei Weizenbier. Zwei weitere nimmt er mit ins Hotel, er muss dringend einige Stunden schlafen. Die Biere sollen ihm helfen, Ruhe zu finden.

Um 15.30 Uhr sind die Bierflaschen und alle Schnäpse aus der Minibar leer. Zu der Vetragsunterzeichnung wird es nicht kommen. Nicht in diesem Zustand. Mehr als die Scham spürt er eine seltsame Erleichterung. Er hat ihn eh nicht gewollt, diesen Job. Zu bürokratisch, zu langweilig. Eines ernsthaften Künstlers unwürdig. Der Alkohol hat ihm lediglich geholfen, die richtige Entscheidung zu treffen. Obwohl er sich für einen Moment wünscht, diese Entscheidung auf eine andere Art getroffen zu haben, irgendwie erwachsener. Aber egal, er hat das Richtige getan. Er fährt zum Flughafen, ohne den Termin abzusagen. Um achtzehn Uhr geht sein Flieger. In Wien fährt er auf direktem Weg ins Theater Rabenhof, wo die letzte Vorstellung seiner Inszenierung von »Austrian Psycho« läuft. Die Kollegen gratulieren ihm zu seiner mutigen Entscheidung gegen die Bürokratie und für die Kunst.

Im April 2003 beginnen die Proben zu »Das große Fressen« in Linz. Schon in der ersten Woche stürzt Georg wieder ab, trinkt derart, dass die Rettungssanitäter ihn auf einer Trage in den Krankenwagen schaffen müssen. Als er nach wenigen Stunden auf der Intensivstation wieder zu sich kommt, reißt er sich die Infusionsschläuche aus den Armen und flieht aus dem Krankenhaus. Ein Muster, das sich ein ums andere Mal wiederholt. Er ist gefangen in immer gleichen Abläufen und Ritualen.

Er wankt barfuß durch die Fußgängerzone, nur mit Jogginghose und T-Shirt bekleidet. Der Frühling ist kühl in diesem Jahr, die Kälte spürt er nicht. Da ist nur dieses brennende Verlangen in seinem Inneren. In seiner Wohnung hat er noch eine Flasche Rum versteckt. Er nimmt die Straßenbahn. Dass er jetzt genauso aussieht wie die Alkoholiker, die an den Bahnhöfen und in den Hauseingängen herumlungern, nimmt er nicht wahr. Zu Hause trinkt er den Rum in gierigen Schlucken. Nach einer halben Stunde dringen Polizisten in seine Wohnung ein. Mit vorgehaltener Waffe führen sie ihn ab. Bei der Einweisung im Krankenhaus Stunden zuvor hatte er fortwährend von Selbstmord gesprochen, die Beamten müssen ihn in Gewahrsam nehmen, zum Schutz vor sich selbst. Georg weigert sich, ihnen zu folgen. Sie lassen ihm keine Wahl. Er wird in der geschlossenen Psychiatrie in Linz zwangseingewiesen.

Die zweite Zwangseinweisung, der Arzt legt ihm nahe, für eine mehrwöchige Behandlung zu bleiben. Aber Georg will raus, sofort, zurück in die Welt, an die Arbeit. Er gehört nicht hierher. Seine Arbeit ist das Wichtigste, dass es um sein Leben geht, begreift er schon, aber er vermag sein Leben nicht von seiner Arbeit zu trennen. Was würde ihm bleiben, wenn er seine berufliche Zukunft dem Genesungsprozess opfert? Er hätte keinen Platz mehr in der Welt, seine Existenz wäre ohne Sinn und Ziel. Er wünscht sich, Anna und Monika würden genügen, aber das tun sie nicht, leider.

Nach zwei Tagen wird er entlassen. Und erlebt den nächsten Schock – das Phönix-Theater in Linz löst den Vertrag und streicht das Stück vom Spielplan. Vier Tage ist er nur ausgefallen, aber den Verantwortlichen fehlt das Vertrauen. Zum ersten Mal hat sein Suff ein laufendes Projekt ruiniert. So etwas, schwört er sich, darf nie wieder passieren. Das lässt sich nicht lange geheim halten in der Branche.

Am 9. August 2003 klingelt der Wecker um sieben Uhr. Georg öffnet die Augen. Und schließt sie sofort wieder. Den Anblick dieses Zimmers kann er kaum ertragen. Er ist umstellt von dunkelbraunen, wuchtigen Bauernmöbeln und buntem Nippes, an der Wand fahlbraune Tapeten mit Zwiebelmuster, auf dem Fußboden ein dunkelgrüner Teppich. Beim Einzug hat Georg erfahren, dass der alte Mann, der sein Leben in dieser Wohnung verbracht hat, vor wenigen Monaten auch hier gestorben ist. Eine mechanische Vorrichtung, die auf Knopfdruck das Kopfteil des Bettes in die Senkrechte fährt, und Haltegriffe an der Wand neben dem Bett und im Bad zeugen jetzt noch von Verfall und Alter. Georg hasst diese Wohnung. »Wie ein Bühnenbild zu einem Schwab-Stück«, hat er gedacht, als er den Raum das erste Mal betreten hat. Die Bregenzer Festspiele haben ihm die Wohnung zur Verfügung gestellt. Seit Wochen lebt Georg in diesem Totenzimmer. Für die Festspiele ist er als Schauspieler engagiert, zum ersten Mal seit vier Jahren. An diesem Abend hat die Inszenierung von Shakespeares »Maß für Maß« Premiere, in der er eine Hauptrolle spielt.

Georg zieht seine Jogginghose, ein T-Shirt und die Laufschuhe an, wie jeden Morgen in den vergangenen Wochen. Er joggt vor dem Frühstück, ungefähr eine Stunde. Zwanghaft klammert er sich an dieses Ritual. Klammert sich an alles, was ein wenig Schutz vor dem Absturz verspricht. Noch einmal darf er nicht versagen. Das hier muss gelingen, irgendwie. Aber schon in der ersten Nacht in dieser Albtraumwohnung in Bregenz hat er sich fürchterlich betrunken. So durfte es nicht anfangen. Noch eine Niederlage kann er sich nicht erlauben. Abends nach den Proben erlaubt er sich zwei, drei Weizenbier und geht als Erster heim. Die Schnapsbar in seinem Zimmer, makabres Vermächtnis des Verstorbenen, hat er verschlossen, den Schlüssel im Theater deponiert.

Monika und Anna sind zu dieser Zeit in Steyr. In den letzten Monaten hat seine Freundin ihren Heimatort häufig als Zuflucht genutzt, wenn sie den Suff ihres Freundes nicht mehr ertragen konnte.

Die Proben gehen gut voran, Georg genießt die Arbeit als Schauspieler. Der Regisseur hat ihm großen Freiraum eingeräumt, seine Rolle auszugestalten. »Das werde ich hinbekommen«, denkt Georg. Er scheint einen Weg gefunden zu haben, sein Leben im Gleichgewicht zu halten. Ein ziemlich fragiles Gleichgewicht. Eines, von dem Monika glaubt, dass es nicht lange Bestand haben wird. Zu Probenbeginn hat sie ihren Freund noch in Bregenz besucht. Aber die junge Frau hatte es nur wenige Tage ausgehalten in der deprimierenden, düsteren

Wohnung, mit ihrem Freund, der seine gesamte Kraft benötigte, die Tage nüchtern zu überstehen. Der keine Aufmerksamkeit aufzubringen vermochte für seine Freundin und seine Tochter. Also war sie zu ihrer Familie gefahren.

In Wahrheit war ihm nicht einmal die Teilabstinenz gelungen. Sogar der faule Kompromiss von drei erlaubten Weizenbieren am Abend ist nur Fassade. Jede Nacht in den vergangenen Wochen hat sich Georg im Dunkeln in den Keller geschlichen und dort eine Weinflasche aus dem Vorrat des Toten geholt und gierig in sich hineingeschüttet. Dann war er wieder zurück ins Bett geschlichen.

Und jeden Morgen, wenn das Licht der Dämmerung das Gespinst des Selbstbetruges zu zerreißen droht, zieht er seine Laufschuhe an und müht sich, diesen Alkohol, den es nicht geben darf, mit dem Schweiß aus dem Körper zu zwingen. Und so der Lüge nachträglich Wahrheit zu verleihen. Auch für die Premierenfeier hat Georg sich ein Gerüst konstruiert, das ihn vor dem Absturz bewahren soll. Er hat sich ein striktes Limit gesetzt, zwei, drei Weizenbier, vielleicht ein Glas Sekt, mehr nicht. Und spätestens um Mitternacht nach Hause. Am nächsten Morgen muss er zu einem Casting nach Köln, er hat sich für eine Rolle in der RTL-Serie »Verschollen« beworben und hat es in die finale Runde geschafft. Er muss fit sein, die Reise von Bregenz nach Köln ist beschwerlich und dauert lange.

Die Premiere ist ein großer Erfolg. Georg fühlt sich großartig, entspannt und irgendwie sicher. Er hat es geschafft, wieder einmal gesiegt. Er trifft alte Freunde und Kollegen, stößt mit ihnen an. Immer weiter setzt er sein Alkohollimit herauf, immer weiter schiebt er das Ende des Abends nach hinten. Überlässt sich der Erleichterung, dem Erfolg, dem Rausch. Sein finaler Amoklauf beginnt. Als er am nächsten Morgen zu sich kommt, weiß er nicht, wann er die Feier verlassen hat und wie es ihm gelungen ist, nach Hause zu finden. Sein Kopf dröhnt, stinkender Schweiß auf seiner Haut, seine Zunge klebt in seinem Mund. Benommen sieht er auf den Wecker. Zehn Uhr. Er hat den Zug verpasst. Panisch beginnt er zu rechnen. Mit dem Wagen kann er es noch schaffen, gerade so. Georg quält sich aus dem Bett. Seine Beine fühlen sich an wie Streichhölzer, dünn und brüchig. Seine Hände zittern. Einige Kleidungsstücke in die Reisetasche und los. An einer Tankstelle ein schnelles Bier auf Ex zum Frühstück, drei weitere Bier und zwei Dosen Red Bull steckt er ein. Dann auf die Autobahn, mit Vollgas. Ein heißer Sommertag, die Sonne brennt vom Himmel. Der Alkohol tut ein Übriges. Georgs Gehirn schaltet irgendwann auf Notbetrieb, er fährt am Rande der Bewusstlosigkeit, irgendwann erreicht er den Flughafen, ohne sich an die Fahrt dorthin erinnern zu können.

In Köln angekommen, trinkt er weiter, Bier und Wodka. Als er auf dem Produktionsgelände eintrifft, ist er schwer betrunken. Das Casting entgleitet ihm völlig, obwohl die Figur, die er spielen soll, ein Alkoholiker ist. Georg weiß, dass er diese Rolle nicht bekommen wird. Am Abend macht er sich auf den Rückweg. Die Flasche Zitronenwodka, die er am Dutyfreeshop im Kölner Flughafen kauft, ist leer, als er in Friedrichshafen eintrifft. Eine Flasche Jägermeister hat er noch in Reserve. Er schwankt zu seinem Wagen auf dem Flughafenparkplatz. Zwei Polizisten folgen ihm und nehmen die Wagenschlüssel an sich. Hätten sie gewartet, bis er den Wagen startet, hätte er seinen Führerschein verloren. Zum dritten Mal.

Georg wankt zu einem Taxistand, lässt sich nach Bregenz in einen Club fahren. Dort feiern seine Kollegen vom Theater, es war keine Vorstellung angesetzt, erst wieder am Abend darauf.

Im Taxi trinkt er den Jägermeister. Stunden später setzen seine Kollegen ihn erneut in ein Taxi. Die Nacht im Club ist völlig an ihm vorübergerauscht, irgendwo auf dem Weg hat er seine Reisetasche verloren. Als er am nächsten Tag gegen Mittag erwacht, ist er noch immer nicht ganz bei sich. Aber er spürt, wie die Erinnerung an den vergangenen Tag langsam Gestalt annimmt. Sich erinnern, das will er auf keinen Fall. Erinnerung bedeutet Scham und Niederlage. Außerdem funkt der Entzug die ersten Signale in sein Hirn. Er geht in den Keller, die erste Flasche Wein trinkt er in einem Zug. Jede Stunde wankt er aufs Neue die Kellertreppe hinunter.

Um 20.30 Uhr soll die Vorstellung beginnen, um 19.30 Uhr machen sich die Kollegen auf die Suche nach Georg. Sie finden ihn sturzbetrunken und in Tränen aufgelöst auf dem Fußboden seiner Wohnung. Der Regisseur sagt die Aufführung am Abend wegen Krankheit ab, einer der Kollegen bleibt bei Georg, bewacht ihn, päppelt ihn auf mit Medikamenten und Suppe, so wie sonst seine Eltern. Oder seine Freundin. Irgendwer muss sich kümmern um ihn, unbedingt. Immer findet sich jemand, der diese Rolle übernimmt. Manchmal dämmert Georg, dass seine Familie und seine Kollegen ihm möglicherweise auch helfen, die Verantwortung abzugeben, und seine Sucht zementieren. Aber diesen Gedanken schiebt er schnell beiseite.

Am nächsten Tag nehmen ihn die Kollegen mit zum Baden an einen See. Die Sommerhitze flirrt vor Georgs Augen, macht ihn benommen. Er kann den Kollegen kaum in die Augen sehen, gerade weil die sich tapfer um Normalität bemühen. Normal ist gar nichts, nichts an diesem Tag, nichts in seinem Leben. Alles in ihm schreit nach Alkohol. Die Anwesenheit der anderen bietet Schutz, zumindest für Stunden. An diesem Abend steht Georg auf der Bühne, zittrig noch, aber er hält durch. Die Verzweiflung mobilisiert Energien, die er nicht zu haben glaubte. Der Regisseur ist zufrieden. Nach der Vorstellung zurück in die Wohnung. Georg weiß, dass er keinen Schlaf finden wird in dieser Nacht. Schon auf dem Nachhauseweg beginnt er zu rechnen. Wieviel Alkohol braucht er, um schlafen zu können? An der Tankstelle kauft er drei Weizenbier. Drei Bier und eine Schlaftablette, das sollte genügen. Es genügt nicht. Nach wenigen Stunden unruhigen Schlafes erwacht er, trinkt eine Flasche Rosé, eine weitere. Kurz darauf bricht er die Schnapsbar auf, leert die Flaschen, eine um die andere, meist klebrig süße Liköre. Es spielt keine Rolle, was er trinkt.

Als die Kollegen gegen Mittag nach Georg sehen, kann er kaum noch reden. Mittlerweile haben auch die Vermieter der Wohnung den geplünderten Weinkeller und die aufgebrochene Bar entdeckt. Sie verlangen den sofortigen Auszug des Schauspielers. Georgs Kollegen packen seine Kleidung in blaue Müllsäcke. Sein Engagement in Bregenz endet. Nur zwei der geplanten neun Vorstellungen hat er gespielt, in den restlichen wird der Regisseur für ihn einspringen.

An diesem Abend fährt kein Zug mehr Richtung Wien, Georg muss eine weitere Nacht in Bregenz verbringen. Der Regisseur besorgt ihm ein neues Zimmer in einer Pension. Ein winziger, düsterer Raum, eigentlich nur ein enger Schlauch mit einem schmalen Bett und einem Einbauschrank darin, der Boden ausgelegt mit dunkelgrünem Teppichboden. Georg kauft eine Flasche Fernet Branca und eine Flasche Wodka. »Jetzt ist es zu Ende«, denkt er und versucht, die Worte aus seinem Hirn zu spülen. Ohne Erfolg. Seine Arbeit, seine Beziehung, alles zu Ende. Monika wird ihn verlassen und Anna mitnehmen. Kein Theater wird ihn mehr verpflichten. Er hat sein Leben an die Wand gefahren, alles ruiniert – er ist ein versoffenes Wrack wie die Gestalten auf den Entzugsstationen. Mehr Scham, mehr Angst waren nie.

Am nächsten Morgen holen ihn seine Kollegen an der Pension ab und begleiten ihn zum Bahnhof. Aller Antrieb, alle Energie sind aus seinem Körper und seinem Verstand gewichen. Georg bettelt den Regisseur um einige Flaschen Bier an. Er kann niemandem mehr etwas vormachen. Er bekommt das Bier. Mehr kann anscheinend niemand mehr für ihn tun. Die Zugfahrt von Bregenz nach Salzburg, wo Georgs Vater seinen Sohn am Bahnhof abholen und mit zum Mattsee nehmen will, dauert mehr als fünf Stunden. Nach zwei Stunden ist sein Biervorrat ausgetrunken. Georg schwankt in das Bordbistro, bestellt ein Glas Rotwein.

Dass dieses Glas Wein der letzte Alkohol sein wird, den er in den Jahren, die kommen, trinken wird, ahnt er nicht. Eine Stunde später steht er zum zweiten Mal schwankend im Speisewagen. »Sie bekommen von mir keinen Alkohol mehr«, sagt der Mann hinter dem Tresen. Georg wankt zurück an seinen Platz. Kurze Zeit später bremst der Zug unplanmäßig auf freier Strecke. An einem Bahnhof auf der Strecke vor ihnen ist ein Brand ausgebrochen, teilt der Zugführer mit. Der Aufenthalt dauert beinahe drei Stunden. Kurz vor Mitternacht. Bleischwer hängt die Sommerhitze immer noch in der Luft, drückt Georg tief in seinen Sitz. Seine Kleidung klebt, seine Hände zittern. Juckreiz überall, er kratzt sich. Immer wieder schleppt er sich auf die Toilette. Das Würgen hört nicht auf, obwohl er seit langem nur noch Magensäure in die Kloschüssel spuckt.

Währenddessen steht Georgs Vater auf dem Salzburger Bahnhof und wartet. Niemand kann ihm sagen, wie lange die Verzögerung dauern wird, also bleibt er. Er will da sein, wenn sein Sohn ankommt. Muss ihn heimbringen, auf ihn Acht geben.

Nach elf Stunden Fahrt rollt der Zug schließlich in Wien ein. Georg ist durchgefahren. Welchen Sinn hätte es gehabt, in Salzburg auszusteigen? Unter Aufsicht der Eltern einen erneuten Entzugsversuch zu starten, von dem er weiß, dass er scheitern wird, scheitern wie die unzähligen Versuche zuvor. Und vor allem – wozu es wieder versuchen? Er fährt zu seiner Wohnung und sieht vom Balkon hinunter. Welcher andere Ausweg bleibt noch? Er kann keinen sehen. Er klettert auf die Brüstung. Klettert wieder hinunter. Geht auf dem Balkon auf und ab. Blickt in die Tiefe. Sechs Stockwerke. Irgendwann das Geräusch eines Schlüssels in der Tür.

»Ich war wirklich davon überzeugt«, sagt Georg, »mein Leben sei jetzt zu Ende, ich werde es nicht mehr schaffen. In den Jahren zuvor hatte ich häufiger mit Selbstmord kokettiert, meist im Entzug oder Delirium, aber dieses Mal war es mir zum ersten Mal tatsächlich ernst.« Trotzdem hat er in diesen Wochen versucht, sich mit seiner Tochter zu beschäftigen. »Monika und Anna haben sich bemüht, Fröhlichkeit zu verbreiten«, sagt Georg. »In diesem Zustand mit meinem Kind zusammenzusein, war das Schlimmste. Immer wenn sie mich ansah, dachte ich, sie weiß genau, was los ist.« Er ist angespannt, knetet seine Finger. Immer wieder muss er seine Sätze unterbrechen. Noch einmal hat er damals die Kraft aufgebracht, einen Entzug durchzustehen, zu Hause, in der Obhut seiner Familie. »Noch mal in die Therapieklinik zu gehen, schien mir sinnlos. Schon beim ersten Mal hatte ich nicht das Gefühl, dass mir dort geholfen wurde.« Stattdessen hat er eine ambulante Gesprächstherapie begonnen und wieder begonnen, die Colme-Tropfen einzunehmen, als Absicherung, dieses Mal in eigener Verantwortung. Zum ersten Mal ist er tatsächlich trocken geblieben, mehr als zwei Jahre jetzt.

»Ich kann nicht genau sagen, was es war, aber irgendetwas war anders nach diesem Absturz«, sagt Georg. »Auch in den Jahren zuvor gab es immer wieder Momente, in denen ich gedacht habe, ich hätte begriffen, dass ich mit dem Saufen aufhören muss, aber anscheinend war ich vorher noch nicht so weit.« Bis dahin, sagt er, habe er sich insgeheim immer eine Hintertür offen gehalten. Seine Abstinenzversuche hätten allesamt nur dazu gedient, irgendwann kontrolliert trinken zu können.

»Nachdem ich in Folge in Linz und Bregenz so massiv gescheitert war, dass mir beide Male das Engagement aufgekündigt wurde, konnte ich mir nichts mehr vormachen. Und dieses Eingeständnis meines Scheiterns kam einer Kapitulation gleich. Ich hatte alles probiert und war gescheitert. Mein Leben war vorbei.« Vielleicht, sagt er, habe er diesen Zustand erreichen müssen, bevor er ernsthaft aufhören konnte. »Bisher hatte ich die Entscheidungen, nicht mehr zu trinken, immer nur für andere getroffen, für meine Eltern, für Monika, für Anna und vor allem immer wieder für meine Arbeit. Dieses Mal war die Entscheidung unabhängig von allen anderen. Ich war sogar bereit, in einem anderen Beruf zu arbeiten, wenn mir das hilft, trocken zu bleiben.« Neben der Verzweiflung habe er eine große Erleichterung gespürt. »Kapitulation vor der Sucht« nennen Therapeuten diesen Moment, in denen ein Alkoholiker erkennt, dass der Kampf mit dem Alkohol sinnlos ist, weil die Sucht am Ende immer gewinnen wird. Diese Kapitulation, die nur den Schluss zulässt, das Suchtmittel strikt zu meiden, bringt Klarheit und Erleichterung. »Ich bin Alkoholiker, ich trinke keinen Alkohol«, teilt Georg heute zu Beginn jeder neuen Produktion den Kollegen mit. Noch wichtiger als dieses Eingeständnis ist für ihn die Tatsache, dass er den Alkohol nicht mehr vermisst.

»Seit ich trocken bin, fühle ich mich befreit, auch in meiner

Arbeit«, sagt er. »Trocken bin ich als Regisseur gelassener und souveräner, bei meinen ersten Inszenierungen hat eine unglaublich gelöste und gleichermaßen konzentrierte Atmosphäre geherrscht, und ich war mit dem Ergebnis zufrieden. Angstfrei zu inszenieren, ohne von der Sucht ferngesteuert zu werden, war ein völlig neues Gefühl. Ich habe große Euphorie und Sicherheit bei der Arbeit empfunden. Das erste Jahr nach meinem letzten Entzug war die beste Zeit meines bisherigen Lebens.« Auch mit den anderen Bereichen seines Lebens geht Georg heute anders um. Sport ist immer noch wichtig, aber er betreibt ihn weniger zwanghaft. »Heute quäle ich mich nicht mehr beim Training, und wenn ich zwei Tage nicht trainiere, dann ist das auch in Ordnung.« Seit einer Yoga-Reise nach Kapstadt, die er 2004 unternommen hat, hat er diese Übungen in seinen Tagesablauf und in die Arbeit mit den Schauspielern integriert.

Die Beziehung zu seiner dreijährigen Tochter Anna ist innig wie nie zuvor. Wenn der Vater mit ihr spielt, verweigert das Mädchen allen anderen den Zutritt zu ihrem Kinderzimmer, sogar ihrer Mutter.

Und auch die Beziehung zu seinen Eltern entspannt sich allmählich. Im ersten Jahr haben die beiden unter der ständigen Angst gelebt, der Sohn könne wieder mit dem Trinken beginnen, jede schlechte Kritik, jeder Streit mit seiner Partnerin hatte sie in Alarmzustand versetzt. Diese Angst schwindet, langsam nur, aber immerhin. »Die Beziehung zu meinen Eltern ist heute glücklicherweise etwas distanzierter«, sagt Georg. »Meine Abstürze, ihre Fürsorge und Hilfe waren für meine Eltern, vor allem für meine Mutter, auch immer eine Möglichkeit, massiv in mein Leben einzugreifen und dort viel Raum einzunehmen. Das ist vorbei, wir haben jetzt einen Weg gefunden, respektvoller miteinander umzugehen.«

Im vergangenen Jahr ist Georgs Vater nach einem schweren Besäufnis auf die Intensivstation eingewiesen worden. Eine Woche lang lag er im Koma, die Ärzte waren nicht sicher, ob er überleben würde. Er hatte eine Alkoholvergiftung und zusätzlich eine große Menge Schlaftabletten geschluckt. Als sein Vater auf der Intensivstation lag, hat Georg ihn häufig besucht und ihm Bücher mitgebracht. »Seine Anwesenheit hat mir gut getan«, sagt Georgs Vater. Trotzdem hat auch er die Distanz gespürt. »Ich vermisse die Nähe und Vertrautheit, die in Georgs Kindheit zwischen uns geherrscht hat.« Seit sechzehn Monaten hat er keinen Alkohol mehr getrunken, es geht ihm wieder sehr gut. In therapeutische Behandlung hat er sich nicht begeben. »Für mich als Chirurgen ist es schwierig, Hilfe in der Psychotherapie zu suchen – ich bin streng organisch erzogen, die Seele, habe ich gelernt, ist nicht zu beschreiben und für die Gesundheit unerheblich.« Trotzdem hat er in den vergangenen Monaten viel über Sucht und deren Auslöser nachgedacht, bei sich selbst und bei seinem Sohn. »Aber ich bin zu keiner Lösung gekommen – uns ging es doch beiden gut, wir haben beide viel erreicht im Leben.«

Georg rechnet nicht damit, dass sein Vater Antworten auf diese Frage finden, auch nicht, dass er für den Rest seines Lebens trocken bleiben wird. »Mediziner gehen davon aus, dass das menschliche Hirn ungefähr achtzehn Monate benötigt, um das so genannte Suchtgedächtnis zu löschen und Alkohol wieder in der üblichen Weise verarbeiten zu können«, sagt Georg. »Möglich, dass mein Vater nach dieser Zeit wieder anfangen wird. Und eine Zeit lang wird es ihm dann wohl auch wieder gelingen, kontrolliert zu trinken. Das hat er in der Vergangenheit häufig so praktiziert. Ich könnte das verstehen. Schließlich hat er nicht mehr allzu viele Jahre, da muss er sich nicht mit dem Kampf um Abstinenz aufreiben.«

Im Herbst 2005 haben Georg und Monika ihre Beziehung beendet. Beiden war es nicht gelungen, einen neuen Anfang zu finden. Georgs extremes Engagement für seine Arbeit, die häufigen Trennungen und die wachsende Bedeutung, die die Religion in Monikas Alltag spielt, sind immer mehr zum Problem geworden. Trotzdem leben die beiden noch zusammen und erziehen ihre Tochter gemeinsam.

»Ich habe in den vergangenen Jahren einige Rückschläge erlebt, die ich früher als Legitimation für einen Absturz hergenommen hätte«, sagt Georg. »Spätestens in der Situation, wie ich sie Ende 2004 in Stuttgart erlebt habe, hätte ich in der Vergangenheit garantiert wieder zu saufen angefangen. Aber es war für mich wichtig, solche Situationen durchzustehen und zu lernen, dass Rückschlag nicht automatisch auch Rückfall bedeuten muss.«

Neben seiner Arbeit als Regisseur hat Georg begonnen, selbst Theaterstücke zu schreiben, und ist an zwei Filmproduktionen beteiligt. Vor allem das Schreiben sieht er auch als einen Weg, das Erlebte zu verarbeiten. Das kann noch einige Zeit in Anspruch nehmen. Zu deutlich sind die Schäden, die seine Abhängigkeit seinem Leben zugefügt hat, noch heute zu spüren, und die Erinnerung an die Abstürze und das Elend kann er nur schwer ertragen. »Ich bedaure vieles von dem, was ich getan habe«, sagt er. »All die verschwendete Zeit, all die Schmerzen, darauf könnte ich rückblickend wirklich verzichten. Ich hoffe, dass die öffentliche Auseinandersetzung mit meiner Geschichte, mit meiner Sucht mir dabei hilft, diesen Teil meines Lebens zu verarbeiten und irgendwann zu überwinden.«

Zur Zeit inszeniert er eine Oper für Kinder am Wiener Theater im Rabenhof und bereitet einen Spielfilm vor. Im Theater Phönix in Linz arbeitet er an einem Projekt mit dem Titel

»Sex & Crime«, er inszeniert sechs Uraufführungen zu diesem Thema, eines der Stücke hat er selbst geschrieben. Im nächsten Jahr wird er Turrinis »Der tollste Tag« an einem Open-Air-Theater am Bodensee auf die Bühne bringen. Er träumt davon, irgendwann eine Oper von Wagner zu inszenieren.

Kristine, 44, Buchhändlerin in Hamburg

Immer im Kreis

»Das ist doch krank, eine Ratte mit einem Edding anzumalen!«, sagt Marie ziemlich laut, ihre Stimme wird schrill. Maries Ratte heißt Pünktchen, seit gestern verunziert ein großer schwarzer Fleck ihr beige-weißes Fell zwischen den Augen.

»Na ja, so schlimm ist das doch nicht. Es ist doch nichts passiert. Außerdem passt der Punkt auf der Stirn doch zu seinem Namen«, antwortet Kristine, sie lächelt.

»Natürlich ist das nicht schlimm«, antwortet Marie, ihre Stimme droht umzukippen. »Aber irgendetwas in deinem Gehirn läuft doch falsch, wenn du so etwas tust! Das ist doch krank!« Sie wischt sich mit dem Handrücken die Tränen aus den Augen.

»Manche Leute färben ihre Hunde passend zu ihrer Handtasche«, sagt Kristine, »das ist krank. Ich hätte das nicht getan, wenn ich gewusst hätte, wie sehr es dich kränkt. Ich dachte, du findest das auch lustig.« Marie ist zwölf, über die Dinge, die ihre Mutter tut, kann sie nur selten lachen.

Eine Dreizimmerwohnung im Hamburger Stadtteil Fuhlsbüttel, sozialer Wohnungsbau aus den sechziger Jahren, wie Dominosteine stehen die Mehrfamilienhäuser nebeneinander, drei Stockwerke, neun Wohnungen pro Gebäude, die Außenwände in fahlem Gelb gestrichen. In einem der Zimmer schlafen Kristine und ihre jüngere Tochter Klara, in dem zweiten steht der Computer, ein Fernseher und eine Stereoanlage; hier ist das Zentrum der Wohnung. Das dritte Zimmer bewohnt Marie, die ältere Tochter.

Kristine ist Mitte vierzig und arbeitet an fünf Tagen in der Woche vormittags in einem Tabak- und Zeitschriftenladen. Ihre Tochter Marie gilt als hochbegabt, die Zwölfjährige besucht die neunte Klasse des Gymnasiums, ihre Mitschüler sind ungefähr zwei Jahre älter. Kristines sechsjährige Tochter Klara, ein lebhaftes, quirliges Mädchen, ist in diesem Jahr eingeschult worden.

Der Kontakt zu Maries Vater ist vor Jahren abgerissen, hin und wieder ruft er an oder schickt seiner Tochter Päckchen, meist aus einer Psychiatrischen Anstalt. Klaras Vater nimmt seine Tochter immerhin samstags zu sich. Aber auch ohne Unterstützung der Männer managt Kristine ihren Dreifrauenhaushalt erfolgreich. Ihr Tag beginnt wie der vieler anderer alleinerziehender Mütter: Um sechs Uhr morgens steht sie auf und kocht Kaffee. Dann schmiert sie das Schulbrot für Klara. Klaras Kleidung hat Kristine am Abend zuvor schon zurechtgelegt. Um 6.40 Uhr steigt sie in den Bus, um sieben Uhr beginnt ihre Arbeit im Tabakladen. Sie arbeitet von Montag bis Samstag, Dienstag ist ihr freier Tag.

Während der Fahrt telefoniert Kristine mit Marie. Die ältere Tochter steht gegen sieben auf, weckt die jüngere Schwester, macht ihr einen Kakao, hilft beim Anziehen und schickt sie in die Schule. Den fünfzehnminütigen Schulweg bewältigt Klara alleine.

Kristine arbeitet halbtags, vor zehn Uhr betritt der Inhaber selten seinen Laden. Kristine ist nicht nur für den Verkauf zuständig, sie füllt die Regale, verschickt Remittenden, bestellt Neuware und kümmert sich um die Buchhaltung. Sie hat ein großes Sortiment an Computerzeitschriften eingerichtet, denn sie kennt sich aus mit Computern. Ohne sie würde der Laden nur halb so gut laufen. Zu spät gekommen ist sie in all den Jahren erst zweimal, wegen Glatteis, und krank feiert sie so gut wie nie.

Um 13.30 Uhr endet ihre Arbeitszeit, samstags zwei Stunden früher. Dann steigt sie wieder in den Bus, ungefähr 45 Minuten dauert die Fahrt nach Fuhlsbüttel. Klara geht dort nach der Schule gemeinsam mit anderen Kindern ihrer Klasse in einen Hort, dort isst sie zu Mittag und macht Hausaufgaben. Kristine holt Klara dann um sechzehn Uhr ab, vorher räumt sie noch die Wohnung auf. Nachmittags hilft sie den Mädchen bei den Hausaufgaben, erledigt die Wäsche oder was sonst so anfällt im Haushalt.

Auch den traditionell männlichen Teil der Hausarbeit erledigt Kristine problemlos, repariert ihr Fahrrad und ihren Computer selbst, und wie sie einen Dübel in die Wand bekommt, weiß sie auch. »Es gibt keine Maschine, die ich nicht bedienen kann«, sagt sie, »vom Schlagbohrer bis zur Kreissäge.« Vor zehn Jahren hat sie mit einer Kettensäge ganze Waldstriche abgeholzt. In Kristines Kindheit hat man Frauen wie sie als »patent« bezeichnet. Nachbarn und Freunde schätzen ihre Offenheit, ihren praktischen Verstand und ihre Hilfsbereitschaft. Zudem ist die gelernte Buchhändlerin herzlich, klug, belesen und welterfahren, sie hat in London, auf Maui und Korfu gelebt, Thailand und Indien bereist. Das ist die eine Seite.

Kristine trägt eine ausgewaschene Jeans, die an den Knöcheln schmal zuläuft, und ein blaues T-Shirt mit geometrischen Mustern, beide Kleidungsstücke sehen so aus, als seien sie seit Mitte der achtziger Jahre in ihrem Besitz. Ihre nackten Unterarme sind übersät mit Narben schlecht verheilter Abszesse. Ihre Stimme ist belegt, sie spricht ein wenig schleppend, als würde ihren Worten auf dem Weg vom Gehirn zu den Lippen die Kraft ausgehen.

Kristine ist seit 25 Jahren heroinabhängig, ungefähr doppelt so lange, wie ihre ältere Tochter Marie auf der Welt ist. Seit 1995 wird Kristine unter ärztlicher Aufsicht mit Methadon substituiert. Der Heroinersatzstoff beseitigt die Entzugssymptome, indem er im Gehirn dieselben Rezeptoren besetzt wie die Droge. Auch die Zustandsänderung, die Methadon verursacht, ist in mancher Hinsicht vergleichbar, in etwas schwächerer Form und abhängig von der Dosierung. Aber anders als das Heroin wirkt der Ersatzstoff weniger euphorisierend, eher lähmend. In den vergangenen Jahren ist es Kristine gelungen, ihre Dosis auf eine eher geringe Menge zu reduzieren, trotzdem spürt sie die Wirkung noch. Völlig auf das Medikament zu verzichten gelingt ihr nicht. Und auch nicht auf die Droge selbst – ein- bis zweimal in der Woche spritzt sie Heroin.

Marie hat all die unterschiedlichen Stadien von Kristines Abhängigkeit miterlebt. Vor allem in den letzten Jahren sehr bewusst, das kluge Mädchen weiß, was es bedeutet, wenn sie im Küchenschrank einen rußgeschwärzten Suppenlöffel findet. Und wenn sie Zweifel hat, findet sie die Antworten, die sie sucht, im Internet. Marie hat eine ziemlich klare Vorstellung davon, in welchem Zustand ihre Mutter war, zwei Nächte zuvor, als sie ihre Ratte angemalt hat.

»Du siehst aus wie eine Schlampe«, wirft sie ihrer Mutter vor, und: »Du nervst doch nur, ich hasse dich.«

»Ich kann ja verstehen, dass du wütend auf mich bist«, sagt Kristine. »Aber du sagst mir nie, was genau dich so wütend macht.«

»Das mit den Drogen ist einfach Scheiße, weil es so sinnlos ist«, sagt Marie. Sie ist groß für ihr Alter, trägt eine Zahnspange und hat ihre Haare zu einen Pferdeschwanz gebunden. Auf ihrem bauchfreien rosa T-Shirt steht »pretty fly for a young girl«.

Sie schminkt sich schon, die Tränen haben die Farbe in ihrem Gesicht verwischt.

»Natürlich mache ich auch nicht alles richtig, das weiß ich«, sagt Kristine. »Aber trotzdem seid ihr doch das Wichtigste in meinem Leben, und ich bin immer für euch da. Ich würde mir wünschen, dass du mich so akzeptierst, wie ich bin. Ich brauche das Methadon und manchmal auch das Heroin.«

»Ich finde mich ja damit ab, ich kann ja doch nichts ändern«, sagt Marie. »Aber ich hätte dich lieber ohne.«

Eigentlich haben Mütter und ihre Teenagertöchter Probleme genug. Oft ist Marie diese Mutter peinlich, weil sie so ganz anders ist als die Mütter ihrer Freundinnen. Oft ist sie einfach wütend, weil ihre Mutter nicht so lebt wie die Nachbarn. Manchmal hat sie Angst um sie, Heroin, das weiß Marie, ist eine gefährliche Droge, die Leben zerstören kann. Manchmal ist da auch eine unbestimmte Sehnsucht, wenn die Mutter da ist und doch irgendwie abwesend, unerreichbar im Rausch, wenn sie an den Tagen ohne Heroin launig ist und aufbrausend.

»Andere schaffen es auch, damit aufzuhören«, sagt sie. »Wieso schaffst du das nicht?«

»Ich weiß nicht wie«, antwortet Kristine ruhig. »Ich würde ja gerne. Meinst du, so ein Leben macht mir Spaß? Aber das ist nicht so einfach wie keine Schokolade mehr essen.«

»Ich sage ja nicht, dass es leicht ist«, sagt Marie aufgebracht. »Aber du versuchst es ja gar nicht wirklich! Du hörst ja nicht mal auf zu rauchen, obwohl du weißt, wie schädlich das ist.«

Der Aschenbecher, der vor Kristine auf der Tischplatte steht, quillt tatsächlich über. Die beiden sitzen in der Küche, an einer erhöhten Theke, die als Tisch dient. Die Küche ist eng, an der einen Seite eine alte Einbauküche in rotem Furnier, auf der anderen Seite die kleine Theke mit drei Hockern, dahinter ein kleiner Balkon, auf dem Putzeimer, Schrubber, Besen und Rollerskates lagern. Magneten mit geschnitzten Holztieren halten bunte Kinderbilder am Kühlschrank fest. In der Spüle schmutziges Geschirr. Es sieht ziemlich wüst aus in der Wohnung, knapp sechzig Quadratmeter für drei Personen, da wird es schnell eng. Und vor einigen Tagen hat Marie ihr Zimmer ausgeräumt, ihre Sachen in Kartons verpackt und in den anderen Zimmern gestapelt. Maries Zimmer wird gerade renoviert, bis zu ihrem dreizehnten Geburtstag im November sollen die Arbeiten abgeschlossen sein. Das ist ihr Geburtstagsgeschenk.

Zwei Mitarbeiter von Iglu, einer sozialen Einrichtung, die sich um die Kinder von Drogenabhängigen kümmert, helfen Marie, die Tapeten abzureißen. An einer Wand, an der sonst Poster von Eminem und 50 Cent hängen, haben die Iglu-Mitarbeiter feuchte Stellen von mehr als einem Quadratmeter Größe entdeckt, Schimmel. Schimmelbefall in der Wohnung ist hier Sache des Mieters. Der Eigentümer rät, die Räume großzügig zu heizen und lange zu lüften. »Heizen bei offenem Fenster, gute Idee«, sagt Kristine. »Und wer bezahlt mir das?«

»Ich bekomme Geld vom Hartz«, sagt sie. Für explodierende Heizkosten würde der wohl nicht aufkommen, befürchtet sie.

Während ihre Tochter redet, ist Kristine aufgestanden, sie steht an der Spüle, schält eine Paprika und wirft den Abfall in den Mülleimer.

»Das finde ich auch unmöglich!«, schreit Marie ihre Mutter an. »Kannst du nicht einfach ruhig sitzen bleiben, wenn wir reden? Musst du immer irgendetwas Ablenkendes machen? Hör auf damit, das nervt!«

»Was soll das jetzt?«, antwortet Kristine. »Ich habe halt Hunger, ich werde doch wohl noch was essen dürfen!«

»Du wirst schon nicht verhungern«, sagt Marie. »Und darum

geht es doch gar nicht. Kapierst du nicht, dass das jetzt einfach nicht passt? Du kapierst eben nie was.« Dann stürmt sie aus dem Zimmer.

»Teenager sind doch immer von ihren Eltern genervt«, sagt Kristine, sie klingt leicht resigniert, »das ist wohl völlig normal.«

Natürlich, sagt Kristine, könne sie die Reaktion ihrer Tochter gut verstehen, die Wut, die Hilflosigkeit und die Angst. Sie versteht auch, dass Marie sich nichts sehnlicher wünscht, als dass ihre Mutter aufhört, Heroin zu spritzen, und am besten auch kein Methadon mehr nimmt.

»Ich begreife ja selbst nicht, warum ich es nicht schaffe, ganz ohne Methadon und Heroin zu leben«, sagt Kristine. »Obwohl ich genau weiß, dass es mir schadet, obwohl ich darunter leide. Die Frage nach dem Warum beschäftigt mich jeden Tag.«

Kristine war so alt wie Marie heute, als ihre Mutter Mann und Kinder verließ. Kristine ist in Nürnberg aufgewachsen, zusammen mit ihren Eltern und ihrem Bruder Ralf. Kristines Vater führte eine Buchhandlung in der Innenstadt. Die Buchhandlung hatte er von seinem Vater geerbt. Kristines Vater verbrachte auch nach Geschäftsschluss viel Zeit in seinem Laden, häufig organisierte er Lesungen. Er pflegte enge Kontakte zu Literaten und Künstlern in der Region, außerdem engagierte er sich im Börsenverein des Deutschen Buchhandels, war Mitglied im Lions Club. Abends kam er meist spät nach Hause.

Kristines Mutter versorgte die Kinder und erledigte den Haushalt, abends, wenn die Kinder schliefen, ging auch sie häufig aus, ins Theater und zu Vernissagen. Ihren Mann sah sie selten. Sie wollte nicht den Rest ihres Lebens zu Hause sitzen und auf ihren Mann warten. Mitte der Siebziger schloss sie sich einer Gruppe von Schauspielern und Regisseuren der Nürnberger Theaterszene an. Für die Familie, vor allem für ihre Tochter, fand sie kaum noch Zeit. Sie war damals 43 Jahre alt, wollte etwas aus ihrem Leben machen, bevor es zu spät war. Kristines Eltern zogen auf unterschiedlichen Umlaufbahnen durch ihr Leben, Begegnungen wurden immer seltener. In der gemeinsamen Wohnung, so schien es Kristine, waren beide nur noch hin und wieder zu Besuch.

Kristine ist zwölf, als sie spät in der Nacht von Geschrei geweckt wird. Sie schleicht aus ihrem Zimmer, hockt sich auf die Treppe, die hinunter ins Wohnzimmer führt. Ihre Eltern streiten, schreien sich an. Sie hockt auf der Treppe, hält sich die Ohren zu. Kristine hat Angst, sie fühlt sich entsetzlich hilflos. Sie ahnt, dass in dieser Nacht ihre Familie auseinanderbricht. An diesen Moment wird sie sich ihr ganzes Leben erinnern.

Am nächsten Morgen zieht Kristines Mutter aus. Sie will ein neues Leben beginnen. Kristine und ihr drei Jahre älterer Bruder bleiben beim Vater. Dort haben sie ihre Freunde und ihr Zuhause, die Mutter muss sich ja erst noch eine neue Wohnung suchen, eine neue Arbeit. So, heißt es, sei es am besten für die Kinder. Aber der Vater ist auch nach der Trennung nicht häufiger zu Hause als zuvor, Ralf und Kristine müssen sich früh selbst versorgen. Ralf macht das scheinbar nicht viel aus, als die Mutter geht, ist er fünfzehn, sein Leben spielt sich hauptsächlich außerhalb des elterlichen Hauses ab. Ein Jahr später tritt er seine Lehrstelle als Buchhändler in München an und zieht zu Hause aus.

Kristine vermisst ihre Eltern. Sie hasst es, jeden Mittag und jeden Abend alleine am Esstisch zu sitzen, sie hasst die Dosen- und Tiefkühlgerichte. Sie wünscht sich ein normales Familienleben, gemeinsame Abendessen, Hilfe bei den Hausaufgaben, jemanden, der mit ihr spielt oder fernsieht. Niemand fragt, wie ihr Tag in der Schule war. Niemand lobt sie für gute Noten, niemand nimmt sie in den Arm, wenn sie traurig ist. Ihr Vater ist ein freundlicher und geistreicher Mensch, manchmal kann er sogar ein regelrechter Kindskopf sein. Aber Umarmungen und Küsse sind nichts für ihn. Zärtlichkeit macht ihn scheu und befangen. Kristines Bruder hat ebenfalls nicht viel Zeit für sie, Interesse an ihren Sorgen und Nöten hat er erst recht nicht. Umarmungen sind für ihn Kinderkram.

Ein Jahr nach der Trennung zieht auch Kristines Mutter nach München. Kristine besucht sie und ihren Bruder dort häufig. Sie verehrt den großen Bruder, orientiert sich an ihm. Sonst hat sie ja niemanden. Vor allem seine Platten werden ihr weiteres Leben prägen. Sie ist vierzehn, als sie zum ersten Mal David Bowies »Aladdin Sane« hört. Die Musik berührt etwas tief in ihrem Inneren. Die Melancholie, die Wut, darin erkennt sie sich wieder. Kristine begleitet ihren Bruder immer häufiger auf Konzerte, meist trampt sie in das 163 Kilometer entfernte München. Sie kommt nachts immer später nach Hause. Warum soll sie allein in der Nürnberger Wohnung bleiben? Versucht ihr Vater, sie zu disziplinieren und ihr Ausgangszeiten vorzuschreiben, wird sie bockig. »Ich bleibe nur zu Hause, wenn du auch da bist«, sagt sie. »Ich denk nicht dran, alleine in der Wohnung zu sitzen.«

Kristine lernt schnell, die Eltern gegeneinander auszuspielen. Meist bekommt die Tochter ihren Willen. Dass sie sich in Wirklichkeit wünscht, ihre Eltern würden sich mehr um sie sorgen, Interesse für ihr Leben zeigen und ihr vielleicht sogar Grenzen setzen, begreifen die beiden nicht.

Kristine besucht Konzerte von David Bowie, »Blue Öyster Cult«, »Emerson Lake & Palmer«, Bands, von denen die meisten

Mädchen in ihrer Klasse noch nie gehört haben. Die hören »Bay City Rollers« und »Smokie«. Kristine wird zur Einzelgängerin.

Ende der siebziger Jahre, als in England Bands wie die »Sex Pistols« die Musikszene aufmischen, taucht Ralf in die gerade entstehende Münchner Punkszene ein. Neben seiner Buchhändlerlehre legt er abends in den Clubs Platten auf und gibt ein Punk-Fanzine heraus. Im Sommer 1977 begleitet Kristine ihn zu einem Konzert der britischen Punk-Band »The Damned«. Sie lernt den Schlagzeuger kennen, nach dem Konzert gibt sie ihm ihre Adresse. Er verspricht, ihr eine Platte aus England zu schicken. Als diese tatsächlich eintrifft, mit der Adresse des Musikers darauf, beschließt Kristine, ihn zu besuchen. In den Winterferien fliegt sie mit einer Freundin für zwei Wochen nach London.

Als Kristine in London eintrifft, ist sie sechzehn. Ein hübsches Mädchen mit langen blonden Haaren, sie trägt eine Jeans und eine schwarze Lederjacke voller Badges. In Nürnberg wurde sie auf der Straße ständig schief angesehen. In London fällt sie kaum auf. Ihr Herz rast vor Aufregung, alles ist so fremd, so groß, so schnell, und obwohl sie kaum Englisch spricht, fühlt sie sich sofort wohl in dieser Stadt, die so anders ist als Nürnberg.

Der Schlagzeuger begrüßt das Mädchen aus Deutschland freundlich. »He, schön dich zu sehen, komm doch rein.« Leider ist er in Eile. »Erinnerst du dich noch an den Captain?«, fragt er Kristine. »Der hat bei dem Konzert Bass gespielt. Der wohnt hier um die Ecke, da kannst du warten.«

Obwohl Kristine nur Brocken versteht, begreift sie. Und sie erinnert sich. Den Bassisten hatte sie ebenfalls kennen gelernt in München. Er heißt Ray Burns und wohnt im Haus seiner Eltern. Wenn er mit »The Damned« auf der Bühne steht, nennt er sich Captain Sensible. Mittlerweile nennen ihn auch alle Freunde so.

Anfang der Achtziger wird er mit dem Song »Wot« die deutschen Hitparaden stürmen.

Der Captain verliebt sich in das schüchterne, hübsche Mädchen aus Deutschland, zwei Wochen bleibt sie bei ihm. Kristine wird herzlich aufgenommen in der Familie und bei seinen Freunden. Auf den Straßen und in den Pubs sieht sie niemand merkwürdig an, alle sind so freundlich zu ihr, es ist, als sei sie nach Hause gekommen. »Das ist es«, denkt Kristine. »So will ich leben, nicht in Nürnberg eine Lehre machen und dann da langsam verrecken.« In London ist das Leben aufregender. Dort ist sie nicht alleine, und der Captain liebt sie. Zum ersten Mal seit Jahren hat sie das Gefühl, dass sich jemand für sie interessiert.

Als sie nach zwei Wochen zurück nach Nürnberg fliegt, weiß sie, dass sie zurückkommen wird. Mit diesem Mann möchte sie die nächsten Jahre verbringen, vielleicht den Rest ihres Lebens.

Zu Hause arbeitet sie nach der Schule im Buchladen des Vaters, sie bekommt fünf Mark in der Stunde, ein Flug nach London kostet 170 Mark. Nebenher zweigt sie kleinere Summen vom Haushaltsgeld ab und spart so viel wie möglich von ihrem Taschengeld.

In den Osterferien fliegt sie wieder, im Februar ist sie siebzehn geworden. Bald fliegt sie auch über das Wochenende. Manchmal verpasst sie den Rückflug am Montag. Aber das Interesse an der Schule hat sie längst verloren, schon im vergangenen Jahr hat sie die neunte Klasse des Gymnasiums wiederholen müssen und war am Schuljahresende wieder nicht versetzt worden. In diesem Jahr hat ihr Vater sie auf einer privaten Handelsschule angemeldet. Dort soll sie in die zehnte Klasse, wird aber erneut heruntergestuft. »Schule ist mir zu blöd«, denkt sie. Und geht gar nicht mehr hin. Sie lebt eh nur noch für den nächsten Flug nach London. Ihr Vater bemerkt anfangs nicht einmal, dass die Tochter nicht mehr zur Schule geht.

Im Sommer 1978, sechs Monate vor ihrem achtzehnten Geburtstag, beschließt Kristine, endgültig nach London zu ziehen. »Ich weiß, ich bin noch nicht volljährig, rechtlich gesehen kannst du mich aufhalten«, sagt sie zu ihrem Vater. »Aber das würde ich dir nicht raten. Wenn du mich nicht gehen lässt, mach ich dir die nächsten Wochen und Monate so viel Ärger, dass du deinen Laden dichtmachen kannst. Und wenn ich achtzehn bin, kannst du mir eh nichts mehr vorschreiben.« Der Vater lässt sie ziehen.

In London mietet sie sich in einer WG im Stadtteil Croydon ein. Die nächsten zwei Jahre vergehen wie im Rausch. Die Londoner Musikszene pulsiert, alles ist Aufbruch und Aufregung. Und Kristine ist mittendrin. Auf Partys und Konzerten trifft sie Debbie Harry und Chris Stein von »Blondie«, The Edge von »U2« und Iggy Pop, sie zieht mit Musikern von Punk-Bands wie »The Stranglers«, »The Clash« und »The Ruts« durch die Londoner Clubs – Marquee, Musik Machine und Embassy.

Drogen sind allgegenwärtig. Haschisch, Speed, Kokain, Heroin, kaum einer bleibt nüchtern. Nur Kristine. Aufregender als jetzt könnte ihr Leben doch gar nicht sein. Drogen reizen sie nicht, der Kontrollverlust macht ihr Angst. Mit sechzehn hat sie Haschisch probiert, aber das Kiffen hat ihr nicht gefallen, sie hat sich unwohl gefühlt, ständig hat sie sich gefragt, ob sie komische Dinge tut oder sagt. Das ist es nicht, was sie will. Sie will genießen, die Musik, die Euphorie. Dass auch ihre Freunde und Bekannten alle Arten von Drogen nehmen, bemerkt sie kaum. Es interessiert sie nicht. Und die anderen halten die Drogen fern von ihr, Kristine ist die Kleine, das Küken, auf das sie Acht geben müssen.

Finanzielle Probleme hat Kristine keine. Im ersten halben Jahr hat sie Sozialhilfe bekommen, mittlerweile hat ihr Vater den Buchladen in eine KG umgewandelt, sie bekommt dreihundert Mark im Monat ausgezahlt. Damit kommt sie zurecht, das Zimmer in der WG ist billig, die Mahlzeiten bekommt sie im Elternhaus ihres Freundes, und in die Clubs und Konzerte kommt sie umsonst. Ein junges, hübsches Mädchen braucht im Nachtleben nicht viel Geld.

Doch jedesmal, wenn ihr Freund auf Tour geht, fällt Kristine in ein tiefes Loch. Freundinnen, heißt es in der Band, haben auf Tourneen nichts zu suchen. Groupies schon. Kristine weiß, dass ihr Freund nach den Auftritten häufig mit anderen Mädchen schläft, er macht daraus kein Geheimnis. »Wo ist das Problem?«, sagt er. »Die Frauen sind doch nur fürs Bett, für eine Nacht. Das gehört einfach dazu. Und danach komme ich doch immer zu dir zurück.« Kristine wagt nicht, ihrem Freund zu sagen, wie sehr sie darunter leidet. Das junge Mädchen ist fixiert auf ihn, sie braucht ihn und das Gefühl, von ihm gebraucht zu werden. Und auch für die anderen in London ist sie »die Freundin vom Captain«, manch einer, den sie Nacht für Nacht in den Clubs trifft, kennt nicht mal ihren Namen. Der Captain ist der Anker, der sie festhält an ihrem Platz in der Welt.

Kristine ist zwanzig, als sie zum ersten Mal Drogen nimmt. In einem Club bietet ihr ein Bekannter Speed an. »Was ist das? Was passiert dann mit mir?«, will sie wissen. »Davon wirst du nur wach«, sagt der Mann. »Ist echt geil.«

Wach werden, das klingt gut. Nicht weggetreten in der Ecke liegen wie viele der Betrunkenen und Bekifften, sondern den Genuss verlängern. Nicht mehr gegen drei Uhr am Morgen müde werden, sondern weitertanzen. Sie zieht das weiße Pulver tief in ihre Nase. Der Typ hat nicht zu viel versprochen, sie tanzt,

Stunde um Stunde, fühlt sich wach und euphorisiert, keine Spur von Kontrollverlust. In den Wochen und Monaten, die folgen, nimmt sie immer häufiger Speed in immer größeren Mengen. Schließlich beginnt sie, selbst in den Clubs die Droge zu verkaufen. Irgendwann streikt ihr Körper, nächtelang liegt sie wach, findet keinen Schlaf. Ihr Herz rast, ihr ist übel, kalter Schweiß klebt auf ihrer Haut. Wenn sie eine Zigarette aus der Packung nehmen will, gehorcht ihre Hand nicht mehr. Sie leidet unter Verfolgungswahn, sieht Schatten, hört Geräusche. Sie braucht irgendetwas, das ihr pumpendes Herz und ihren wunden Verstand beruhigt. Sie schleppt sich zu ihrem Dealer.

»Ich brauche was zum runterkommen«, sagt sie. »Irgendwas.«

»Sorry, ich habe nur Heroin«, sagt der Dealer. Heroin hat Kristine immer verabscheut. Und gefürchtet. Heroin, das bedeutet in ihrer Fantasie den totalen Kontrollverlust, wer diese Droge nimmt, dem entgleitet sein Leben. Auf Londons Straßen sieht sie täglich Junkies, die alles verloren haben und alles tun für den nächsten Druck. Aber die Angst spielt keine Rolle in diesem Moment. Nichts spielt eine Rolle, nur das Verlangen nach Ruhe; damit das Karussell in ihrem Kopf endlich aufhört, sich schneller und schneller zu drehen.

»O.K., gib her«, sagt sie. Der Dealer schiebt das Pulver auf einem Plattencover zu zwei Linien zusammen. Kristine steckt sich einen zu einem Röhrchen zusammengedrehten Geldschein ins rechte Nasenloch und zieht das Pulver hoch. Dann das andere Nasenloch, die zweite Linie. Die Angst kommt zurück. Was passiert jetzt mit ihr, Explosionen in ihrem Kopf, Halluzinationen, Kontrollverlust? Nichts davon geschieht. Einige Minuten später beruhigt sich ihr Puls. Schlagartig fühlt sie sich besser, irgendwie entspannt und gelassen. Eigentlich ganz normal. Nur eben besser. »Das ist alles?«, denkt sie. »Warum machen denn alle so einen Wirbel um das Zeug? Was soll daran gefährlich sein? Und wieso harte Droge?« Hart ist daran doch gar nichts, im Gegenteil, ihr ist, als würde das Heroin wie mit einem Weichzeichner der Welt Schärfe und Kontraste nehmen. Ein schönes, warmes, weiches Gefühl. Als sie nach Hause kommt, beginnt sie, ihre Wohnung aufzuräumen, das erste Mal seit Wochen. Die verhasste Arbeit geht ihr leicht von der Hand, macht ihr sogar Freude. Und als ihr Freund wieder für Tage auf Tournee verschwindet, kuriert das Heroin auch ihre Einsamkeit, ihre Eifersucht und ihre Verlustangst. Sie hat ein Zuhause gefunden, das ihr niemand nehmen kann, zum ersten Mal in ihrem Leben. Heroin ist immer da, wenn sie es braucht.

»Ich hatte sofort das Gefühl, dass ich mein ganzes Leben auf diesen Moment hingearbeitet hatte«, erinnert sich Kristine. »Das hatte nichts zu tun mit zur falschen Zeit am falschen Ort sein oder den falschen Umgang haben.« Danach sei alles sehr schnell gegangen. »Nur wenige Wochen später habe ich angefangen, täglich Heroin zu spritzen«, sagt sie. Damals, Anfang der achtziger Jahre, habe sie dann auch zum ersten Mal bemerkt, wie viele ihrer Bekannten aus der Musikerszene Heroin und Kokain genommen haben. »Unglaublich, wie naiv ich war, dass mir nichts aufgefallen ist.« Aber anders als viele ihrer Musiker-Freunde, die den eigenen Konsum zumindest anfangs beschränken und immer wieder Halt und Struktur in ihrer Arbeit finden, beherrscht die Sucht Kristines Leben schon nach kurzer Zeit. »Ich habe angefangen, selbst zu dealen, überall in der Wohnung lagen gebrauchte Spritzen. Und ich habe so ziemlich jeden in meiner Nähe bestohlen, den Captain, seinen Vater, Freunde und meine Kunden«, sagt Kristine. »Heute hasse ich mich dafür.«

Einen Grund aufzuhören hat sie damals nicht gesehen. »Das Heroin hat alle unangenehmen und bedrohlichen Gefühle abgeschnitten, wenn ich breit war, ging es mir besser. Warum hätte ich aufhören sollen?«

Kristine ist 24, als eines Tages ihre Mutter vor der Tür steht und sagt: »Pack deine Sachen, Kind, wir fliegen nach Hause.« Kristines Mutter hat sich einige Jahre zuvor den Sanyassins, Anhängern des Sektenführers Bhagwan, angeschlossen. Mittlerweile lebt sie im größten Ashram der Sekte, im indischen Poona. Einige Nächte zuvor hat sie geträumt, ihrer Tochter gehe es elend und sie brauche ihre Hilfe. Sie ist nach London geflogen. Der Anblick ihrer Tochter bestätigt ihre Befürchtungen.

Kristine lebt jetzt seit fast sieben Jahren in London, die letzten vier beinahe ununterbrochen auf Heroin. Der Captain hat sich kurz zuvor von ihr getrennt, das Zusammenleben mit einer Heroinabhängigen, die seine Gitarren versetzt und kein anderes Interesse hat, als Geld für den nächsten Druck aufzutreiben, hatte er nicht mehr ausgehalten.

Kristine folgt ihrer Mutter nach Deutschland. Endlich nimmt sie jemand an die Hand, kümmert sich um sie. Zu Hause lässt ihr Vater sie in eine geschlossene Psychiatrie einweisen, zur Entgiftung, eingesperrt zusammen mit psychisch Kranken, dementen Alten und Alkoholikern im Delirium, ohne psychologische Betreuung.

Anschließend besorgt ihre Mutter Kristine einen Platz in einer von Sanyassins geführten Therapeutischen Kommune in den Niederlanden. Die Abhängigen werden systematisch entmündigt und erniedrigt und mit Stunden und Tage andauernden Therapiesitzungen und zweifelhaften Psychospielen über die Grenzen ihrer Belastbarkeit getrieben. Die Patienten, lautet die

Ansicht der Sanyassins, müssen in ihrer Suchtpersönlichkeit zunächst gebrochen werden, bevor sie als gesunde und funktionstüchtige Menschen wieder aufgebaut werden können. Jeder Neuankömmling ist rechtlos, bekommt eine Matratze zugeteilt, hat Arbeitsdienste zu erledigen und den Anweisungen der Leitung und der weiter fortgeschrittenen Patienten bedingungslos zu gehorchen.

In einer so genannten »Flashinggruppe« muss Kristine zusammen mit zwei Dutzend anderen ihre Wut und ihre Angst hinausschreien, zwanzig Minuten lang, ununterbrochen. Nach zwanzig Minuten Pause beginnt es von vorn, immer wieder, drei Tage und drei Nächte lang. Am Ende des dritten Tages kriecht Kristine völlig aufgelöst und entkräftet in ihr Bett, am nächsten Morgen hat sie 41 Grad Fieber.

Nach drei Monaten flieht die 24-Jährige ins nahe gelegene Amsterdam und dröhnt sich zwei Tage mit Heroin zu. Als sie reumütig in die Therapie zurückkehrt, wird von ihr verlangt, dass sie sich eine Glatze rasiert. Als Zeichen der Reue und symbolischen Abkehr vom Junkie-Image im Speziellen und von Äußerlichkeiten im Allgemeinen; nur so könne sie lernen, sich selbst so zu lieben, wie sie ist.

Nach sieben weiteren Monaten verlässt Kristine das Therapiezentrum, gemeinsam mit einem anderen Patienten, und lässt sich in Berlin nieder. Das Heroin meidet sie. Aber Drogen scheinen allgegenwärtig in dieser Stadt, Kristines Begleiter setzt sich schon nach wenigen Tagen den ersten Druck. Als ihre Mutter anruft und fragt, ob Kristine sie auf einer Urlaubsreise nach Griechenland begleitet, sagt sie begeistert zu.

Aus den geplanten zwei Wochen Urlaub auf der Insel Korfu werden für Kristine fast vier Jahre. Eine Autovermietung auf der Insel sucht für die Saison eine Aushilfe, die Deutsch spricht.

Kristine bewirbt sich um den Job. Im Winter, als die Saison vorüber ist und Arbeitsplätze in Griechenland kaum zu bekommen sind, fliegt sie nach Deutschland und jobbt im Versand von Quelle, sie spart auf den Führerschein und auf ein Motorrad. Im Frühling kehrt sie mit ihrem Motorrad auf die Insel zurück. Auf Korfu und später auf Kreta arbeitet sie als Erntehelferin, in der Küche eines chinesischen Restaurants und auf dem Bau, schleppt Zementsäcke bei vierzig Grad Hitze. Die Winter verbringt sie in Deutschland oder London, jobbt in Restaurants und bei einem Buchverlag.

Anfangs hält Kristine Monate ohne Heroin durch, zumindest, wenn sie in Griechenland ist. Auf Korfu vergeht ein halbes Jahr bis zu ihrem ersten Druck. Da es auf der Insel kein Heroin gibt, muss sie bis nach Athen fahren. Der Abstand zur Szene, das aufregende, neue Leben in Griechenland machen es ihr leicht, auf das Heroin zu verzichten. Zumindest zu Anfang. In den Wintermonaten aber, die sie in London oder Nürnberg verbringt, hält sie keine Woche ohne durch. Meist muss sie nach ihrer Rückkehr nach Griechenland entgiften. Ein ständiger Wechsel von Drogenrausch und Abstinenz.

1989 kehrt Kristine nach Nürnberg zurück. Sie ist 28, ihr Motorrad und zwei Taschen mit Kleidung sind ihr einziger Besitz. »Will ich mit dreißig tatsächlich noch so leben?«, hat sie sich gefragt. »In Griechenland Toiletten putzen und Zementsäcke schleppen?« Sie macht Pläne für ihre Zukunft. Kristine beginnt eine Ausbildung als Buchhändlerin, im Geschäft ihres Vaters. In diesem Jahr hat er den Laden renoviert und dazu einen hohen Kredit aufgenommen. Einen Teil des Geldes hat er in eine Zweizimmerwohnung investiert, die er Kristine überschreibt, als Vorauszahlung auf ihr Erbteil. Sie hat jetzt ihre eigene Wohnung und muss keine Miete zahlen.

Zu der Ausbildung gehören auch zwei Unterrichtsblöcke an der Buchhändlerschule im hessischen Seckbach, das ungefähr dreißig Kilometer von Frankfurt entfernt liegt. Als Kristine nach ihrer ersten Woche an der Schule Frankfurt besucht, fühlt sie sich wie in einem Eldorado für Junkies. In der Taunusanlage, einem kleinen Park mitten in der Stadt, verkaufen Dutzende von Junkies Heroin und Kokain und für einen Anteil an der Droge auch die nötigen Utensilien für den Druck, Spritzbesteck, Ascorbinsäure, Löffel, Filter und ein Sturmfeuerzeug.

Kristines Doppelleben beginnt. Die Woche über lernt sie in der Schule, die Wochenenden verbringt sie in der Taunusanlage. Sie dröhnt sich mit Heroin zu, wenn ihr das Geld ausgeht, stiehlt sie in den umliegenden Geschäften. Wenn der Blockunterricht beendet ist und sie in Nürnberg in der Buchhandlung ihres Vaters arbeitet, schränkt sie ihren Heroinkonsum ein. Frankfurt ist mehr als zweihundert Kilometer entfernt, nur einmal im Monat fährt sie dort auf Szene. In Nürnberg kennt sie keine Junkies.

Im zweiten Lehrjahr, den Unterricht an der Buchhändlerschule hat sie beendet, reist Kristine in den Sommerferien nach Poona und besucht ihre Mutter. Sechs Wochen will sie dort bleiben, aber schon nach einer Woche reist sie wieder ab. Das Leben im Ashram der Sekte langweilt sie. Sie reist nach Goa. Der indische Touristenort ist ein Drogen-Mekka, das Aussteiger und Drogenkonsumenten aus der ganzen Welt anzieht. Ein Gramm Heroin kostet hier umgerechnet fünfzehn Mark, weniger als ein Zehntel des Preises in Deutschland, und die Qualität ist deutlich besser. Kristine nimmt mehr Heroin als zuvor, schon nach drei Wochen ist sie so hoch dosiert, dass sie den fast zwanzigstündigen Rückflug kaum durchstehen würde. Und in Deutschland wäre sie wohl nicht in der Lage, die Menge an Heroin zu bezahlen, an die sich ihr Körper in Goa gewöhnt hat.

Ihre Mutter erzählt Kristine von einem Kloster in Thailand, in dem Heroinabhängige in kürzester Zeit und mit großem Erfolg entzogen werden, sie bezahlt auch den Flug. Die Mönche im Wat Thamkrabok-Kloster behandeln die Süchtigen mit einer Medizin, die sie selbst angerührt haben. Kristine muss ein Schnapsglas der braunen, übel riechenden Flüssigkeit trinken, dann bekommt sie einen Zehnlitereimer mit Wasser und eine Schöpfkelle. Sie trinkt, Liter um Liter, so viel Wasser, wie sie in ihren Magen zwingen kann. Danach bricht ihr gesamter Mageninhalt aus ihr heraus. Außerdem müssen die Junkies ein Gelübde vor Buddha ablegen. Worte, die Kristine und den anderen Europäern nichts bedeuten. Genau wie die Gebete, die sie in endloser Folge wiederholen müssen. Wer im Entzug halluziniert, wird an einen Baum gekettet. Die asiatischen Süchtigen müssen zudem in einem Steinbruch arbeiten, die europäischen haben nichts zu tun. Immer wieder tauchen Fernsehteams aus der ganzen Welt im Kloster auf, eine willkommene Abwechslung. Kristine und ihre Mitpatienten veranstalten jedes Mal ein Showkotzen vor der Kamera.

Nach zwölf Tagen verlässt Kristine das Kloster. Den Entzug hat sie durchgestanden, das Heroin ist aus ihrem Körper geschwemmt. Ein gutes Gefühl. Sie will über Bangkok nach Deutschland fliegen. Mit jedem Kilometer, den die thailändische Metropole näher kommt, wächst ihr Verlangen nach der Droge. Sie hat nichts gewonnen. Nur wenige Stunden nach der Landung setzt sie sich den nächsten Druck. So, begreift Kristine, kann ihr Leben nicht weitergehen. Nach einer Woche flieht sie erneut, fliegt nach Bali. Aber schon nach wenigen Tagen zieht es sie zurück nach Bangkok. Sie ruft ihren Vater an, verlängert ihren Urlaub und lässt alles Geld, das sie besitzt, nach Bangkok transferieren. Nach zwei Monaten hat sie ihre gesamten Ersparnisse für Heroin ausgegeben. Sie ist am Ende, zum ersten Mal in ihrem Leben ist sie kurz davor, auf den Strich zu gehen. Diese Grenze will sie nicht überschreiten, weil sie ihre Seele nicht verkaufen möchte. Sie flieht zurück nach Nürnberg.

In Nürnberg kauft sie Kodein. Der dem Heroin verwandte Wirkstoff, der in geringen Dosierungen auch Hustenblockern und Schmerzmitteln zugesetzt ist, wird seit den späten achtziger Jahren zur Substitution eingesetzt. Das Medikament nimmt den Abhängigen die schlimmsten Entzugsschmerzen. Aber so kann Kristine ihre Lehre unmöglich zu Ende bringen. Sie bewirbt sich um eine Platz in einer bayrischen Entzugsklinik. Dort werden Heroinabhängige ebenfalls mit Kodein entzogen, jeden Tag wird die Dosis leicht verringert, nach drei Wochen ist der Entzug in der Regel überstanden. Danach will Kristine ihre Ausbildung abschließen.

Im September 1991 will sie ein letztes Mal vor ihrer Aufnahme in die Klinik Kodein kaufen. Das braucht sie, um die Zugfahrt durchzustehen, ihre Koffer stehen schon gepackt in einem Schließfach im Bahnhof. Sie trifft Kurt. Kurt fällt auf unter den anderen Junkies, er ist 36, groß, sehnig, mit Schnauzbart. Kurt ist selbstständig, er renoviert alte Häuser. Ein Handwerker, er wirkt wie einer, der mit beiden Beinen fest im bürgerlichen Leben steht. Dass er ein Gramm Heroin in seiner Tasche hat, würde niemand vermuten. Kurt nimmt nur gelegentlich Heroin, abhängig, sagt er, sei er nicht. Zwei- oder dreimal im Jahr kauft er wenige Gramm. Er lebt auf dem Land, zwanzig Kilometer vor Nürnberg.

Kristine ist fasziniert. So ein Leben wie Kurt es führt, das ist es. Ein Leben ohne das Elend des Entzugs, ohne die zermürbende

Jagd nach dem nächsten Geld, dem nächsten Schuss. Und trotzdem auf den Rausch nicht völlig verzichten müssen.

»Komm doch mit und hilf mir bei der Arbeit«, sagt Kurt. »Vergiss die Klinik; nach dem Entzug geht doch eh alles wieder von vorne los. Die schwere Arbeit und das Leben auf dem Land sind die beste Therapie. Du bist weg vom Heroin und hast eine Aufgabe.« Kristine begleitet ihn. Sie verliebt sich in den warmherzigen Mann. Ein wenig bewundert sie ihn auch. »Besser kann ich es doch gar nicht treffen«, denkt sie. »Kurt kennt sich aus mit der Droge, er versteht mich. Und er kann mir beibringen, genauso kontrolliert mit dem Heroin umzugehen wie er.«

Anfangs geht alles gut. Kurt hat sich kurz zuvor von seiner Freundin getrennt, die beiden haben ein gemeinsames Kind. Er zieht zu Kristine in ihre Zweizimmerwohnung, sie reduziert selbstständig ihre Kodeindosis, und Kurt kümmert sich fürsorglich um sie. Wenn Kristine den Entzug nicht mehr aushält, besorgt er ihr etwas Heroin. Er selbst nimmt keines. Nach drei Wochen, als es ihr besser geht, nimmt Kristine ihre Ausbildung wieder auf, Kurt fährt jeden Tag mit dem Bus aufs Land, zur Arbeit. Als sie ihre Ausbildung beendet hat, hilft ihm Kristine bei der Renovierung eines Bauernhauses. Heroin nehmen sie nur selten, höchstens einmal im Monat.

Immer häufiger denkt Kristine an Kinder. Sie ist jetzt dreißig, ausgetobt hat sie sich in den vergangenen Jahren. Ihre Drogenabhängigkeit hat sie im Griff, Kurt auch, er ist sensibel, intelligent und geht sehr liebevoll mit Kindern um. Ein perfekter Vater. Schon nach wenigen Monaten wird Kristine schwanger. Sie ist glücklich. Im Juni 1992 heiraten Kristine und Kurt.

Dass ihr Freund Quartalssäufer ist, bemerkt Kristine erst spät. Oft trinkt er über Wochen oder Monate keinen Tropfen, dann schüttet er anfallsartig jeden Alkohol in sich hinein, den er auftreiben kann, bis zum Delirium. Wenn er betrunken ist, wird er laut und ausfallend. Außerdem ist Kurt außerstande, seinen Alltag zu organisieren. Eine Buchführung für seinen Betrieb existiert nicht, er sammelt keine Quittungen, Rechnungen und Briefe vom Finanzamt wirft er meist ungeöffnet weg. Sogar Arzttermine muss Kristine für ihren Freund vereinbaren. Und dafür sorgen, dass er sie nicht vergisst.

Auch die Abstände zwischen ihren Heroinkäufen werden kürzer. Vor allem Kristine kann das Verlangen nach der Droge nicht lange unterdrücken, und ihr Freund kann ihrem Drängen nicht widerstehen. Bald nehmen sie beide jeden Tag Heroin. Schließlich zieht Kristine die Notbremse. In einigen Monaten wird ihr Kind zur Welt kommen, so können sie nicht weitermachen. Sie findet einen Arzt, der beide mit Kodein substituiert. Täglich verringern sie die Dosis, nur sporadisch nehmen sie noch Heroin dazu, höchstens einmal im Monat.

Kristine gelingt es, die Dosierung zu senken. Ihrem Freund gelingt das nicht. Immer wieder setzt er die Dosis herauf, arbeiten geht er auch nur noch selten. »Mir geht's zu schlecht«, sagt er. Stattdessen säuft er. Kristine ist im siebten Monat, als das Finanzamt ihnen alle Konten sperrt. Kurt schreit nur und säuft weiter. Die hochschwangere Kristine schleppt sich zum Finanzamt und erreicht, dass zumindest ihr Konto wieder freigegeben wird.

Am 15. Oktober 1992 wird Marie geboren, ein gesundes Mädchen. Die Geburt dauert 36 Stunden, Kristine brüllt vor Schmerzen. Sie ist kurz davor, aus dem Fenster zu springen, die Schmerzen sollen aufhören, nur der Gedanke an ihr Baby hält sie davon ab. Irgendwann bekommt sie eine Rückenmarksnarkose. Jahre später, bei der Geburt ihrer zweiten Tochter, wird Kristine erfahren, dass eine Geburt für opiatabhängige Frauen oft deutlich schmerzhafter ist, weil viele Schmerzmittel wirkungslos bleiben. Es kann auch vorkommen, dass Kinder von abhängigen oder substituierten Frauen ihrerseits abhängig geboren werden. Aber Kristines Dosierung war niedrig genug, Marie zeigt keine Entzugssymptome.

Nach Maries Geburt ist Kurt keine große Hilfe. Er nimmt Kodein und Alkohol in großen Mengen, er arbeitet nicht mehr. Meist liegt er zugedröhnt vor dem Fernseher. Kristine gelingt es, ihre niedrige Dosis Kodein zu halten. Heroin gönnt sie sich nur alle ein oder zwei Monate für ein Wochenende, mehr ist nicht drin. Sie weiß, sie darf nicht abstürzen, nicht wie ihr Freund. Da ist dieses kleine Mädchen, das sie braucht. Für das sie verantwortlich ist. Sechs Monate nach Maries Geburt beginnt Kristine, als Tagesmutter zu arbeiten. Neben Marie versorgt sie ein Pflegekind, von morgens um 7.30 Uhr bis mittags um eins. Sie liebt diese Arbeit, spielt mit den Kindern und unternimmt mit ihnen lange Spaziergänge. Ihr Mann dagegen verliert immer mehr die Kontrolle über sein Leben. Er wird häufig ausfallend, wenn Kristine ihm Vorhaltungen macht, schreit er sie an, ohne Rücksicht auf die Kinder. Wenn ihr Vater brüllt, krabbelt Marie erschrocken aus dem Zimmer und kauert sich still in eine entfernte Ecke der Wohnung.

Ende 1994, zwei Jahre nach Maries Geburt, wird es Kristine zu viel. »Entweder wir gehen zusammen in eine Therapie, oder ich verlasse dich«, sagt sie. Kurt willigt ein. Doch eine Therapieeinrichtung zu finden, die ein Paar mit Kind aufnimmt, ist schwierig. Die Suche überlässt Kurt Kristine, wie beinahe alles in ihrem gemeinsamen Leben. Die Klinik Villa Lilly bei Wiesbaden bietet eine Familientherapie an. Noch ist allerdings kein Platz frei, Kristine kommt auf eine Warteliste, der nächstmögliche Aufnahmetermin ist in voraussichtlich vier Monaten, sie muss bis dahin alle zwei Wochen anrufen und ihre Therapiebereitschaft unter Beweis stellen.

Gemeinsam mit Kurt reduziert sie die Kodeindosis auf Null, im Frühjahr fliegen sie nach Indien, Marie soll ihre Großmutter kennen lernen. Kristines Mutter lebt noch in Poona, sie unterrichtet Zen-Bogenschießen.

Die junge Familie bleibt nur wenige Tage im Ashram. Sie reisen weiter nach Goa. »Du warst doch schon mal hier«, sagt Kurt schon am zweiten Tag auf der Insel. »Wo kann man hier Heroin kaufen?«

Kristine bemüht sich, ihren Drogenkonsum, so weit es geht, vor ihrer Tochter zu verbergen. Marie ist nicht dabei, wenn sie Heroin kauft, ihre Spritze setzt sie sich, wenn das kleine Mädchen schläft. Und sie achtet darauf, dass Kurt es ebenso macht. Viel mehr kann sie nicht tun.

Nach sechs Wochen hat sich das Heroin wieder in ihren Körpern festgesetzt, Kurt wird schon auf dem Rückflug von Entzugssymptomen gepeinigt, ständig stürzt er auf die Toilette und übergibt sich. Kristine hat sich ihren Vorrat besser eingeteilt, sie hält bis Nürnberg durch, gerade so. Zu Hause angekommen besorgt sie sich als Allererstes Kodeinsaft. In Bayern wird das Medikament flüssig verabreicht. In sechs Wochen sollen sie in die Therapie aufgenommen werden, bis dahin müssen sie entgiftet sein.

Auf die Entgiftungsstation eines Krankenhauses kann Kristine ihre Tochter nicht mitnehmen, und den Gedanken, für Wochen von Marie getrennt zu sein, erträgt sie nicht. Sie entgiftet zu Hause, senkt wie zuvor die Kodeindosis immer weiter, die letzte Woche vor Therapiebeginn nimmt sie nichts mehr. Marie ist ihr Halt und Ansporn. Auch an den Tagen, an denen sie die Entzugssymptome quälen, reißt sie sich zusammen. Sie muss ihr Kind versorgen, das ist wichtiger als die Schmerzen. Marie ist mittlerweile zweieinhalb Jahre alt und beginnt, sich für alle Aspekte im Leben ihrer Eltern zu interessieren.

»Mama, was ist das für ein Saft, den ihr immer trinkt?«, fragt sie ihre Mutter, als die beiden nach einem Arztbesuch an der Haltestelle auf die nächste U-Bahn warten. Anschließend lacht das Mädchen albern, als wäre ihr diese Frage peinlich. Es ist das erste Mal, dass Marie auf den Drogenkonsum ihrer Eltern reagiert. Obwohl das kleine Mädchen sonst übersprudelt vor Wissbegier, ihre Mutter nach allem und jedem fragt, jedes Detail erklärt haben will, hat sie die Arztbesuche und die Entzugsversuche bisher nie kommentiert. Kristine ist geschockt. Marie scheint diese Frage zu quälen, vielleicht spürt das Kind, dass irgendetwas nicht in Ordnung ist im Leben ihrer Eltern. Und Kodein hat damit zu tun. »Das ist Medizin, die müssen wir nehmen, sonst werden wir krank«, erklärt sie ihrer Tochter. »Höchste Zeit, mit dem Zeug aufzuhören«, denkt sie. Kurt bringt diese Disziplin nicht auf, immer wieder erhöht er seine Dosis. Wenige Tage vor Therapiebeginn lässt er sich in eine Entgiftungsklinik einweisen.

Am 6. Mai 1995 wird Kristine in der Villa Lilly aufgenommen. Marie ist bei ihr, Kurt wird erst zwei Wochen später folgen, sein Entzug dauert noch an. Er hat die Medikamentendosis immer wieder heraufsetzen lassen und so das Ende hinausgezögert. Kristine zweifelt daran, dass Kurt tatsächlich Schluss machen will mit der Droge. Vollständig entgiftet ist er noch nicht, als er in der Villa Lilly eintrifft. Kristine hat sich mittlerweile dort eingelebt, und auch Marie scheint sich wohl zu fühlen, während der Gruppensitzungen ihrer Mutter wird sie gemeinsam mit acht anderen Kindern von einer Erzieherin betreut, und außerhalb des Therapieprogramms bleibt Kristine genügend Zeit für ihre Tochter. Kurt dagegen kann sich in den Therapiealltag nur schwer einfügen. Zu viele Regeln und Bestimmungen. Er jammert den ganzen Tag und legt sich ständig mit Therapeuten und Klinikleitung an.

Wenn Kristine hier etwas erreichen will, für sich und ihre Tochter, wird ihr das wohl nur ohne Kurt gelingen, der wie eine Eisenkugel an ihrem Bein hängt. »Wir müssen uns trennen«, sagt sie. »Jeder muss für sich Therapie machen, danach können wir ja sehen, ob wir wieder zusammenfinden.« Am nächsten Tag bricht Kurt die Therapie ab. Zuhause räumt er das gemeinsame Konto leer und gibt das Gesparte für Heroin aus.

Drei Monate später verlässt auch Kristine die Therapie. »Was soll ich hier noch?«, denkt sie. Schließlich hat sie die Therapie ja angetreten, um ihre Beziehung, ihre Familie zu retten. Und dieser Rettungsversuch ist gescheitert. Außerdem liegt der Schwerpunkt hier auf Verhaltenstherapie, die meisten Patienten in der Villa Lilly hatten noch nie einen festen Job und müssen erst lernen, morgens aufzustehen, einen strukturierten Tagesablauf einzuhalten und Verantwortung für ihr Leben zu übernehmen. Kristine hat ja schon vor der Therapie bewiesen, dass es ihr gelingt, den Alltag mit ihrem Kind ohne größere Abstürze zu bewältigen. Sie hat ihre Ausbildung zu Ende gebracht und ist eine gute, fürsorgliche Mutter. In der Klinik, so scheint es ihr, kann sie nicht viel lernen.

Sie verlässt die Villa Lilly zusammen mit einem anderen Patienten. Der Mann stammt aus Aachen, Kristine begleitet ihn in seine Heimatstadt. Sofort beginnt sie, in Aachen ihr Leben zu organisieren. Schon am ersten Tag findet sie eine Wohnung für sich und ihre Tochter, kurz darauf einen Kindergarten für Marie und nach einem Monat eine Halbtagsstelle bei einem Anzeigenblatt. Sie kann sich die Arbeitszeit selbst einteilen. Das Heroin ist bald wieder Teil ihres Alltags. Aachen liegt an der Grenze zu den Niederlanden. Hier floriert die offene Szene. Bald ist Kristine wieder in ihrem Doppelleben gefangen, morgens bringt sie Marie in den Kindergarten, dann fährt sie zur Arbeit. Nach Feierabend hastet sie zum Dealer, bevor sie ihre Tochter abholt. Am nächsten Tag geht alles wieder von vorne los.

Als das Geld knapp wird, bewirbt sich Kristine um einen Platz im Methadonprogramm. Der Heroinersatzstoff wird täglich unter ärztlicher Aufsicht an Abhängige ausgegeben, so soll der Kreislauf von Sucht, Beschaffungskriminalität und sozialer Verelendung unterbrochen und Abhängige sollen so weit stabilisiert werden, dass es ihnen gelingt, wieder einer Arbeit nachzugehen und ein gesellschaftlich integriertes Leben zu führen. Alleinerziehende Mütter wie Kristine werden sofort aufgenommen. Der Ersatzstoff macht es ihr leichter, ihren Alltag zu organisieren.

Im April 1997 reist Kristine mit ihrer viereinhalbjährigen Tochter nach Hawaii. Ihre Mutter lebt jetzt auf der Insel Maui, sechs Wochen will Kristine dort bleiben und vom Methadon entziehen. Ihr Arzt hat ihr die Ration für die gesamte Zeit mit auf die Reise gegeben. Auf Maui reduziert Kristine ihre Dosis, von Tag zu Tag. Geht es ihr zu schlecht, kümmert sich ihre Mutter um Marie.

Kristines Entzugsschmerzen hält das Methadon einigermaßen im Zaum, aber sie leidet unter starken Stimmungsschwankungen. Immer wieder streitet sie sich mit ihrer Mutter. Sie fühlt sich wie gelähmt, lustlos und ohne Antrieb. Am Ende des Urlaubs ist es Kristine gelungen, völlig auf das Methadon zu verzichten. Sie will jetzt ganz nach Maui ziehen. In Aachen löst sie ihren Hausstand auf, im Juli will sie nach Maui. Zwei Monate ohne Heroin hält sie nicht durch. Nicht in Aachen, die Szene und die Grenze zu den Niederlanden direkt vor der Haustür. Schon nach wenigen Tagen spritzt sie wieder täglich. Wieso auch nicht, bald ist sie auf Maui, dann wird sie eh wieder aufhören, denkt sie. Vor ihrem Abflug besorgt sie sich einen Vorrat an Methadon. Warum soll der Entzug dort nicht ein weiteres Mal gelingen?

Auf Maui mietet Kristine ein kleines Haus, wenige Straßen vom Haus ihrer Mutter entfernt, und sie findet eine Arbeit im Landschaftsbau. Mit einer Kettensäge fällt sie Bäume im Regenwald, ein Aushilfsjob, unversteuert, sie wird je nach Auftragslage eingesetzt und jeden Tag bar bezahlt. Ein Job, der ihr Freude macht und ihr Leben finanziert. Kristine genießt die schwere körperliche Arbeit in den Wäldern. Wenn sie abends nach Hause kommt und mit schmerzenden Muskeln in die Badewanne sinkt, fühlt sie sich entspannt und ausgeglichen.

Ihre Methadondosis reduziert sie immer weiter. Wenn ihre Vorräte aufgebraucht sind, wird sie ganz darauf verzichten. Methadon ist auf Maui nicht zu bekommen, dafür müsste sie nach Honolulu, der Hauptstadt der Nachbarinsel Oahu, fliegen.

Marie besucht die Vorschule. In den USA werden Kinder schon im Alter von vier Jahren eingeschult, das Mädchen aus Deutschland lebt sich schnell ein, schon nach zwei Monaten beherrscht sie die englische Sprache beinahe perfekt. Morgens bringt Kristine ihre Tochter zur Schule, wenn die Arbeit im Landschaftsbau länger dauert, holt die Großmutter Marie am Nachmittag ab.

Die Idylle zerbricht an einem Nachmittag im September. Kristine hat Marie am Vormittag zur Schule gebracht und anschließend einige Einkäufe erledigt, als sie auf ihrem Nachhauseweg einen Anhalter an der Straße stehen sieht. Sein Anblick löst etwas in ihr aus. Es ist, als würde ein Schalter in ihrem Kopf umgelegt. Den Blinker setzen, den Wagen an den Straßenrand lenken, die Beifahrertür öffnen, all das tut sie wie ferngesteuert. Noch bevor sie ein Wort mit dem Mann gesprochen und seine nur stecknadelkopf großen Pupillen gesehen hat, hat sie die Aura des Heroins gespürt, die ihn umgibt. Unwahrscheinlich, dass auf der ganzen Insel mehr als ein halbes Dutzend Heroinabhängige leben. Die Chance, dass Kristine einen von ihnen am Straßenrand aufgabelt, ist verschwindend gering. Aber es geschieht.

Der Mann verkauft ihr Heroin. Doch die Droge sieht anders aus, als Kristine sie kennt, nicht das hellbraune oder weiße Pulver, das in Frankfurt und in Goa verkauft wird. »Black Tar« nennt der Dealer den dunklen, weichen Klumpen, der sich ohne Rückstände auf dem Löffel auflöst, auch ohne Ascorbinzusatz. Ein sehr hochprozentiges, stark opiumhaltiges Heroin. Stärker als alles, das Kristine bisher gespritzt hat. Nach ihrem ersten Druck kann sie kaum noch gerade sitzen, das Heroin überschwemmt sie. Kristine sinkt in sich zusammen, das Zimmer vor ihren Augen wird milchig, verschwimmt. Ihre Augenlider sind schwer, sie sitzt da, bewegungs- und bedürfnislos, in sich selbst versunken. Als sie die Augen wieder öffnet, ist mehr als eine Stunde vergangen. Wie in Zeitlupe beginnt sie, die Wohnung aufzuräumen. Am Nachmittag, als sie Marie von der Schule abholt, ist sie noch immer weggetreten. Es gelingt ihr kaum, sich auf das fröhlich plappernde Mädchen zu konzentrieren. Am Abend, als ihre Tochter schläft, setzt Kristine sich den nächsten Druck. Sie hat diesen Moment kaum erwarten können.

Nach wenigen Tagen versucht Kristine erneut zu entziehen. Sonst würde ihr mühsam geordnetes Leben in kürzester Zeit wieder auseinanderfallen. Diese Droge lässt sich nicht in Kristines Alltag integrieren, unmöglich. Der Entzugsversuch scheitert schon nach wenigen Stunden. Auch die Entzugsschmerzen sind stärker als je zuvor. Ein Zerren und Reißen in Armen und Beinen, als sei sie auf einer Streckbank festgeschnallt. Ihre Muskeln sind wie Gummi. Sie kann nur noch kriechen, zittert am ganzen Körper. Sie schwitzt und friert gleichzeitig, Magen und Darm werden zerrissen von Krämpfen. Jedes Geräusch dröhnt in ihrem Kopf wie eine Nebelsirene, jede Bewegung schmerzt. Kristine glaubt, sterben zu müssen.

Die Schmerzen müssen enden, sie kann an nichts anderes denken. Aber Kodein oder Methadon, die Medikamente, die ihren Entzug erträglich machen würden, bekommt sie auf der Insel nicht. Also Heroin. Die Schmerzen verschwinden in Sekunden, lösen sich einfach auf. Wie soll sie den Entzug durchstehen, wenn das Leid so groß und die Erlösung so nah ist?

Wieder droht die Sucht, Kristines Leben zu übernehmen. Es gelingt ihr gerade noch, sich um Marie zu kümmern. Ihre Tochter zur Schule bringen und wieder abholen, kochen und ihr bei den Hausaufgaben helfen, mehr ist nicht drin. Immer wieder muss eine Nachbarin, eine Freundin ihrer Mutter, einspringen, wenn es Kristine nicht gelingt, rechtzeitig zu Schulschluss wieder auf den Beinen zu sein, wenn sie keine Zeit findet zu kochen.

Arbeiten ist unmöglich. Nachdem sie einige Male nicht erschienen ist, verliert Kristine ihre Stelle und damit ihr Einkommen. Ob Marie ahnt, dass etwas nicht stimmt mit ihrer Mutter, weiß Kristine nicht. Marie ist anhänglicher als andere Kinder, am liebsten möchte sie ihre Mutter ständig um sich haben, wird schnell eifersüchtig, wenn Kristine sich mit jemand anderem beschäftigt. Aber ansonsten verhält sich Marie wie immer, sie ist lebhaft und neugierig, und wenn es Kristine offensichtlich schlecht geht, ist ihre Tochter besonders rücksichtsvoll.

Kristines Mutter ist zu diesem Zeitpunkt nicht auf Maui. Jeden Herbst fliegt sie für einige Wochen nach Deutschland, anschließend lebt sie fünf Monate im indischen Poona. Sie hat Kristine ihre EC-Karte dagelassen. Kristines Mutter hat kurz zuvor zweihunderttausend Mark geerbt, dreißigtausend hat sie auf dem Konto gelassen, als Notgroschen. In vier Wochen gibt Kristine das gesamte Geld für Heroin aus.

»Mama, ich hab Scheiße gebaut«, eröffnet sie ihrer Mutter im Oktober am Telefon. »Bitte hilf mir.« Ihre Mutter steigt in den nächsten Flieger. Kurz darauf begibt sich Kristine in die Entzugsklinik in Honolulu. Marie bleibt bei ihrer Großmutter. Zum ersten Mal ist Kristine länger als ein paar Stunden von Marie getrennt, die Trennung erscheint ihr beinahe schlimmer als der Entzug. Nach einer Woche fliegt sie nach Maui zurück, der Entzug ist noch nicht ganz vorüber. Am nächsten Tag geht ihr Flug nach Deutschland.

Kristine kauft wieder Heroin, für den Flug nach Deutschland. Sie schmuggelt eine aufgezogene Spritze durch die Zollkontrolle, auf halber Strecke, während einer Zwischenlandung, setzt sie sich den Druck. Trotzdem, als sie nach zwanzig Stunden in Frankfurt aus dem Flugzeug steigt, ihre Tochter im Arm, wütet der Entzug wieder in ihrem Körper. Auf der offenen Szene in Frankfurt Heroin kaufen will sie nicht. Das kann sie Marie nicht antun. Vor einer Fixerstube in der Frankfurter Innenstadt spricht Kristine eine junge Frau an, die gerade das Café verlässt. Die Frau sieht nicht so abgerissen aus wie viele andere Junkies, die dort aus und ein gehen, aber ihre winzigen Pupillen sind ein eindeutiges Zeichen.

Die junge Frau nimmt Kristine und Marie mit in ihre Wohnung. Kristine kauft Heroin und setzt sich im Badezimmer ihren Druck. Sie ist wieder ganz am Anfang. Keine Wohnung, keine

Arbeit, das Heroin bestimmt ihr Leben. Aber Marie hat so ein Leben nicht verdient. Nach Nürnberg, zu Kurt, will Kristine nicht zurück, und die Eigentumswohnung dort gehört ihr auch nicht mehr. Am nächsten Morgen steigt sie mit ihrer Tochter in einen Zug nach Hamburg. Es ist der 2. November 1997.

»Ich habe mir gedacht, in einer Stadt, in der es viele Drogen gibt, muss es auch viel Hilfe geben«, sagt Kristine. »Ich habe einen Ort gesucht, an dem wir bleiben konnten. Marie war fünf, ich musste einen Kindergarten für sie finden, ihr ein Zuhause schaffen. Das war das Wichtigste.« Nach wenigen Tagen findet Kristine mithilfe einer Drogenberatungsstelle eine Wohnung und eine Ärztin, die sie mit Methadon substituiert. Kurz darauf nimmt sie die Arbeit in einer Buchhandlung in der Innenstadt auf, Marie geht in den Kindergarten. Wieder ist es Kristine gelungen, mit einem Kraftakt ihr Leben zu ordnen. »Für mich galt immer, dass mein Kind an erster Stelle steht«, sagt Kristine. »Egal, ob ich substituiert war oder Heroin genommen habe, ich habe immer versucht, dafür zu sorgen, dass Marie nicht darunter leiden muss.«

Als Marie mit fünf Jahren eingeschult wird, ein Jahr zu früh, weil sie sich im Kindergarten langweilt, kann sie schon rechnen und schreiben. Auch in der Schule ist sie unterfordert. Schon nach wenigen Wochen schlägt die Lehrerin eine Versetzung in die zweite Klasse vor. Als Marie in die dritte Klasse versetzt wird, ist sie sechs Jahre alt.

Anfang 1998 lernt Kristine in der Drogenberatungsstelle Robert kennen und verliebt sich in ihn. Er ist ebenfalls Klient dort, und ebenfalls substituiert. Im Jahr danach kommt Klara, Kristines zweite Tochter, zur Welt. Aber auch diese Beziehung hält nicht lange. »In den letzten zwanzig Jahren habe ich mir anscheinend immer die gleichen Männer ausgesucht«, sagt Kristine. »Robert ist nicht viel anders als Kurt, ein lieber, netter Kerl, aber völlig unselbstständig. Robert jobbt nur unregelmäßig, wenn er nicht arbeitet, liegt er den ganzen Tag mit einer Dose Bier in der Hand vor dem Fernseher.« Vor allem wirft sie ihm vor, dass er seine Sucht nicht kontrollieren kann. Genau wie sie ist Robert zwar substituiert, nimmt aber sporadisch Heroin und bemüht sich kaum, den Drogenkonsum vor seiner Tochter zu verbergen. »Man muss schon wissen, was wichtiger ist, die Kinder oder die Droge«, sagt Kristine. »Beides lässt sich ja vereinbaren, aber man muss die Grenzen kennen.«

Unterhalt leistet Robert keinen, immerhin nimmt er Klara jeden Samstag zu sich. Dann darf das Mädchen bis spät in die Nacht fernsehen und dabei Gummibärchen und Schokolade essen. Klara liebt die Wochenenden mit ihrem Vater. Marie dagegen hat ihren Vater seit vielen Jahren nicht mehr gesehen. Kurt hat völlig die Kontrolle über sein Leben verloren, immer wieder prügelt er sich im Alkoholrausch und wird festgenommen oder im Delirium in die Psychiatrie eingewiesen.

Kristine bemüht sich, ihrer Verantwortung als Mutter gerecht zu werden. Seit Jahren, so sagt sie, drehe sich ihr ganzes Leben um die beiden Töchter. »Alles, was ich tue, tue ich für die Mädchen. Ich arbeite, damit sie es schön haben, ich bin hierher gezogen, in die Nähe des Gymnasiums, als Marie in die fünfte Klasse kam, damit sie es nicht so weit zur Schule hat.« Und vor allem hat Kristine ihren Heroinkonsum auf ein Mindestmaß reduziert und die tägliche Methadondosis gesenkt.

Abends, wenn die Mädchen im Bett sind, kommt die Angst. Alle Energie, alle Lebensfreude verschwindet. Kristine fühlt sich taub, abgestorben und entsetzlich müde. Meist setzt sie sich dann an ihren Computer, flüchtet sich ins Internet. Irgendetwas muss die Leere ausfüllen, die Taubheit vertreiben. Der Computer ist ihre Verbindung zur Welt. Das Schlimmste aber sind die Tage, an denen sie nicht arbeitet, Dienstag und Sonntag. Dann kommt die Leere schon mit dem Aufwachen, dehnt sich in den Tag hinein. Nur das Heroin verspricht Erleichterung. Nach einem Druck würde sich die Schwere heben. Ohne die Droge liegt sie oft stundenlang im Bett, versunken in Depressionen. »Jetzt breit sein«, denkt sie, »ein paar Stunden weggetreten und zufrieden.«

Kristine plant ihren wöchentlichen Druck mit der gleichen Gewissenhaftigkeit, mit der sie ihren Alltag strukturiert. Montags fährt sie direkt nach der Arbeit zu ihrem Dealer, dann ist sie rechtzeitig wieder zu Hause, um Klara aus dem Hort zu holen. Marie erklärt sie die Verspätung mit einem Arztbesuch oder Besorgungen. Kristine will nicht, dass Marie direkt mit der Droge und der Abhängigkeit der Mutter konfrontiert wird. Immer noch schämt sie sich für ihre Sucht, die sie so gerne aus ihrem Leben verbannen würde.

Zu Hause versteckt Kristine das Heroinpäckchen und wartet geduldig, bis die Mädchen schlafen. Früher wäre das nicht möglich gewesen, die Gier nach dem Druck hätte ihr keine Ruhe gelassen. Heute ist der Druck am Abend einfach ein Punkt auf der Tagesordnung. Auch in ihre Haushaltskasse reisst das Heroin keine allzu großen Löcher. Zu den 710 Euro, die sie aus dem Arbeitslosengeld II erhält, inklusive Kindergeld und Unterhalt, bekommt sie 530 Euro Lohn für ihre Arbeit im Zeitschriftenladen. Würde sie nicht arbeiten, hätte sie nur ungefähr sechzig Euro weniger im Monat. Die Wohnung kostet sechshundert Euro, mit dem Rest kann sie ihren Dreipersonenhaushalt gerade so finanzieren. Den Großteil des Geldes gibt sie für die Mädchen aus. Ihr Vater unterstützt sie außerdem mit zweihundert Euro monatlich. Dafür kauft sie Heroin, ein- oder zweimal in der Woche.

Abends zieht sie sich mit ihrer Spritze in das Badezimmer zurück, es fällt ihr nach all den Jahren schwer, eine Vene zu finden, die noch nicht zerstört ist. Aber sie hat Zeit, anders als früher. Heute zelebriert sie ihren Druck.

Am darauffolgenden Vormittag, wenn die Kinder in der Schule sind, gönnt sie sich den nächsten Druck. Dann bereitet ihr die Hausarbeit keine Mühe mehr, im Gegenteil, schnell und beschwingt erledigt sie, was anfällt. Und wenn am Nachmittag die Mädchen nach Hause kommen, hat sie noch genug Energie, Marie bei den Hausaufgaben zu helfen und mit Klara Schwimmen zu gehen. Obwohl sie Schwimmbäder hasst und die Blicke der anderen Badegäste, die sie auf ihren Armen und Beinen spürt. Ihre Beine hat sie noch schlimmer zerstochen als ihre Arme, sie sind übersät mit Narben, Entzündungen und Abszessen, Beulen von schwarzem, totem Fleisch. Aber das Heroin schützt sie auch vor den abfälligen Blicken.

Kristine wünscht sich häufig, ihr Leben wäre anders. Immer wieder hat sie in den vergangenen Jahrzehnten versucht, die Droge und deren Ersatzstoffe vollständig aus ihrem Leben zu verbannen. Jedes Mal ist sie gescheitert. Ohne den Schutz der Opiate fühlt sie sich ausgeliefert, der Welt mit all ihren Bedrohungen, Kränkungen und Anforderungen, den eigenen Stimmungen und Launen. »Dieser Zustand überfordert mich völlig«, sagt sie. »Ich bin ständig gereizt und aufbrausend, kann meine Gefühlsausbrüche nicht kontrollieren. Wenn mir die Hausarbeit zu viel wird, werfe ich Teller an die Wand, und wenn ich in den Fernsehnachrichten Berichte über die Katastrophen dieser Welt sehe, bin ich am Boden zerstört und heule stundenlang; ich kann dann nicht mal meine alten Platten hören, weil mich dann Gefühle und Erinnerungen so stark überschwemmen, dass ich Angst bekomme. Dieser Zustand dauert Monate, das kann ich den Kindern unmöglich zumuten.«

Wenn sie völlig nüchtern wird, scheint ihr das mühsam errungene Gleichgewicht ihres Alltags nichts mehr wert, dann wirkt die Kraft, mit der sie die Dreifachbelastung von Arbeit, Kindern und Sucht meistert, wie eine Schwäche. »Irgendwie drehe ich mich seit Jahren immer im Kreis«, sagt sie. »Ich bin heute nicht viel weiter, als ich es mit achtzehn war. Ich wusste noch nie, was ich mit meinem Leben anfangen soll. Es muss doch etwas geben auf der Welt, das nur für mich da ist, etwas, das ich besonders gut kann. Etwas, das nur auf mich wartet.« Solange die Opiate ihr Denken und Fühlen bestimmen, wird ihre Suche wohl ergebnislos bleiben.

Kristine sorgt sich um die Mädchen. Welchen Einfluss wird ihre Abhängigkeit auf die Entwicklung ihrer Töchter nehmen? Ist die Wahrscheinlichkeit, dass eine der beiden krank werden wird, größer als bei Kindern mit normalen Eltern? Welche Gefahren birgt ihr Methadonkonsum während der Schwangerschaft für Klaras Zukunft? Nach der Geburt gab es keine Probleme, Kristines Dosierung war bei den Geburten so niedrig, dass auch ihre jüngere Tochter nicht abhängig auf die Welt gekommen ist. Trotzdem fürchtet Kristine Spätfolgen.

»All das genügt anscheinend nicht als Anreiz«, sagt sie. »Sicher, wenn ich breit bin, sage ich mir ständig, ›das muss jetzt das letzte Mal gewesen sein‹. Aber nach wenigen Tagen, spätestens am Wochenende, geht alles wieder von vorn los. Und je mehr ich mich selbst unter Druck setze, desto schlimmer wird es.«

Nur während des Urlaubs ist es ihr in den vergangenen Jahren ohne Probleme gelungen, für Wochen auf das Heroin zu verzichten und sogar ihre Methadondosis noch weiter zu verringern. Mittlerweile versteht sich Kristine wieder gut mit ihrem ersten Freund, schon zwei Mal hat sie den Captain in den letzten Jahren in Brighton besucht, wo er heute lebt. Einmal war er auch bei Kristine zu Hause. Die beiden Mädchen lieben den Captain, vor allem Marie. »In Brighton war es kein Problem für mich, zwei Wochen ohne Heroin klarzukommen«, sagt Kristine. Sie hat alte Freunde getroffen und mit dem Captain ein Festival besucht, auf dem viele der Bands von früher gespielt haben, »Blondie«, »The Stranglers« und auch »The Damned«. Abends sind die beiden häufig in den Pub gegangen, während Marie und Klara mit den Kindern des Captain zu Hause blieben. In der Zeit hat sie sogar weniger geraucht. »Trotzdem habe ich mich schon während des Rückflugs wieder darauf gefreut, nach Hause zu kommen, um mir meinen nächsten Druck zu setzen.« Zu Hause sein und der nächste Druck, das gehört für Kristine zusammen.

»Ich kenne niemanden, der so lebt wie ich«, sagt sie. Wer noch nie Heroin genommen hat, sagt Kristine, kann sie nicht verstehen, sogar ihre cleanen Freunde und Bekannten würden ihre Sucht meist nur als Schwäche werten und sie ihr vorwerfen.

»So, wie ich im Moment lebe, ist zumindest sichergestellt, dass ich arbeiten, die Kinder versorgen und meinen Alltag strukturieren kann«, sagt sie. Wenn Klara nach der Schule in ihre Arme fliegt oder Marie abends zu ihr ins Bett kriecht und von dem süßen Jungen in der Schule erzählt, der sie während des Unterrichts immer anschaut, spürt Kristine, dass sie etwas richtig macht in ihrem Leben.

Aber Kristine fürchtet den Tag, an dem die Mädchen erwachsen sind. Vielleicht wird sich die Balance ihres Leben dann vollends verschieben und das Heroin einen noch größeren Raum in ihrem Alltag einnehmen. Vielleicht aber findet sie endlich, wenn ihr bisheriges System zusammenbricht, was sie so lange sucht.

Nachwort

von Dr. Henrik Jungaberle[1]

Drogen sind Substanzen, die die Wahrnehmung, das Erleben und das Verhalten von Menschen verändern. Sie sind seit Jahrtausenden Teil der kulturellen Entwicklung. Die Wirkung der verschiedenen Substanzen unterscheidet sich stark, da auch die Wirkstoffe und Mechanismen unterschiedlich sind. Verallgemeinernd kann man sagen, dass Drogen an den Synapsen, also den Nervenenden des Gehirns, wirken.

Die Harvard Medical School unterscheidet folgende Gruppen:

- Opiate und Opiode, zum Beispiel Heroin und Morphin, haben eine schmerzstillende und dämpfende Wirkung auf das zentrale Nervensystem und erzeugen Euphorie. Häufiger Konsum kann zu starker körperlicher und psychischer Abhängigkeit führen.
- Sedativa-Hypnotika wie Alkohol, Barbiturate (Schmerzmittel) und Benzodiazepin, zum Beispiel Valium, werden oft benutzt,

[1] *Henrik Jungaberle* ist Wissenschaftler und Therapeut am Institut für Medizinische Psychologie des Universitätsklinikums Heidelberg und Koordinator einer seit 2003 laufenden Studie über Konsummuster von Benutzern psychoaktiver Substanzen. Er führt Suchtpräventionstrainings und -programme für Schulen, Vereine und Firmen durch, leitet Fortbildungen in Kliniken und Drogenberatungsstellen. Sein Ansatz beinhaltet die Arbeit mit Großgruppen (»Die ganze Schule«) und risikopädagogische Elemente. Im Frühjahr 2006 erscheint sein Buch »Rituale erneuern«. Henrik_Jungaberle@med.uni-heidelberg.de

um Spannungs- und Angstzustände abzubauen, erzeugen aber auch heftige Entzugserscheinungen.
- Stimulantien wie Nikotin, Koffein, Kokain, Amphetamin inklusive Ecstasy (MDMA) verbessern anfangs oder in geringen Dosen mentale Wachheit und die Konzentrationsfähigkeit, sie verstärken körperliche Energie und Erregung und können Euphorie erzeugen.
- Halluzinogene sind »Allrounder-Drogen« mit einem sehr breiten Wirkspektrum. Die bekanntesten sind LSD, Psilocybin und Meskalin. Sie sind in ihrer Wirkung schwer kalkulierbar und können erhebliche Veränderungen der Wahrnehmung und des Selbst-Empfindens auslösen, die von spirituellen Erlebnissen bis hin zu psychotischen Episoden reichen.
- Cannabisprodukte haben ebenfalls ein breites Wirkspektrum. Sie vereinen Eigenschaften sowohl der Stimulantien als auch der Halluzinogene und wirken vor allem entspannend.
- Inhalantien, dazu zählen organische Lösungsmittel und Sprays (Benzin, Farben, Klebstoffe usw.), flüchtige Nitrite und Anästhetika wie Chloroform und Lachgas, werden »geschnüffelt«. Sie verursachen in der Regel rasche, deliriumsartige Zustände mit Desorientierung und manchmal blitzartigen euphorischen Zuständen.

Der Schweizer Wissenschaftler Adolf Dittrich hat kulturübergreifend und unabhängig von bestimmten Substanzen und Techniken nach allgemeinen Merkmalen von Rausch geforscht, die sowohl durch Drogeneinnahme als auch durch traditionelle Ekstasetechniken wie Meditation und Sauna und durch Tätigkeiten wie Sex und Sport ausgelöst werden können. Er hat drei Aspekte gefunden: Den *ersten* nennt er »ozeanische Ich-Entgrenzung«. Er beschreibt damit die Erfahrung: »Etwas in mir geht auf, ich öffne meine engen Ich- und Selbstgrenzen.« Der *zweite* Aspekt ist die »angstvolle Ich-Auflösung«. Das Gefühl der Fragmentierung sowie der Eindruck, alles fiele auseinander: »Ich weiß nicht mehr, wer ich selber bin, ich habe Angst, verrückt zu werden.« Diese Dimension von Rausch wird als unangenehm empfunden und kann heftige Angstzustände auslösen. Als *dritten* Aspekt nennt er die »visionäre Umstrukturierung«. Damit bezeichnet Dittrich vor allem das Bildhafte, alles Erleben, das in psychiatrischer Sprache Halluzination genannt wird, was aber ältere und nicht-westliche Kulturen auch als Vision, Eingebung oder Traum bezeichnen.

In der öffentlichen Diskussion wird der Gebrauch einer legalen oder illegalen Substanz oft mit Sucht gleichgesetzt. Das ist falsch. Nicht nur Drogen wie Alkohol, Nikotin und Kaffee können kontrolliert gebraucht werden, sondern auch Substanzen wie Cannabis, Psilocybin, Heroin und Kokain. In unserem Kulturkreis fehlt aber die Unterstützung für maßvollen Gebrauch, das macht Drogenkonsum riskant.

Sucht

Abhängigkeit entsteht durch die extreme Stimulation des körpereigenen Belohnungssystems, dem Dopaminsystem. Sucht ist ein Lernprozess, der, wie alle solchen Prozesse, von den Defiziten und Ressourcen des Einzelnen und seiner Umwelt bestimmt wird. Dieser Prozess ist grundsätzlich umkehrbar, das kann allerdings langwierig und schmerzvoll sein.

Nicht nur der chronische, hoch frequente Konsum psychoaktiver Substanzen kann Abhängigkeitsprozesse auslösen, sondern auch viele andere mit Lustempfinden verbundene Verhaltensweisen wie Essen, Spielen und Sex. Diese nicht-stoffgebundenen Süchte wie Anorexie, Bulimie, Spiel- und Kaufsucht sind noch verhältnismäßig wenig erforscht, spielen aber eine immer größere Rolle.

Bei extremem Drogengebrauch finden auf der Zellebene Veränderungen statt, die auch das Verhalten der Betroffenen verändern. Zum Beispiel löst die gleiche Dosis einer Substanz mit der Zeit eine immer schwächere Wirkung aus, so dass viele Menschen mehr und häufiger konsumieren, um dieselbe Wirkung zu erzielen. Das häufig als unwiderstehlich erlebte Verlangen nach dieser Wirkung, oft entgegen rationalen Überzeugungen und Entscheidungen, wird durch Stoffwechselprozesse im Gehirn ausgelöst.

Die Suchtforschung unterscheidet zwischen Probierkonsumenten, Gelegenheitskonsumenten, Gewohnheitskonsumenten und abhängigen Konsumenten. Manche Konsumenten werden abhängig und erleiden auch nach erfolgreichen Behandlungen wiederholte Rückfälle, während andere jahrzehntelang bei Probier- oder Gelegenheitskonsum bleiben.

Dafür gibt es auch physiologische Gründe. Schon beim erstmaligen Gebrauch von beispielsweise Kokain gibt es Unterschiede in der Sensibilisierung einzelner Konsumenten, gesteuert durch die Dopaminkonzentration im Belohnungssystem. Ein genetischer Faktor bei der Suchtentwicklung ist die bei verschiedenen Menschen unterschiedliche Konzentration der Rezeptoren für Dopamin, der »Andockstellen« vieler Drogen im Gehirn, die darüber entscheidet, wie die Substanzen aufgenommen werden. Genauso unterschiedlich, wie es verschiedene Menschen sind, die die Substanzen aufnehmen, bauen deren Körper sie auch ab.

Abhängigkeit kann also als Gehirnkrankheit beschrieben werden, das bedeutet aber nicht, dass sie nur auf der organischen

Ebene entsteht. Die Lernprozesse, die nötig sind, um ein zwanghaftes, süchtiges Verhalten zu programmieren, bauen zwar auf der unterschiedlichen biologischen Ausstattung der Menschen auf, werden jedoch durch Lernen in der Umwelt erzeugt. So sind soziale Bestätigung oder Ablehnung ebenso wie die Rituale, Normen und Regeln des Gebrauchs wichtige Faktoren für Suchtentwicklung.

Auch im Bereich der abhängigkeitsriskanten Substanzen wie Heroin und Kokain gibt es so genannte »Selbstheiler«, also Menschen, die ohne eine Behandlung von ihrer Sucht losgekommen sind oder diese in erträglichere Verhaltensformen umgewandelt haben. Abhängigkeit ist also ein psychosozialer Lernprozess, der auf der physiologischen Ebene nachweisbare Entsprechungen findet.

Die vielen gesundheitlichen und auch die sozialen Folgen eines chronischen Substanzkonsums – etwa die Beschaffungskriminalität – lassen sich nicht direkt aus dem Gebrauch bestimmter Drogen erklären: Heroin macht nicht kriminell. Die Verhaltensänderungen sind Folge des Kontrollverlusts. Sucht ist also nicht moralische Verfehlung, Charakter- oder Willensschwäche, sondern eine Art »soziale Hirnkrankheit«.

»Rausch ist gesund«
Interview mit Dr. Henrik Jungaberle

? *Sie benutzen den Begriff »Substanzen« statt Drogen. Warum?*

Weil wir in unserem Sprachgebrauch im Allgemeinen sehr drogenfixiert sind. Wir reden nicht über unterschiedliche Rauschzustände und ihre Bedeutung im kulturellen Kontext und für den Einzelnen, wir reden über Drogen. Und diese Drogen gelten häufig als »böse«. In dieser Sichtweise zerstören sie Leben und machen süchtig, jeder Substanzkonsum gilt als Sucht oder führt zwangsläufig zur Sucht. Meiner Meinung nach ist diese einseitige und vereinfachende Darstellung eines so komplexen Themas nicht nur falsch, sie ist in ihrer Wirkung auf gesellschaftlichen Umgang mit Substanzkonsum und Abhängigkeit, auf therapeutische Arbeit und Prävention sogar schädlich.

? *Warum?*

Wir weichen mit dieser Dämonisierung der grundsätzlichen Erkenntnis aus, dass das menschliche Leben an sich brüchig und von Krankheit und Tod bedroht ist. Viele Abhängige haben schon unter starken psychischen Beschwerden gelitten, bevor sie Drogen genommen haben. Es ist nicht die Droge, die uns krank und süchtig macht, sondern ein krankhafter Umgang damit. Aber die Angst, Interesse und Neugier zu wecken, wenn wir im Zusammenhang mit Drogen auch über kontrollierten Gebrauch und positive Rauschzustände wie Ekstase reden, ist sehr groß.

? *Sie plädieren also für eine wertfreie Betrachtung von Droge und Rausch?*

Richtig. Ich gehe sogar davon aus, dass ein Bedürfnis nach Rauscherlebnissen nicht nur normal, sondern dass dieser Zustand sogar notwendig und gesund ist. Als Rausch bezeichne ich Zustände, in denen die Ich-Kontrolle, das steuernde, planende, rationale »Ich«, vorübergehend vermindert oder außer Kraft gesetzt ist.

? *Warum ist das gesund?*

Weil das Leben anstrengend ist. Das gilt nicht nur für die Menschen, deren Lebensgeschichten in diesem Buch geschildert sind, und für unsere hochkomplexe Gesellschaft, es gilt für jeden Menschen, zu allen Zeiten und in allen Kulturen. Die Sehnsucht nach rauschhaften Zuständen entspringt unter anderem dem Bedürfnis nach Regeneration, nach einer vorübergehenden Entlastung. Menschen, alle Organismen, brauchen Phasen, in denen sie weniger gesteuert, weniger strukturiert sind. Das einfachste Beispiel ist der Wechsel von Schlaf und Wachzustand. Man kann Rauscherlebnisse auf dieses grundsätzliche biologische Bedürfnis nach Wechsel zwischen verschiedenen Zuständen zurückführen. Aus einer kulturvergleichenden Perspektive kann man sagen, dass es in allen Kulturen zu allen Zeiten dieses Element des Rausches gab; in Festen und Feiern, aber oft auch in religiösen Ritualen, fand eine vorübergehende Transgression statt, eine Überschreitung des Alltags, die als wichtig und heilsam erlebt wurde. Heute werten wir vorübergehende Phasen von Kontrollverlust, in denen Ordnung außer Kraft gesetzt wird, zuerst einmal negativ, und unser Bemühen gilt nur der Wiederherstellung der Ordnung. Kulturwissenschaftlich gesehen wird die Kontrollfixiertheit in unserer Gesellschaft hier ganz besonders deutlich, die Überzeugung, dass das ganze Leben geordnet und kontrolliert werden muss.

? *Welche Vorteile bietet Ihre Betrachtungsweise?*

Sie erleichtert den Zugang, vor allem in der Prävention. Wenn wir über Drogen als todbringende Rauschgifte sprechen, verleihen wir ihnen extrem viel Macht. Die Droge wird so eine Art Person, etwas Böses außerhalb der Menschen. Wenn wir uns nur auf die ungesunden Anteile des Drogenkonsums konzentrieren, werten wir jeden ab, der Drogen konsumiert, indem wir ihn als krank abstempeln und darauf reduzieren. Aber gerade junge Konsumenten erleben die Droge und den Rausch oft ganz anders. Wenn wir Drogen stattdessen als Substanzen begreifen, die, medizinisch betrachtet, ebenso Nutzen wie Risiken und Nebenwirkungen haben, können wir uns statt mit der Droge mit der Frage beschäftigen, welche Sehnsucht, welches Bedürfnis befriedigt die Substanz für diesen Menschen, was können wir ihm stattdessen anbieten, damit er nicht seine gesamte Identität aus dieser Erfahrung heraus entwickeln muss. Oder: Wie können wir ihm dabei helfen, kontrollierte Konsummuster zu entwickeln und die Fähigkeit, etwas Positives aus dieser Erfahrung abzuleiten, das nicht durch ständig wiederholten Konsum erreicht werden muss? Leider wird dieser Aspekt der Prävention oft vernachlässigt. Wer in Deutschland von Prävention redet, meint in der Regel, jeden Menschen vor Drogenerfahrung zu bewahren. Aber der Aspekt *harm reduction*, der Versuch, Konsumenten dabei zu unterstützen, ungefährliche oder alltagsverträgliche Gebrauchsmuster zu entwickeln, ist genauso wichtig. Eine Gesellschaft ohne Drogen wird es nie geben.

? *Was verstehen Sie unter kontrollierten Konsummustern?*

Wir unterscheiden in unserer Studie zwischen integrierenden und desintegrierenden Tendenzen beim Drogengebrauch. Integrierte Muster sind die, in denen keine körperliche oder psychische Abhängigkeit oder Schäden in einem Maß entstehen, die das Alltagsleben beeinträchtigen. Dabei bewegen sich alle Konsumenten zwischen beiden Polen, niemand ist in seinem Gebrauch völlig integriert oder völlig desintegriert, das gilt für Alkohol genauso wie für alle anderen Drogen. Genauso wie ein Mensch niemals völlig krank oder völlig gesund ist. Jeder, auch ein hochgradig süchtiger Mensch, hat gesunde Anteile, das machen auch die Lebensläufe in diesem Buch deutlich. Obwohl die geschilderten Fallbeispiele, abgesehen von dem Schauspieler Alexander Scheer, eher stark desintegrierte Muster zeigen. Georg, der Theaterregisseur, zum Beispiel ist trotz seiner Alkoholabhängigkeit in der Lage, ungeheure Energien für seine Arbeit zu mobilisieren. Er ist klug, künstlerisch begabt und besitzt eine hohe Introspektionsfähigkeit. Leistungen und Qualitäten, für die ihm gerade in den Kliniken und dem Drogenhilfesystem immer wieder der Respekt verweigert wird.

? *Die Lebensläufe in diesem Buch zeigen aber auch, wie schnell Sucht entstehen kann und dass Abhängige die Droge tatsächlich selbst häufig als lebensbedrohliche Macht erleben.*

Verstehen Sie mich nicht falsch, ich möchte nichts bagatellisieren. Natürlich wäre es Unsinn, nur über den Nutzen von beispielsweise Heroin zu sprechen und nicht über die Risiken. Bei Konsumenten mit hochfrequentem Gebrauch und sehr leidvoller Suchtgeschichte treten biologische Aspekte wie die Übersensibilisierung des Dopaminsystems und die daraus resultierenden Entzugssymptome stark in den Vordergrund. Die Dämonisierung, die in den geschilderten Lebensläufen häufig zu beobachten ist, kann ich aus Sicht der Betroffenen nachvollziehen. Sie ist für hochgradig Abhängige oft nahe liegend und kann sogar hilfreich sein. Diese Menschen müssen unglaubliche Energien mobilisieren, wenn sie ihr süchtiges Verhalten verändern und später die Abstinenz von ihrem Suchtmittel aufrechterhalten wollen. So eine Anstrengung fällt leichter, wenn ein konkreter Feind benannt werden kann. Das gilt für die Heroinabhängigkeit des Zivilfahnders Peter wie für Georgs Alkoholismus. Aber tatsächlich kämpft ein Abhängiger nicht mit der Droge, auch nicht mit der Sucht, er kämpft mit den süchtigen Anteilen seiner Persönlichkeit.

? *Im alltäglichen Sprachgebrauch sind solche Formulierungen allerdings eher umständlich.*

Vielleicht. Mir geht es darum, deutlich zu machen, dass Sucht nicht der Regelfall ist, wenn wir über Drogen reden. Keine Droge macht zwangsläufig süchtig. Sucht ist das, was passieren kann, wenn man in ungünstigen sozialen Umständen lebt, wenn man in ungünstige innere Prozesse gerät, wenn man Krisen erlebt und wichtige Kompetenzen nicht aufgebaut hat. Und dann ein Schema entwickelt, in dem eine Droge als die Lösung für alle Lebenskonflikte begriffen wird.

? *In welchem Verhältnis stehen integrierter und desintegrierter Konsum ungefähr?*

Genaue Zahlen zu nennen ist schwierig. Nicht weil die Wissenschaft so schlampig ist, sondern weil das Phänomen sehr komplex und der Übergang zwischen integriertem und desintegriertem Gebrauch oft fließend ist. Wir gehen davon aus, dass zum Beispiel 80 bis 90 Prozent der Menschen, die Alkohol oder Cannabis konsumieren, im Hinblick auf ihre gesamte Lebensgeschichte wenig oder gar keine Schwierigkeiten haben. Von den rund drei Millionen Cannabiskonsumenten in Deutschland besteht bei etwa 350 000 Menschen eine – meist psychische – Abhängigkeit. 2004 hat das Bundesgesundheitsministerium Zahlen veröffentlicht, die besagen, dass etwa 25 Prozent aller Menschen, die in ihrem Leben Heroin probieren, eine Abhängigkeitsepisode entwickeln – weniger als zum Beispiel bei Nikotin. Das bedeutet, 75 Prozent sind einmalige Probierer oder eben Gelegenheits- oder Gewohnheitskonsumenten mit mehr oder weniger kontrolliertem Gebrauch. Aber die Dämonisierung der Droge, die Gleichsetzung von Droge und Sucht, grenzt all diese Formen von kompetentem Umgang mit Drogen, der Konsumpausen und dauerhafte Abstinenz einschließt, aus und führt zu einer Geringschätzung der Fähigkeiten, die man braucht, um kontrolliert mit Drogen umzugehen. Jeder, der Drogen konsumiert, gilt grundsätzlich als krank und suchtgefährdet.

? *Wo liegen die Grenzen zwischen Gelegenheitskonsum und Gewohnheitskonsum?*

Gewohnheitskonsum bezeichnet die Regelmäßigkeit. Der Definitionsspielraum ist groß und bei verschiedenen Substanzen unterschiedlich. Bei Cannabis zum Beispiel sprechen wir von Gewohnheitskonsum in einem Spektrum von mehreren Einheiten täglich bis einmal pro Woche. Gelegenheitskonsum findet in unregelmäßigen Abständen ein bis drei Mal monatlich oder jährlich statt.

? *Neigen bestimmte Menschen eher zur Sucht als andere?*

Sicher. Aber auch hier ist keine eindeutige Typisierung möglich, so etwas wie eine klar umrissene Suchtpersönlichkeit lässt sich nicht nachweisen. Es gibt allerdings Suchtstrukturen, verschiedene Muster und Faktoren, die in unterschiedlicher Wirksamkeit und Kombination in die unterschiedlichsten Persönlichkeitsprofile eingebettet sein können.

? *Was befähigt den einen zum integrierten Konsum, was macht den anderen süchtig?*

Vereinfacht gesagt das Zusammenspiel von Risiko- und Schutzfaktoren. Wir sprechen in unserer Studie von Integrationsressourcen. Die Forschung hat einige Risikofaktoren gefunden, darunter so einfach verständliche wie eine zerrüttete

Familie, zahlreiche Schul- und Ortswechsel und Suchtverhalten in der Herkunftsfamilie. Dazu kommen psychische Faktoren wie eine geringe Selbstwirksamkeitserwartung, ein Mangel an Vertrauen in die eigenen Möglichkeiten, die Welt zu gestalten, also ein Gefühl von Ohnmacht und Fatalismus, vor allem bei gleichzeitiger Überforderung, wie bei Laura, dem essgestörten Mädchen, oder Kristine, der alleinerziehenden Mutter, die beide schon früh sehr viel Verantwortung übernehmen mussten. Oder wenn eine Person von inneren Aufträgen überschwemmt wird wie Peter, der immer alle retten muss – in seiner Jugend seine Mutter und seine Schwester, später als Polizist dann die ganze Gesellschaft. Diese Faktoren zusammen genommen bezeichnen den Grad an Vulnerabilität, Verletzlichkeit einer Person. Das allein sagt aber noch nicht viel aus. Die Vulnerabilität kann sehr hoch sein, wenn die Ressourcen ebenfalls sehr groß sind, ist die Wahrscheinlichkeit einer Abhängigkeitsentwicklung eher gering. Auf der anderen Seite können schon wenige Risikofaktoren eine ungünstige Entwicklung einleiten, wenn die Ressourcen extrem klein sind. Die Balance entscheidet. Der eine Faktor, der Sucht ausschließt, existiert nicht. Ebenso wenig einer, der die Suchtentwicklung vollkommen vorhersagbar macht.

? *Welche Voraussetzungen begünstigen integrierten Konsum?*

Ganz unterschiedliche individuelle, soziale und kulturelle Ressourcen. In unserer Studie haben wir festgestellt, dass Konsumenten mit eher integriertem Konsum häufig über größere Transferfähigkeiten verfügen, über den Willen und auch die Fähigkeit, sich mit den Inhalten der Rauschzustände auseinanderzusetzen, ihn als Lernerfahrung zu begreifen und daraus Schlüsse für ihr Leben zu ziehen. Diesen Umgang mit Rausch finden wir zum Beispiel bei vielen Künstlern. Dann kann eine Haltung entstehen wie: »Drogen bieten eine interessante Erfahrung, ich kann mir da viel holen, in manchen Situationen brauche ich diese Erfahrung vielleicht sogar, zur Regeneration oder zur Inspiration, aber doch soll die Droge nicht meine ganze Welt sein.« Eher integrierte Konsumenten beschäftigen sich auch konkret mit der Frage, wie beeinflussen der Rausch und der Drogenkonsum mein Leben, meine Beziehung, meine Arbeit? Was ist mir sonst noch wichtig? Ist mir eine Nacht auf Ecstasy wert, dass ich mich danach zwei Tage elend fühle? Kann und will ich mir das leisten? Diese Fähigkeit zur Bilanzierung scheint eine große Rolle zu spielen. Die Entwicklung von Bilanzierungsfähigkeit kann durch das Umfeld gefördert oder gehemmt werden.

? *Also die Fähigkeit, Nutzen, Risiken und Nebenwirkungen abzuwägen?*

Genau. Das setzt natürlich eine halbwegs gefestigte Persönlichkeitsstruktur voraus und Lebensbereiche, Pläne und Interessen jenseits der Droge. Solche Konsumenten kommen häufig zu der einfachen Einsicht »weniger ist mehr«. Weniger häufiger Drogenkonsum bedeutet größere Rauschwirkung, und das gilt für alle Drogen. Konsumpausen stärken wiederum die Selbstwirksamkeit, das Gefühl »Ich kann das schaffen«. Konsumenten mit problematischem Gebrauch dagegen neigen eher dazu, mit wirkungsverstärkenden Techniken zu experimentieren, weil sie den Rausch immer wieder und immer intensiver erleben wollen. Metaphorisch gesprochen begreifen die einen die Droge als Tür, die anderen als einen Raum, den sie nie mehr verlassen möchten. Und dieser Raum kann dann natürlich schnell zum Gefängnis werden.

? *Welche Rolle spielt die Familie in der Balance von Risiko und Ressource?*

Die Familie kann auf beiden Seiten wirken: suchtfördernd und

-verhindernd. Ein Muster, das sich durch dieses Buch zieht, ist das Fehlen von ernstzunehmenden, zu Kontakt und Auseinandersetzung fähigen Erwachsenen. Häufig ist der Vater abwesend oder selbst süchtig. Ein großer Risikofaktor, da wir Menschen stark dazu neigen, Verhaltensmuster, die wir in der Kindheit vorgelebt bekommen, zu wiederholen. Ein anderer Risikofaktor sind konfliktunfähige Partner, die keine oder erst sehr spät Integrationsspannung aufbauen, wie bei Georg, dem alkoholabhängigen Theaterregisseur, oder Peter, dem heroinabhängigen Zivilfahnder. Vor allem in Peters Fall ist die Beziehung zu seiner Freundin geprägt von extremem Harmoniebedürfnis und Kollusion, einem Beziehungsmuster, in dem beide Partner unbewusst eine gemeinsame Selbsttäuschung aufrechterhalten. Bei Georg kommt dazu, dass sein berufliches Umfeld und seine Eltern diese Spannung ebenfalls nicht aufbauen. Das passiert erst, als zwei seiner Projekte gescheitert sind. Er ist ein Beispiel für einen »Katastrophentypus«, der erst nach einer Phase des völligen Zusammenbruchs Wachstumskräfte freisetzen kann.

? *Wie verstehen Sie Integrationsspannung?*

Integrationsspannung sind Impulse aus verschiedenen Bereichen des Lebens, die einen Drogenkonsumenten auffordern, seinen Drogenkonsum zu bewerten und dahingehend zu verändern, dass er sich in das Ganze seines Lebens einfügen lässt, ohne andere Bereiche zu beschädigen. In Kristines Biografie sorgt zum Beispiel ihre Tochter Marie für ein hohes Maß an Integrationsspannung. Es gibt wahrscheinlich nichts in unserem Leben, das ein größeres Bedürfnis nach Selbstverantwortung, aber auch Normalisierungsdruck ausübt, als Kinder. Kinder erwarten, dass ihre Eltern genauso stark, angesehen oder reich sein sollen wie die Nachbarn. Sie wollen eine genauso »heile« Welt haben.

? *Aber diese Spannung kann doch auch als Druck empfunden werden und zu gesteigertem Drogenkonsum führen?*

Sicher. Natürlich kann es vorkommen, dass ein Konsument die Spannung spürt, aber nicht weiß, wie er damit umgehen soll. Trotzdem ist die Integrationsspannung etwas Positives, sie zwingt zur Auseinandersetzung und führt im besten Fall zu Integrationsarbeit. Die Integrationsarbeit kann allerdings völlig scheitern, wenn die Ressourcen nicht vorhanden sind.

? *Georgs Mutter ist geraten worden, ihrem Sohn die Unterstützung zu entziehen und ihn fallen zu lassen.*

Integrationsspannung bedeutet nicht fallen lassen, das hilft nur in wenigen Fällen extremer Co-Abhängigkeit. Auch der Schockeffekt einer Verurteilung schreckt nur einen Teil der Betroffenen ab, die anderen reagieren mit noch mehr Heimlichkeit. Georgs Eltern sind ein gutes Beispiel für nicht helfende Hilfe. Keiner von beiden baut einen fordernden Kontakt auf oder thematisiert die Konflikte, Probleme und faulen Stellen in der Familie. Das würde ich als mangelnde Integrationsspannung bezeichnen. Es geht in der Familie lange Zeit nur darum, normal zu sein, zu funktionieren. Sie behandeln Georg, überspitzt formuliert, wie ein Tier im Zoo, das nur so weit gezähmt werden muss, dass es in seinem Käfig bleibt. Die Reaktion von Axels Eltern ist ebenso problematisch – dadurch, dass beide seinen Drogengebrauch von Beginn an als etwas Bedrohliches und Krankes begreifen, hat er in der Familie nicht die Möglichkeit, sich über die Inhalte seiner Drogenerfahrungen auszutauschen und vielleicht Alternativen zu suchen. Selbst seine Mutter, die ja sehr um Verständnis bemüht ist, wertet seinen Drogenkonsum als etwas, das beseitigt werden muss. Aber gerade jemandem wie Axel, der mit Drogen experimentiert, weil er etwas über sich und die Welt erfahren möchte, hilft so eine Haltung nicht, sie treibt ihn nur in die Heimlichkeit. Natürlich soll das in beiden Fällen keine Schuldzuweisung sein, wie gesagt, süchtiges Verhalten setzt sich immer aus vielen verschiedenen Faktoren zusammen.

? *Zu welchem Verhalten würden Sie Angehörigen raten?*

Zunächst einmal versuchen zu verstehen, vor allem, wenn es um jugendliche Konsumenten geht. Die Jahre zwischen 12 und 25, in denen die meisten Jugendlichen mit Drogenexperimenten beginnen, sind die ungünstigste Zeit im Leben, um einen integrierten Konsum aufzubauen. Aber gerade Jugendliche experimentieren mit Drogen. Drogenkonsumenten, vor allem in diesem Alter, brauchen ein vorurteilsfreies, konfliktfähiges und eigenständiges Gegenüber mit klar umrissenen Grenzen, jemanden, der sie in der Auseinandersetzung mit ihrem Konsummuster unterstützt, ohne sie abzuwerten, und gleichzeitig eine Integrationsspannung aufbaut. Sie brauchen Erwachsene und auch Gleichaltrige, die in der Lage sind, eigene Schwächen zu erkennen, und bereit sind, sich zu verändern, nicht nur im Elternhaus, sondern auch in der Schule und in Vereinen. Erwachsene, die zum Beispiel permanentes »Kampfsaufen« nicht als Kavaliersdelikt abtun. Sie brauchen einen fordernden Kontakt, einen Mittelweg zwischen bloßer Kontrolle von außen und einer konturlosen Mentalität des »Ich-kann-alles-verstehen«.

? *Für Eltern ist das in der Regel sehr schwer zu leisten. Ihre Reaktion ist meistens von Angst geprägt.*

Das ist verständlich. Obwohl ein erheblicher Teil der Erwachsenen selbst Erfahrungen mit Probier- oder Gelegenheitskonsum hat. Deshalb ist es umso wichtiger, dass wir in der Prävention und in der Drogenhilfe Wege finden, diesen Kontakt und diese Auseinandersetzung möglich zu machen. Auch Vorbilder helfen; Menschen, die zu kontrolliertem Gebrauch fähig sind oder eine Sucht aus eigener Kraft oder mit professioneller Hilfe überwunden haben; Menschen, die glaubhaft und authentisch von den Risiken berichten können. Authentische Begegnungen sind wichtig. Wie alles im Leben lernen wir ja auch den Umgang mit Substanzen unter anderem durch Nachahmung. Wieder ein Beispiel dafür, welche Gefahren die Dämonisierung von Drogen darstellt – wenn in der öffentlichen Darstellung die positiven Beispiele unterschlagen werden, sind diese Vorbilder schwer zu finden, und die Konsummuster werden von Menschen abgeschaut, die selbst einen problematischen Umgang haben. Drastisch formuliert: »Scheiße kannst du von Leuten lernen, die Scheiße machen.«

? *Sie unterscheiden in Ihrer Studie verschiedene Konsumententypen.*

Wir haben die Motivation untersucht, das »Wozu«, nicht das »Warum«. Auch hier gibt es keine klare Aufteilung, jeder Drogenkonsument weist Merkmale der verschiedenen Kategorien auf. Da gibt es beispielsweise die *sensation seeker*, Abenteurer mit einem inneren Drang nach Stimulation, sie wollen sich spüren, an ihre Grenzen gehen und extreme Erfahrungen machen, in allen Lebensbereichen. Beispiele im Buch sind Georg und Alexander Scheer. Dann gibt es die Selbsterforscher oder Psychonauten, introspektive Typen wie Bernd, der später eine Psychose entwickelt, tendieren zum Beispiel zu diesem Typus. Er benutzt in der Regel eher Halluzinogene. Oder die Selbstbehandler, die die Droge als Medikament einsetzen, manchmal gezielt, um therapeutische Effekte wie Schmerzreduktion oder emotionale Öffnung zu erzielen, meistens aber eher planlos und unbewusst, um negative Stimmungen zu betäuben. Dazu gehören vor allem Peter und Kristine, für Kristine ist das Heroin eine Art Eltern- und Partnerersatz. Aber auch Georgs Motivation geht später stark in diese Richtung. Die in diesem Buch geschilderten Biografien lassen sich grob in diese drei Typen einteilen. Für die Arbeit in Schulen haben wir ein Raster mit neun verschiedenen Typen entwickelt.

? *Nennen Sie bitte noch andere Beispiele.*

Gerade in Schulen finden wir immer wieder den Beziehungstypus. Das sind hauptsächlich Mädchen, die kiffen immer nur dann, wenn sie einen Freund haben, der kifft, sie nehmen nur Ecstasy, wenn ihr Freund Ecstasy nimmt. Sie haben zunächst kein sehr starkes eigenes Interesse am Drogenkonsum, sie wollen in erster Linie in der Zweierbeziehung anerkannt sein und Nähe zum Partner herstellen. Solange sie die Erfahrung machen, dass es auch noch andere Wege gibt, Nähe und Verschmelzung zu erreichen, ist bei diesem Typus die Gefahr einer Abhängigkeitsepisode eher gering. Das gilt in der Regel nicht für den Gruppendruck-Typus, der hauptsächlich mitmacht, um nicht außen vor zu bleiben, und sich oft zu Alkohol- und Drogenexzessen verleiten lässt, die seine Integrationsressourcen weit übersteigen.

? *In welcher gesellschaftlichen Schicht jemand aufwächst, scheint keine allzu große Rolle zu spielen. Zumindest legen die Lebenswege von Axel, Peter und Georg die Vermutung nahe, dass Drogen und Sucht in allen Schichten ein Thema sind.*

Richtig, das gibt es überall. Aber nicht nur Drogen und Sucht gibt es überall, sondern das menschliche Bedürfnis nach Verschmelzung, nach Entspannung, nach temporärer Ich-Auflösung. Solche Erfahrungen werden in unserer übermäßig intellektuellen Gesellschaft verdrängt, in der Pädagogik und Prävention sollten wir sie wiederbeleben.

? *Um zu verhindern, dass aus diesem natürlichen Bedürfnis unter ungünstigen Voraussetzungen Sucht resultiert?*

Diese Gefahr ist besonders groß, wenn die Substanzerfahrungen sehr früh einsetzen, in einer Phase der Pubertät oder der

Adoleszenz, in der die Identitätsbildung noch nicht abgeschlossen ist und ein Mensch die Entscheidungen treffen muss, »so werde ich, und so werde ich nicht«. Laura zum Beispiel steckt ja mitten in ihren Pubertätskonflikten, sie weiß noch nicht, wohin mit sich und ihrem Leben und hat kein verlässliches Selbstbild. Sie saugt jede Kritik auf wie einen Schwamm. Gleichzeitig ist sie sehr früh hohen Funktionsansprüchen ausgesetzt, muss sich um ihre behinderte Schwester kümmern und fühlt sich sogar verantwortlich für ihren Vater. Das führt zu einer Selbstverschließung in Scham und Schuld, für die sie ein Ventil sucht. Sie reflektiert ja offen darüber, die Krankheit, die Bulimie zu wählen oder sogar Drogen zu nehmen. Solche reflektierten Spiele mit dem Feuer begegnen mir oft, gerade in Schulen. Ein anderes, weit verbreites Verhalten, ist Selbstverletzung. In manchen Klassen ist es Mode, sich zu ritzen. Aber noch häufiger wird mit Drogen experimentiert. Zum Beispiel, wenn Eltern einen hohen Anpassungsdruck auf die Kinder ausüben. Drogen sind in unserer Kultur Symbole von Gegenkultur und werden daher oft in Trotz und identitätssuchendes Verhalten eingebaut. Drogen sind Werkzeuge zur Identitätsbildung, sie sind wie ein Meißel, mit dem viele Jugendliche an ihrem eigenen Selbstbild arbeiten. Für diese Jugendlichen ist es dann wenig hilfreich, wenn sie von der Schule fliegen oder vor Gericht gestellt werden.

? *In welcher Weise verschaffen Drogen uns Identität?*

Zu jeder Droge gehören spezielle Drogenmythen. Jede Droge hat einen Nimbus, mit der Substanz wird ein bestimmtes Verhalten und die Zugehörigkeit zu einer bestimmten sozialen oder kulturellen Gruppe verbunden. Ecstasy, also MDMA, wird seit den Neunzigern hauptsächlich mit der Techno-Partyszene identifiziert. In den siebziger und frühen achtziger Jahren war es eher die Droge einer karriereorientierten Yuppie-Schicht oder von

Psychotherapeuten. Die Drogenmythen sind davon abhängig, auf welche Milieus und Aspekte wir uns bei der Darstellung von Drogen konzentrieren. Georg zum Beispiel lernt früh, dass exzessives Trinken und Selbstzerstörung zum Bild eines Künstlers gehören. Ein anderes Beispiel ist Axel Schöpflin, der Burroughs liest und »The Doors« hört. Sein Interesse an Heroin lässt sich auch von seiner Affinität zu dieser teilweise hoch intellektuellen und establishmentfeindlichen Subkultur ableiten.

? *Drogen sind eben auch ein effektives Mittel, sich abzugrenzen.*

Es gibt kaum ein radikaleres Mittel. Deshalb wird es, selbst bei bester Präventionsarbeit, auch immer Subkulturen geben, die einen nicht kontrollierten, schädlichen Drogengebrauch pflegen. Weil »krank sein« eine der einfachsten und radikalsten Methoden ist, zu sagen: »Ich will nicht sein wie ihr.«

Informationsstellen für Süchtige und deren Angehörige

(in Deutschland, der Schweiz und Österreich)

Die regionalen Beratungsstellen sind im Telefonbuch unter den Stichworten Suchtberatungsstelle, Psychosoziale Beratungsstelle oder Jugend- und Drogenberatungsstelle zu finden. Oft sind die Beratungsstellen unter den Trägerorganisationen verzeichnet, z.B. Arbeiterwohlfahrt, Caritasverband, Deutscher Paritätischer Wohlfahrtsverband, Deutsches Rotes Kreuz oder Diakonisches Werk. Auch die örtlichen Gesundheitsämter geben gern Hinweise auf lokale Einrichtungen.

International

- International Harm Reduction Association
  Internationaler Verband zur Schadensminimierung beim Drogengebrauch
  Homepage: www.ihra.net

- Mentorstiftung International – Prävention von Suchterkrankungen
  Beacon House, 10 Forest Road, Loughborough,
  LE11 3NP United Kingdom
  Tel: +44 1509 221622; Fax: +44 1509 221290
  E-Mail: secretariat@mentorfoundation.org
  Homepage: www.mentorfoundation.org

- www.erowid.org
  Harm-Reduction-Informationen aus Wissenschaft und von Usern für User
  Erowid, PO Box 1116, Grass Valley CA 95945 USA
  Homepage: www.erowid.org

Deutschland

Übergeordnete Hilfe

- Bundeszentrale für gesundheitliche Aufklärung (BZgA)
  Ostmerheimer Str. 220, 51109 Köln
  Tel.: +49 (0)221 / 8992-0, Fax: +49 (0)221 / 8992-300
  E-Mail: poststelle@bzga.de
  Homepage: www.bzga.de
- Deutsche Hauptstelle für Suchtfragen (DHS) e.V.
  Westenwall 4, 59065 Hamm
  Tel.: +49 (0)2381 / 90 15-0, Fax: +49 (0)2381 / 90 15-30
  E-Mail: info@dhs.de; meyer@dhs.de
  Homepage: www.dhs.de

- Bundesverband der Eltern und Angehörigen für akzeptierende Drogenarbeit e.V.
  Ravensberger Straße 44, 42117 Wuppertal
  Tel.: +49 (0)202 / 42 35 19, Fax: +49 (0)202 / 42 85 77
  E-Mail: info@akzeptierende-eltern.de
  Homepage: www.akzeptierende-eltern.de

- Bundesverband der Elternkreise drogengefährdeter und drogenabhängiger Jugendlicher (BVEK) e.V.
  Ansbacher Straße 11, 10787 Berlin
  Tel.: +49 (0)30 / 556 70 20, Fax: +49 (0)30 / 556 70 21
  E-Mail: bvek@snafu.de
  Homepage: www.bvek.com

- http://www.dgsuchtmedizin.de/
  Medizinischer Fachverband mit guter Link-Sammlung, auch zum Thema Selbsthilfegruppen

- Mentorstiftung Deutschland / International
  Veilchenstraße 23
  D-76131 Karlsruhe
  Tel.: +49 (0)721/9431923
  E-Mail: info@mentorstiftung.de
  Homepage: www.mentorstiftung.de
  www.mentorfoundation.org

- Nationale Kontakt- und Informationsstelle zur Anregung und Unterstützung von Selbsthilfegruppen (NAKOS)
  Wilmersdorfer Straße 39, 10627 Berlin
  Tel.: +49 (0)30 / 31 01 89 60, Fax: +49 (0)30 / 31 01 89 70
  E-Mail: selbsthilfe@nakos.de
  Homepage: www.nakos.de

- Arbeiterwohlfahrt – Bundesverband e.V. – Sachgebiet Sucht- und Wohnungslosenhilfe
  Oppelner Straße 130, 53119 Bonn
  Tel.: +49 (0)228 / 66 85-157, Fax: +49 (0)228 / 66 85-209
  E-Mail: bos@awobu.awo.org
  Homepage: www.awo.org

- Blaues Kreuz in der Evangelischen Kirche – Bundesverband
  Selbsthilfeorganisation in der Suchtkrankenhilfe
  Julius-Vogel-Straße 44, 44149 Dortmund
  Tel.: +49 (0)231 / 586 41 32, Fax: +49 (0)231 / 586 41 33
  E-Mail: bke@blaues-kreuz.org
  Homepage: www.blaues-kreuz.org

- BISDRO
  Universität Bremen, postbox 330440, D 28334 Bremen
  Fax: +49-(0)421-218-3684
  E-Mail: bisdro@uni-bremen.de
  Homepage: http://www.bisdro.uni-bremen.de/

- Narcotics Anonymous (NA) deutschsprachige Region (Deutschland, Österreich, Schweiz)
  NA Service Komitee
  Postfach 11 10 10, 64225 Darmstadt
  E-Mail: info@narcotics-anonymous.de
  Homepage: www.narcotics-anonymous.de

- Selbsthilfe junger Abhängiger – Bundesweite Koordinationsstelle der Caritas
  Große Hamburger Straße 18, 10115 Berlin
  Tel.: +49 (0)30 / 66 63 34 21, Fax: +49 (0)30 / 66 63 34 29
  E-Mail: sucht-gr.hamburger@caritas-berlin.de
  (junge Suchtkranke, Alkoholabhängige, Drogenabhängige, Medikamentenabhängige, Spielsucht)

- www.sucht-netz.de
(Informationssystem für Prävention, Entgiftung, Therapie und Nachsorge)

Suchthilfe bei Alkoholabhängigkeit

- Al-Anon-Familiengruppen – Zentrales Dienstbüro
Emilienstraße 4, 45128 Essen
Tel.: +49 (0)201 / 77 30 07, Fax. +49 (0)201 / 77 30 08
E-Mail: zdb@al-anon.de
Homepage: www.al-anon.de
(Selbsthilfe- / Gruppenangebote)

- Anonyme Alkoholiker Interessengemeinschaft e.V. (AA) – Gemeinsames Dienstbüro (für deutschsprachigen Raum)
Postfach 46 02 27, 80910 München
Tel.: +49 (0)89 / 31 69 50-0, Fax: +49 (0)89 / 316 51 00
E-Mail: aa-kontakt@anonyme-alkoholiker.de
Homepage: www.anonyme-alkoholiker.de

- Kreuzbund e.V.
Selbsthilfe- und Helfergemeinschaft für Suchtkranke und Angehörige
Postfach 1867, 59008 Hamm
Tel.: +49 (0)2381 / 672 72-0, Fax: +49 (0)2381 / 672 72-33
E-Mail: info@kreuzbund.de
Homepage: www.kreuzbund.de

Suchthilfe bei Essstörungen

- AB-Server.de – Beratungs- und Informationsserver zu Essstörungen
Deutsche Forschungsinitiative Essstörungen e. V. (DFE)
Universität Leipzig – Klinik für Psychiatrie
Johannisallee 34, 04103 Leipzig
Tel.: +49 (0)341/9724502; Fax: +49 (0)341/9724305
E-Mail: mgrun@medizin.uni-leipzig.de
Homepage: www.ab-server.de

- ANAD e.V. – Psychosoziale Beratungsstelle bei Essstörungen
Seitzstraße 8, 80538 München
Tel.: +49 (0)89 / 21 99 73-0; Fax: +49 (0)89 / 24 23 966-66
E-Mail: beratung@ANAD.de

Homepage: www.ANAD.de
www.anad-pathways.de
www.pathways.de

- Beratungszentrum bei Essstörungen: Dick und Dünn e.V.
  Innsbrucker Str. 37, 10825 Berlin
  Tel.: +49 (0)30 / 854 49 94, Fax: +49 (0)30 / 854 84 42
  E-Mail: dick-und-duenn@freenet.de
  Homepage: www.dick-und-duenn-berlin.de

Suchthilfe bei Kaufsucht

- Kaufsucht-Hotline des Universitätsklinikums Erlangen
  Tel.: +49 (0)9131 / 8534894
- Kaufsucht.org
  Prof. Dr. Gerhard Scherhorn, Universität Hohenheim (530/1)
  70593 Stuttgart

Suchthilfe bei Sexsucht

- Anonyme Sexaholiker (AS) Interessengemeinschaft e.V.
  Postfach 1262, 76002 Karlsruhe
  Tel.: +49 (0)175 / 792 51 13
  E-Mail: deutsch@sa.org
  Homepage: www.sa.org

- S-Anon – Kontaktstelle Deutschland – Anonyme Gemeinschaft
  Postfach 110545, 28085 Bremen
  Tel.: +49 (0)175 / 684 00 10
  (Sexsucht (Angehörige), Co-Sexsucht)

Suchthilfe bei Spielsucht

- Gamblers Anonymous (GA) / GamAnon
  Eilbeker Weg, 22089 Hamburg
  Tel.: +49 (0)40 / 209 90 09, Fax: +49 (0)40 / 209 90 19
  E-Mail: info@ga-anonyme-spieler.de
  Homepage: www.ga-anonyme-spieler.de

- Fachverband Glücksspielsucht
  www.gluecksspielsucht.de

Schweiz

Übergeordnete Hilfe

- Stiftung Kosch: Koordination und Förderung von Selbsthilfegruppen in der Schweiz
  Laufenstrasse 12, 4053 Basel
  Tel.: +41 (0)61 / 333 86 01, Fax: +41 (0)61 / 333 86 02
  Homepage: www.kosch.ch

- Schweizer Web-Adresse im Suchtbereich: Drogen – Sucht – Therapie – Hilfe
  www.infoset.ch/de/index.htm

- Suchthilfe ags
  Mediothek & Dokumentationsstelle zu den Themen Sucht, Suchtprävention und Gesundheitsförderung
  Kasinostrasse 29, 5000 Aarau
  Tel. +41 (0)62 / 837 60 70
  E-Mail: sucht-info@suchthilfe-ags.ch

- Zentraler Auskunftsdienst über Selbsthilfegruppen:
  +41 (0)848 / 810 814

? *Suchthilfe bei Essstörungen*

- Arbeitsgemeinschaft Ess-Störungen AES
  Postfach 1332, 8032 Zürich
  Tel.: +41 43 / 488 63 73
  E-Mail: info@aes.ch
  Homepage: www.aes.ch
  (Beratung, Information und Dokumentation)

- Association Boulimie Anorexie ABA
  Avenue Villamont 19, 1005 Lausanne
  Tel.: +41 21 / 329 04 39
  www.boulimie-anorexie.ch

- www.netzwerk-essstoerungen.ch
  (Netzwerkvereinigung von Fachleuten)

- Schweizerische Adipositas Stiftung
  Tödistrasse 48, 8002 Zürich
  Tel.: +41 44 / 251 54 13
  E-Mail: info@saps.ch
  (telefonische Information)
  Homepage: www.saps.ch

Liechtenstein

- Fürstentum Liechtenstein
  Kontaktstelle SHG
  Postfach 1, FL-9494 Schaan
  Tel.: 079 / 419 18 02
  E-Mail: info.shg@asd.llv.li
  Homepage: www.kose.li

Österreich

Übergeordnete Hilfe

- www.drogenhilfe.at

- Elternkreis Wien
  Verein zur Förderung von Suchtvorbeugung und Selbsthilfe
  Späthgasse 6/2, 1220 Wien
  Tel. + Fax: (+43) 1 / 282 36 94
  E-Mail: info@elternkreis.at
  Homepage: www.elternkreis.at

- Grüner Kreis
  Zentralbüro: 2872 Mönichkirchen 25
  Tel.: (+43) 2649 / 8306, Fax: (+43) 2649 / 8307
  E-Mail: office@gruenerkreis.at
  Homepage: www.gruenerkreis.at

- Kolping – Drogenberatung für Jugendliche
  (Österreichisches Kolpingwerk)
  Paulanergasse 11, 1040 Wien
  Tel. + Fax: (+43) 1 / 581 53 03
  E-Mail: drogen@kolping.at
  Homepage: www.kolping.at/drogenberatung

- Prävention, Angehörigenarbeit, Suchtbetreuung & Sozialberatung (P.A.S.S.)
  Lerchenfelder Strasse 144-146/3 1080 Wien
  Tel.: (+43) 1 / 714 92 18, Fax: (+43) 1 / 714 92 18/9
  E-Mail: info@pass.at
  Homepage: www.pass.at

- Therapie – Information – Prävention bei Suchterkrankungen (T.I.P.)
  (Kuratorium für psychosoziale Dienste)
  Rochusgasse 8, 1030 Wien
  Tel.: (+43) 1 / 714 31 53

- Treffpunkt Drogenberatung und Vorbeugung (Anton Proksch-Institut)
  Radetzkystraße 31, 1030 Wien
  Tel.: (+43) 1 / 712 46 70, Fax: (+43) 1 / 712 46 70/15
  E-Mail: treffpunkt@api.or.at
  Homepage: www.api.or.at

- Beratungsstelle für Alkohol- und Medikamentenabhängige
  (Anton Proksch-Institut)
  Radetzkystraße 31/6, 1030 Wien
  Tel.: (+43) 1 / 713 37 88
  oder:
  Wiedner Hauptstraße 105, 1050 Wien
  Tel.: (+43) 1 / 544 43 76, Fax: (+43) 1 / 545 63 09